Akademische Lehrstätten und Lehrer
der Oto-Rhino-Laryngologie in Deutschland
im 20. Jahrhundert

Springer
Berlin
Heidelberg
New York
Barcelona
Budapest
Hong Kong
London
Mailand
Paris
Santa Clara
Singapur
Tokio

Akademische Lehrstätten und Lehrer der Oto-Rhino-Laryngologie in Deutschland im 20. Jahrhundert

zusammengestellt und bearbeitet von
Konrad Fleischer und Hans Heinz Naumann

Mit einer Einführung von K. H. Vosteen
„Die Entwicklung der Hals-Nasen-Ohren-Heilkunde im 19. Jahrhundert“

und einem Anhang
„Portraits einiger Firmen, die in den letzten Jahrzehnten wesentliche Beiträge zur Weiterentwicklung der technischen Grundlagen der Hals-Nasen-Ohren-Heilkunde geleistet haben“

Herausgegeben von der
Deutschen Gesellschaft für Hals-Nasen-Ohren-Heilkunde, Kopf- und Hals-Chirurgie
anläßlich ihres 75-jährigen Jubiläums 1996

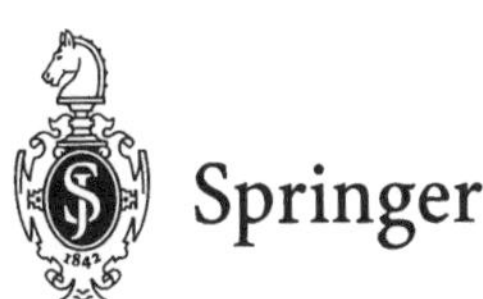

Springer

Professor Dr. Konrad Fleischer
Wartweg 24
D-35392 Gießen

Professor Dr. Hans Heinz Naumann
Steinkirchner Straße 12
D-82166 Gräfelfing

Die Deutsche Bibliothek - CIP-Einheitsaufnahme

Akademische Lehrstätten und Lehrer der Oto-Rhino-Laryngologie in Deutschland im 20. Jahrhundert. Mit einer Einführung von K. H. Vosteen "Die Entwicklung der Hals-Nasen-Ohren-Heilkunde im 19. Jahrhundert [u.a.]. Zsgest. und bearb. von Konrad Fleischer und Hans Heinz Naumann. - Berlin ; Heidelberg ; New York ; Barcelona ; Budapest ; Hongkong ; London ; Mailand ; Paris ; Santa Clara ; Singapur ; Tokio : Springer, 1996
ISBN-13:978-3-642-80066-5
NE: Fleischer, Konrad [Bearb.]; Deutsche Gesellschaft für Hals-Nasen-Ohren-Heilkunde, Kopf- und Hals-Chirurgie; Vosteen, K. H.: Die Entwicklung der Hals-Nasen-Ohren-Heilkunde im 19. Jahrhundert

ISBN-13: 978-3-642-80066-5 e-ISBN-13: 978-3-642-80065-8
DOI: 10.1007/ 978-3-642-80065-8

Herstellung: PRO EDIT GmbH, D-69126 Heidelberg
Satz: Storch GmbH, D-97353 Wiesentheid
Umschlaggestaltung: Struve & Partner, D-69126 Heidelberg

SPIN: 10506040 26/3130-5 4 3 2 1 0 - Gedruckt auf säurefreiem Papier

Vorwort

Eine systematische Übersicht über die Geschichte der Hals-Nasen-Ohren-Heilkunde an den Universitäten Deutschlands in unserem Jahrhundert fehlte bisher – wenn man von verstreuten Einzelbeiträgen, Laudationes, Nachrufen und einigen Standort-Übersichten absieht.

Bis etwa zum Jahre 1910 ist für die Ohren-Heilkunde Adam Politzers „Geschichte der Ohrenheilkunde" eine hervorragende Informationsquelle. Auch die „Geschichte der Nasenheilkunde" von Karl Kassel endet mit der Jahrhundertwende. Für das Gesamtfach finden sich lediglich in dem 1970 erschienenen Buch von Hans-Heinz Eulner „Die Entwicklung der medizinischen Spezialfächer an den Universitäten des deutschen Sprachgebietes" Angaben. Dort sind jedoch praktisch alle Spezialfächer aufgeführt, so daß Details, welche die Oto-Rhino-Laryngologie betreffen, zwangsläufig nur sehr knapp berücksichtigt werden.

Mancher wird das Fehlen einer zusammenhängenden Informationsquelle als bedauerlichen Mangel empfinden. Dem möchte das vorliegende Büchlein abhelfen. Es verdankt seine Entstehung einer Initiative im Jahre 1990 von K. Fleischer, E. R. Kastenbauer und H. H. Naumann. An seinem allmählichen Werden und an seiner Fertigstellung sind jedoch alle z. Z. existierenden deutschen Universitäts-HNO-Kliniken sowie der Vorstand der Deutschen Gesellschaft für HNO-Heilkunde, Kopf- und Hals-Chirurgie beteiligt.

Beim Sammeln und Zusammenstellen des Materials zeigte sich rasch, daß nur durch eine relativ enge stoffliche und auch formale redaktionelle Begrenzung eine Präsentationsform zu erreichen war, die eine möglichst gleichmäßige und damit ausgewogene Darstellung aller beteiligten Kliniken gewährleistete. Daß es dabei trotzdem zu unterschiedlich langen Texten bei den einzelnen Kliniken kam, erklärt sich daraus, daß die einzelnen Institute unterschiedlich lange bestehen und auch sehr unterschiedliche Entwicklungen genommen haben.

Der ursprüngliche Plan, möglichst auch Anekdoten, Persönliches und Atmosphärisches bei den einzelnen Kliniken mit einzubringen, mußte für diese Zusammenstellung fallengelassen werden. Gerade für die anekdotenträchtige erste Hälfte unseres Jahrhunderts standen leider die potentiellen Gewährsleute kaum noch zur Verfügung, und da wo noch einzelne Rückblicke möglich waren, hätten diese nur punktuell eingefügt werden können. Damit wäre aber die Einheitlichkeit des Ganzen verloren gegangen.

Die meisten im folgenden zusammengetragenen Fakten, Details und Fotos haben die einzelnen Kliniken und ihre derzeitigen oder emeritierten Chefs uns liebenswürdigerweise und sehr kooperativ zur Verfügung gestellt. Die endgültigen, redaktionell überarbeiteten Texte haben den Kliniken zur Schluß-Prüfung und „Freigabe" noch einmal vorgelegen, so daß zu hoffen ist, daß sich nicht allzu viele sachliche Fehler noch im Text finden. Die beiden Herausgeber bitten jeden, dem offensichtlich Unrecht geschehen oder dem eine Unrichtigkeit aufgefallen sein sollte, um Verständnis und Vergebung – es war nicht beabsichtigt.

Um ein zeitliches Limit der Berichterstattung für alle Kliniken einhalten zu können, wurde dafür das Ende des Jahres 1995 festgelegt.

Was die Zitierung der zu Rate gezogenen Nachrufe, Gratulationsadressen usw. anbelangt, wurden bei jeder Klinik jeweils nur einige repräsentative Artikel im Literatur-Verzeichnis angegeben, auf Vollständigkeit der Quellenangaben wurde jedoch im Interesse der Kürze kein Wert gelegt.

Von K. H. Vosteen wurde eine kurze Darstellung der Entwicklung unseres Faches im XIX. Jahrhundert zur Verfügung gestellt. Die Herausgeber meinen, daß dieser Beitrag eine vortreffliche Einstimmung in unser Thema darstellt.

Die vorliegende Zusammenstellung verfolgt das Ziel, den Werdegang der Hals-Nasen-Ohren-Heilkunde an den Universitäten, ausgerichtet an den Klinikleitern und ihren Schülern, darzustellen. Es unterliegt dabei keinem Zweifel, daß entscheidende Entwicklungsschritte für unser Fach nicht nur an Universitätskliniken, sondern nicht selten auch an städtischen oder privaten Fachabteilungen gemacht wurden. Deren Rolle für die Oto-Rhino-Laryngologie in Deutschland konnte in die vorliegende Zusammenstellung im Interesse der Übersichtlichkeit und auch wegen der notwendigen Umfangsbegrenzung nicht einbezogen werden.

Die beiden Herausgeber möchten zum Schluß dem langjährigen Schriftführer der Deutschen Gesellschaft für Hals-Nasen-Ohren-Heilkunde, Kopf- und Hals-Chirurgie, Herrn Prof. Dr. Harald Feldmann, herzlichen Dank sagen für seinen tatkräftigen persönlichen Einsatz bei der Finanzierung und Drucklegung dieses Büchleins.

Gießen und München, im Herbst 1995

Konrad Fleischer und Hans Heinz Naumann

Inhaltsverzeichnis

Als Einführung

Die Entwicklung der Hals-Nasen-Ohrenheilkunde im 19. Jahrhundert

Karl-Heinz Vosteen

Die zweite Hälfte des 19. Jahrhunderts war die Zeit der Gründung der medizinischen Spezialfächer, wie der Augenheilkunde, der Dermatologie oder auch der Hals-Nasen-Ohrenheilkunde. Heterogen, wie der Name vermuten läßt, war auch der Ursprung dieses Faches. Die *Laryngologie* entstand in den Medizinischen Kliniken, wo zur Behandlung der vielen Fälle von Kehlkopftuberkulose, Kehlkopflues etc. spezielle laryngologische Sprechstunden eingeführt wurden. Dies waren die damals am Kehlkopf vorherrschenden Erkrankungen.

Die *Otologen* waren vorwiegend Chirurgen, weil die operative Therapie die einzige erfolgversprechende Behandlung der Ohrenkrankheiten war. Sie hatten in der ersten Zeit ihre Patienten in Privatkliniken oder in den Chirurgischen Kliniken der großen Krankenhäuser behandelt und operiert.

Die Fortschritte der naturwissenschaftlichen Medizin waren die Voraussetzung zur Bildung medizinischer Spezialitäten. Aber auch das rasche Wachstum der Bevölkerungszahlen in den Hauptstädten Europas begünstigte diese Entwicklung, weil dadurch auch große Patientenzahlen in den Krankenhäusern die Bildung spezieller Erfahrung ermöglichten. Paris, London, Wien, die großen drei Hauptstädte der alten Welt, waren auch die Plätze, auf denen die Otologie und die Laryngologie zuerst heranwuchsen. Berlin und die anderen deutschen Universitätsstädte kamen erst im letzten Drittel des Jahrhunderts hinzu.

Einzelne Wurzeln der Otologie reichen schon in frühere Jahrhunderte zurück. Bereits im 16. Jahrhundert hat Capivacci (gestorben 1589) darauf aufmerksam gemacht, daß unterschiedliche Schwerhörigkeiten, wie z.B. Erkrankungen des Trommelfelles auf der einen Seite oder Erkrankungen des Nerven auf der anderen Seite auch dazu führen können, daß der Knochenleitungsklang entweder besonders gut oder besonders schlecht vernommen wird (s. Feldmann). Aber diese Dinge gerieten in Vergessenheit, und erst, als man um die Mitte des 19. Jahrhunderts anfing, sich mit den Ohrenkrankheiten diagnostisch und therapeutisch auseinanderzusetzen, haben Weber (1834) und Rinne (1855) mit ihren Stimmgabelversuchen die gleichen Phänomene wiederentdeckt. Auch der Gellé-Versuch (1881) wurde praktisch erst dann interessant, als durch die Möglichkeit der Steigbügelchirurgie bei Otosklerose daraus operative Konsequenzen gezogen werden konnten.

Erst die naturwissenschaftlichen Arbeiten von Helmholtz über die Möglichkeiten der Frequenzanalyse und ihrer Lokalisation im Innenohr (1863) brachten das Tonhöhen-Hörvermögen in den Mittelpunkt des Interesses. Die vielen verschiedenen Methoden der Stimmgabelprüfung, die Ende des 19. Jahrhunderts und zu Beginn dieses Jahrhunderts entwickelt wurden, bis hin zur „kontinuierlichen Tonreihe“ des Münchner Ohrenarztes Bezold (1842–1908), wurden noch vor 40 Jahren an vielen Ohrenkliniken neben dem Audiometer in der Diagnostik benutzt.

Dem 20. Jahrhundert blieb dann die Entwicklung der Audiometrie (Schäfer und Kruschke, 1919, Griessmann und Schwartzkopf, 1919, Fowler, 1922) vorbehalten.

Auch die systematischen Untersuchungen des Vestibularapparates begannen bereits am Beginn des 19. Jahrhunderts. Flourens (1794–1867) hatte schon 1824 seine Experimente am Bogengangssystem der Taube publiziert. Auf diese Untersuchungen konnte sich später Ménière (1861) bei der klassischen Beschreibung des nach ihm benannten Krankheitsbildes stützen.

Die vorwiegend in ungarischer Sprache publizierten experimentellen Arbeiten von Högyes (1881) blieben im westlichen Europa lange Zeit unbekannt. Ob Bárány diese Arbeiten gekannt hat, wurde nie geklärt. Báránys Experimente selbst gehen dann allerdings schon auf den Anfang des 20. Jahrhunderts zurück, als er an der Klinik von Politzer in Wien zusammen mit Neumann und Alexander über die Genese des kalorischen Nystagmus diskutierte. Seine Publikation „Physiologie und Pathologie des Bogengangsapparates“ (1907) brachte ihm den Nobelpreis. Der weitere Ausbau der Vestibularisprüfungen, vor allem mit der Entwicklung der Elektronystagmographie durch Jung und Mittermaier ist dann schon fast Gegenwart.

Die wissenschaftliche praktische Otologie des 19. Jahrhunderts begann in Frankreich mit Itard. Sein Lehrbuch „Traité des maladies de l'oreille et de l'audition“ aus dem Jahre 1821 faßte die Erfahrungen der damaligen Zeit zusammen und stellte die Otologie auf eine wissenschaftliche Basis. Sein Nachfolger als Direktor der Pariser Taubstummenanstalt war Prosper Ménière (1799–1862), dessen Vortrag am 8. 1. 1861 vor der kaiserlichen Akademie in Paris über das Krankheitsbild, welches seinen Namen trägt, noch heute aktuell ist. Der Berliner Arzt Wilhelm Kramer

(1801–1875) trat 1835 mit seinem Buch „Die Erkenntniß und Heilung der Ohrenkrankheiten" an die Öffentlichkeit. Er war der erste deutsche Arzt, der sich auf diese Krankheiten konzentrierte und darüber ein umfassendes Werk verfaßt hat. Seine noch aus der Romantik und der Naturphilosophie herstammende Ablehnung aller naturwissenschaftlichen und experimentellen Medizin führte aber dazu, daß die Entwicklung über ihn hinwegschritt.

Das Zentrum der zunächst pathologisch-anatomisch bestimmten wissenschaftlichen Otologie wurde Grossbritannien. Sir William Wilde in Dublin, der Vater von Oscar Wilde, war hier der führende klinische Otologe (1815–1876). Sein Buch „Aural Surgery" (1853) gab zahlreiche praktische Anweisungen für die operative Therapie der Ohrkrankheiten. „Should the mastoid process become engorged or even an indistinct sense of fluctuation be discovered, we should not hesitate to make a free incision at least an inch in length". Dies war der nach ihm benannte „Wildesche Schnitt" auf dem Planum des Warzenfortsatzes bei Mastoiditis.

Der Begründer der modernen Otologie wurde aber Joseph Toynbee in London (1815–1866). Er hat ungefähr 2000 Felsenbeine morphologisch untersucht und die Summe seiner klinischen und pathologischen Erfahrungen in seinem 1860 publizierten Werk „Diseases of the Ear" zusammengefaßt.

Allerdings haben weder Wilde noch Toynbee jemals Warzenfortsatzchirurgie betrieben. Die systematische Entwicklung dieser Operationen blieb den deutschen Otologen Anton von Tröltsch (1829–1890), Friedrich Bezold (1842–1908), Hermann Schwartze (1837–1900) sowie Ludwig Stacke und Emanuel Zaufal vorbehalten. Es war allerdings der Chirurg Ernst Küster, der bei chronischen Eiterungen auch die Fortnahme der hinteren Gehörgangswand forderte (1889), und es war der Chirurg Ernst von Bergmann, welcher dieser Operation den Namen „Radikaloperation des Ohres" gab.

Von Tröltsch, ursprünglich Ophthalmologe, ging nach England zu Wilde und später zu Toynbee und widmete sich, nach Würzburg zurückgekehrt, ausschließlich der Otologie. Den bereits 1841 von Hofmann in Burgsteinfurt entwickelten Konkavspiegel zur Untersuchung des Trommelfelles entdeckte er erneut und begann mit systematischen pathologisch-anatomischen Arbeiten sowie diagnostischer und operativer Tätigkeit in Würzburg.

Gemeinsam mit Hermann Schwartze in Halle (1837–1900) und Adam Politzer in Wien (1835–1920) begründete er 1864 die erste Otologische Zeitschrift, das „Archiv für Ohrenheilkunde". Durch die Entwicklung der Antrotomie und Mastoidektomie sowie der Radikaloperation des Mittelohres bei eitriger Mastoiditis und bei chronischer Otitis war die Universität Halle in diesen Jahren rasch zum Zentrum der operativen Ohrchirurgie geworden.

Die bekannteste Persönlichkeit unter den Otologen des ausgehenden 19. Jahrhunderts war aber zweifellos der aus Ungarn stammende, in Wien arbeitende Adam Politzer (1835–1920). Er hatte nach seinem Studium zunächst ausschließlich physiologisch, morphologisch und experimentell am Mittelohr, am M. tensor tympani und an der Ohrtrompete gearbeitet, hatte die wesentlichen Institute seiner Zeit in Heidelberg unter Helmholtz, in Paris unter Claude Bernard sowie die Zentren der Otologie in London und Würzburg besucht und sich schnell durch seine theoretischen Arbeiten einen Namen gemacht.

Dennoch ist erstaunlich, daß die Wiener Fakultät den Mut besaß, ihn schon nach seiner Rückkehr von seinen Studienreisen trotz mangelnder praktischer Erfahrung zum Dozenten für Otologie und einige Jahre später zum ersten Professor der Otologie und dann auch zum Leiter der Universitäts-Ohrenklinik – die allerdings nur aus einer Poliklinik und einer kleinen Bettenstation bestand – zu machen. Diese Klinik Politzers wurde in kurzer Zeit die bedeutendste otologische Schule überhaupt.

Seine Arbeiten über die Behandlung der Funktionsstörungen der Ohrtrompete, über die adhaesive Otitis und über die Pathogenese des Cholesteatoms sowie die Entdeckung der Otosklerose als eigenes Krankheitsbild sind heute noch lesenswert. Aus seiner Schule sind bedeutende Otologen wie Bárány, Neumann und Alexander hervorgegangen.

Die Entwicklung der *Rhinologie* in der zweiten Hälfte des 19. Jahrhunderts steht ein wenig im Hintergrund. Zwar hatte schon der Chirurg Langenbeck 1842 Exostosen und Verdickungen der Nasenscheidewand beschrieben. Aber ein systematischer Ausbau der Septumchirurgie konnte erst mit der Einführung des Kokains als Anästhetikum durch Koller und Jelinek 1884 beginnen. Die ersten Septumoperationen (Asch, 1890) basierten auf der Fraktur der Nasenscheidewand, und erst Killian begann 1900 mit dem Ausbau seiner modernen submukösen Septumresektion. Die ersten Lehrbücher der Rhinologie stammen von Spencer Watson (1875) und von Morell Mackenzie in seinem klassischen Werk „Diseases of the Throat and the Nose".

Der Amerikaner H. P. Caldwell (1893) und der Franzose G. W. Luc (1894) haben unabhängig von einander die Radikaloperation der Kieferhöhle nach Eröffnung von der Fossa canina aus beschrieben. Die Methode trägt ihren Namen. 1884 und 1885 entwickelten Jansen und dann Killian ihre Methoden der Stirnhöhlenoperation.

Nasenpolypen wurden schon 1854 von Billroth beschrieben. Er hielt sie für adenomatöse Gewächse. Virchow (1863) glaubte, daß es sich um myxomatöse Gebilde handeln müsse, und erst Edward Woaks in London vertrat den Standpunkt, daß es sich um aufgequollene Schleimhaut, vorwiegend aus dem Siebbein, handeln müsse. Die Anatomie der Tonsillen hat zuerst der Würzburger Anatom Kölliker makroskopisch und mikroskopisch eingehend beschrieben (1852). Die endgültige Beschreibung der feineren Struktur stammt allerdings von Waldeyer (1884).

Die Tonsillektomie war bei den alten Chirurgen wegen der Blutung noch sehr gefürchtet. Erst Morell Mackenzie entwickelte eine brauchbare Tonsillektomiemethode, die wir allerdings heute wohl eher als Tonsillotomie bezeichnen würden. Er benutzte dazu ein von Phillip Physick aus Philadelphia gebautes Tonsillotom, welches etwa dem heute noch unter dem Namen „Fahnenstock“ bekannten Instrument entspricht.

Koelliker vermutete, daß ähnliches Gewebe wie in den Gaumentonsillen auch im *Nasopharynx* vorliegen müßte (1852). Yearsley, ein Londoner Arzt, hat 1842 zuerst „Schleimhaut hinter der Uvula“ entfernt, um das Gehör zu verbessern. Der Kopenhagener Arzt Hans Wilhelm Meyer (1824–1895) war dann der erste, der 1868 eine präzise Beschreibung der Rachenmandel (Adenoide) lieferte. Er beschrieb anhand von zahlreichen Fällen die Zeichen und Symptome einer Hyperplasie der Rachenmandel so präzise, daß sie für jeden zu diagnostizieren waren. Er beschrieb eine Methode zur Adenotomie mit Hilfe eines Ringmessers, und erkannte auch die günstigen Folgen der Adenotomie für die Nasenatmung und für die Belüftung des Mittelohres. Zu seinen Ehren wurde 1898 auf dem Gefionplatz in Kopenhagen eine Statue errichtet.

Die Entwicklung der *Laryngologie* war die unmittelbare Folge der Entdeckung des Kehlkopfspiegels durch den in London lebenden spanischen Gesangslehrer Manuel Garcia. Dieser war 1848 im Gefolge des vor der Revolution flüchtenden Königs Louis Philippe nach London gelangt und lebte jetzt hier als Professor an der Musikakademie. Er hatte sich schon lange mit den Fragen der Kehlkopfphysiologie beschäftigt, als ihm während eines Urlaubs in Paris der Gedanke kam, durch eine bestimmte Anordnung von Spiegeln die Stimmbänder selbst sichtbar zu machen. Die Spiegel baute ihm der bekannte Pariser Instrumentenmacher Charrière, und Garcia konnte wenig später seine Methode in London demonstrieren (1854).

In Wien begann zwei Jahre später der Neurologe Ludwig Türck, mit dieser Methode Patienten in seinem Hospital zu untersuchen. Der in Budapest lebende Arzt und Physiologe Nepomuk Czermak, ebenfalls interessiert an der Untersuchung des Kehlkopfes, borgte sich die Spiegel von Türck, benutzte künstliches Licht und begann ebenfalls mit der Untersuchung von Patienten. Ein heftiger Prioritätsstreit (der sogenannte „Türckenkrieg“) entbrannte, aber gerade dieser Streit war die Ursache dafür, daß die Methode schnellste Verbreitung fand. Sie blieb zunächst noch fast überall in der Hand der Internisten, und nur an wenigen Plätzen (Morell Mackenzie London, Schrötter und Stoerck in Wien) entstanden Spezialkliniken. Die technischen Schwierigkeiten bei endolaryngealen Eingriffen erforderten aber große Erfahrung und manuelle Geschicklichkeit. Sie standen deshalb einer weiten Verbreitung dieser Technik so lange im Wege, bis 1885 auf Anregung von Sigmund Freud Koller das Kokain als Lokalanästhetikum in die operative Augenheilkunde und Jelinek, ein Schüler von Schrötter, das Kokain in die Laryngologie eingeführt haben. Damit wurde alles ganz einfach und die Spezialisierung überflüssig.

Der erste Bericht über einen Kehlkopfkrebs stammt von Morgagni (1732, Sektionsbericht). 1798 wurde erstmals die Entfernung eines Fremdkörpers über die Laryngofissur durch Pelletan bekannt. Die Einführung der Spiegeluntersuchung des Kehlkopfes in die Klinik durch Türck und Czermak (1858) klärte auch das Krankheitsbild des Kehlkopfkrebses.

Für die Therapie entstand aber zunächst eine Zweigleisigkeit: Die lebensbedrohlichen Formen machten rettende Operationen erforderlich, welche ausschließlich in den Händen der Chirurgen blieben. Die Laryngologie beschränkte sich lange Zeit auf Diagnose, Festlegung der Prognose und endolaryngeale Eingriffe von der Biopsie bis zur Entfernung von Polypen.

Die erste Kehlkopftotalexstirpation bei einem Kehlkopfkrebs gelang Billroth 1873 (publiziert durch Gussenbauer). Die erste Pharynxquerresektion gelang Langenbeck. Mit den verbesserten Operationsmethoden von Gluck und Soerensen, die bis heute gültig geblieben sind, verschwand schließlich die primäre Operationsmortalität (anfänglich 80%, heute weniger als 1%).

Das neunzehnte Jahrhundert endete mit der Entdeckung der Röntgenstrahlen und des Radiums. Das erste Viertel des zwanzigsten Jahrhunderts bringt praktisch schon fast alle Kehlkopfoperationen durch die Laryngologie und auch die Einführung der Strahlentherapie. Die Strahlentherapie war zunächst nicht erfolgreich wegen der zahlreichen Versager und wegen ihrer katastrophalen Folgen. Besserung erreichte man dann die fraktioniert-protrahierte Bestrahlung und die Radiumkontaktbestrahlung.

Das zweite Viertel des zwanzigsten Jahrhunderts brachte die Entwicklung der funktionserhaltenden Teilresektionen, das dritte Viertel schließlich zahlreiche Techniken zur funktionellen Rekonstruktion nach Totalexstirpation. In der Strahlentherapie begann jetzt die Nutzung der Fortschritte der Kernphysik mit Übergang auf Teleradium, Telekobalt, schnelle Elektronen, Hochvolt-Röntgentherapie, Neutronen und Protonen sowie die Präzisierung der Dosimetrie unter Hinzunahme der Computertomographie.

Die einzelnen Zweige der Hals-Nasen-Ohrenheilkunde waren somit schon Ende des 19. Jahrhunderts als Spezialfächer etabliert. Ihrer Verbindung standen aber noch viele Schwierigkeiten im Wege. Besonders die Laryngologen, Mitglieder einer kleinen exklusiven Gruppe, fürchteten, von den Otologen usurpiert zu werden. Auf Dauer war es aber gerade die Einführung der Lokalanästhesie, welche die ausschließliche Beschäftigung mit einem so kleinen Fach wie der Laryngologie überflüssig und damit auch wirtschaftlich zweifelhaft machte. So wurde schließlich auch der Widerstand der Laryngologen und Rhinologen gegen eine Verschmelzung mit der Ohrenheilkunde ausgehöhlt. Zuerst gab es gemeinsame Vertretungen von Otologie und Laryngologie an den Schweizer Universitäten Basel und Bern schon Ende des 19. Jahrhunderts. In Rostock wurde 1891 die erste deutsche Universitäts-HNO-Klinik gegründet (Körner). In Berlin gab es heftige Widerstände gegen eine Verschmelzung beider Fächer. Der Otologe Passow, welcher dafür plädierte und der deutsch-englische Laryngologe Semon, welcher heftig dagegen stritt, wandten sich beide an den Kaiser Wilhelm II. und versuchten, ihn sich zum Bundesgenossen zu machen. Erst 1922 konnte von Eicken die Vereinigung beider Fächer in Berlin erreichen und die Leitung einer Ohren-Nasen-Halsklinik übernehmen. Als letzte deutsche Universitätsklinik erreichte schließlich München 1934 die Vereinigung der Lehrstühle für Otologie und Laryngologie.

Übersichtsliteratur:

Eulner, HH (1970) Die Entwicklung der medizinischen Spezialfächer an den Universitäten des deutschen Sprachgebietes. Ferdinand Enke-Verlag, Stuttgart.

Feldmann, H (1960) Die geschichtliche Entwicklung der Hörprüfungsmethoden. Georg Thieme-Verlag, Stuttgart.

Lesky, E (1978) Die Wiener Medizinische Schule im 19. Jahrhundert. Verlag Bölau, Graz, Köln.

Politzer, A (1967) Geschichte der Ohrenheilkunde, 1911. Nachdruck Georg Olms, Verlagsbuchhandlung Hildesheim.

Stevenson, RS und D Guthrie (1949) The History of Otolaryngology. Verlag Livingstone, Edinburgh.

Wodak, E (1956) Kurze Geschichte der Vestibularisforschung. Georg Thieme-Verlag, Stuttgart.

Aachen

Rheinisch-Westfälische Technische Hochschule Aachen (RWTH)

Klinik für Hals-, Nasen- und Ohrenheilkunde und plastische Kopf- und Halschirurgie

1961 wurde an der Rheinisch-Westfälischen Technischen Hochschule eine Medizinische Fakultät gegründet. Die Kliniken der Städtischen Krankenanstalten konnten hierzu genutzt werden. Die städtische Hals-Nasen-Ohrenklinik stand zu dieser Zeit unter der Leitung von Hugo Eickhoff. (Sein Vorgänger war Adolf Greifenstein, früher Lehrstuhlinhaber in Königsberg, verstorben 1955.) **1961**

1966 wurde Eickhoff zum ersten Ordinarius des Faches in Aachen ernannt. **1966**

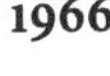

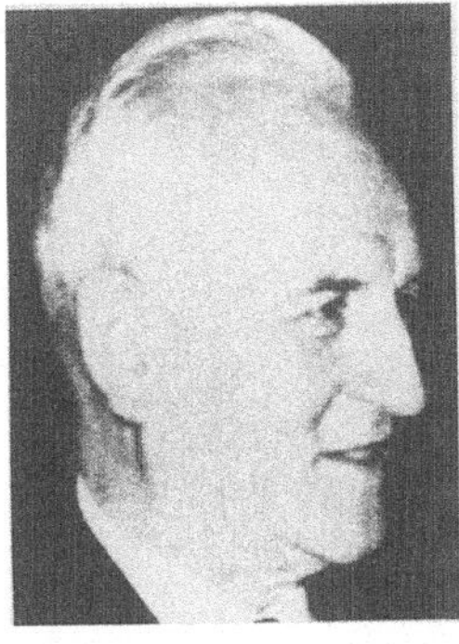

Hugo Eickhoff (1905–1972)
Amtszeit 1966–1972
1949 Habilitation in Münster bei H. Loebell
1955 Chefarzt in Aachen
1966 Lehrstuhlinhaber in Aachen
1972 in Aachen verstorben

Habilitierte Schüler Eickhoffs sind: Sigurd Hellmich (später Chefarzt in Dortmund); Claus Herberhold (später Ordinarius in Hamburg und danach in Bonn); Peter Plath (später Chefarzt in Recklinghausen und Ordinarius an der Ruhr-Universität Bochum).

Eickhoff, geboren in Balve/Westfalen, hatte Philosophie, Geschichte und Jurisprudenz studiert, ehe er sich der Medizin zuwandte. Nach dem Staatsexamen schuf er sich eine Grundlage für sein weiteres Wirken durch Arbeiten in der Pathologie, der Bakteriologie und der Inneren Medizin. Dann begann er die HNO-Ausbildung zunächst bei Walther Uffenorde in Marburg. Sie wurde durch die Einberufung im Krieg unterbrochen und später bei Helmut Loebell in Münster fortgesetzt.

Eine in Münster entstandene Monographie über die Schleimhauttuberkulose machte Eickhoff bekannt. 1955 wurde er als Nachfolger von A. Greifenstein Chefarzt der Städtischen HNO-Klinik in Aachen, aus
1966 der dann 10 Jahre später die Universitätsklinik hervorging.

Eickhoff, den in der wissenschaftlichen Arbeit ebenso wie bei der klinischen Tätigkeit eine strenge kritische Einstellung auszeichnete, konnte anregen und delegieren. So konnte er mit seinen Mitarbeitern den mit der Umwandlung der städtischen Klinik in eine auch der Forschung und Lehre verpflichtete Universitätsklinik verbundenen großen Anforderungen in harmonischer gemeinsamer Arbeit gerecht werden. Das operative Repertoire dieser Zeit wurde vollständig praktiziert, wobei die plastische Chirurgie einen gewissen Schwerpunkt bildete. Eickhoff begründete mit seinen Mitarbeitern und der Hörbehindertenschule ein Zentrum für hörbehinderte Kinder. Von seiner Klinik ging auch die Initiative zum Zusammenschluß der Kehlkopflosen aus (Plath). Wissenschaftlich wurde unter anderem über den Einsatz der evozierten Potentiale in der Olfaktometrie gearbeitet (Herberhold).

Nach Eickhoffs plötzlichem Tod übernahm Peter Plath 1972/73 die kommissarische Leitung der Klinik. In dieser Zeit wurden die Habilitationen von Herberhold und Hellmich abgeschlossen.

1973 Der Ruf zur Nachfolge Eickhoffs erging 1973 an den Wiesbadener Chefarzt Georg Schlöndorff.

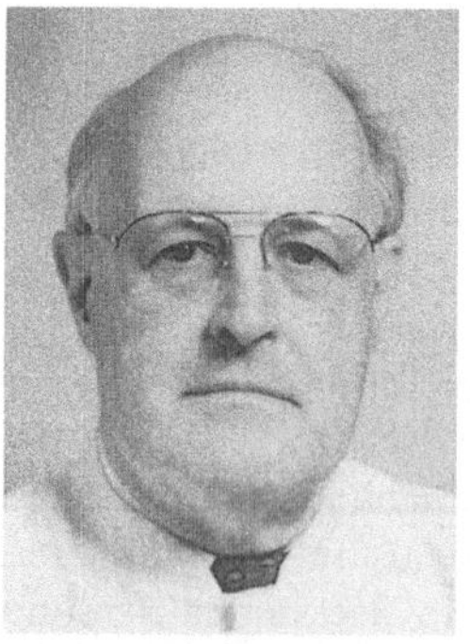

Georg Schlöndorff *(* 1931)*
Amtszeit ab 1973
1969 Habilitation in Bonn bei W. Becker
1972 Chefarzt in Wiesbaden
1973 Berufung nach Aachen

Unter Schlöndorff haben sich habilitiert: Wolfgang Elies (später Chefarzt in Bielefeld); Henning Hildmann (später Chefarzt in Bochum und Ordinarius an der Ruhr-Universität); Adam Kurzeja (später Chefarzt in Düsseldorf), Ralph Mösges (HNO- und Med-Informatik).

Weitere habilitierte Mitarbeiter: Manfred Heinemann, Phoniatrie (habilitiert in Leipzig, später Ordinarius für Phoniatrie und Pädaudiologie in Mainz an der Klinik für Kommunikationsstörungen) und Jürgen Lamprecht (habilitiert in Düsseldorf).

Schlöndorff stammt aus Wiesbaden. Er erhielt seine Fachausbildung bei Hans Leicher in Mainz. 1965 wurde er Oberarzt bei Walter Becker in Bonn und 1972 Chefarzt in seiner Vaterstadt. 1973 folgte er dem Ruf nach Aachen.

Unter Schlöndorffs Leitung wurde die fachbezogene plastisch-rekonstruktive Chirurgie weiter gefördert, ebenso auch die Allergologie. Mit den Mitarbeitern der Klinik konnte die audiologische Arbeit in einem Zentrum zu einem Schwerpunkt ausgebaut werden (Leitung W. Döring). In Zusammenarbeit mit dem Institut für Nachrichtentechnik der RWTH kam es zur Weiterentwicklung eines Sprachprozessors für das 1987 eingeführte Cochlea-Implant-Verfahren. Die Klinik für Phoniatrie und Pädaudiologie übernimmt dabei die Rehabilitationsmaßnahmen.

Verschiedene wissenschaftliche Vorhaben befassen sich ebenfalls in Zusammenarbeit mit Angehörigen der Abteilungen Nachrichtentechnik, Meßtechnik und Informatik der RWTH sowie der Radiologischen Klinik mit den bildverarbeitenden Methoden zur präoperativen Planung und intraoperativen Orientierung in der Kopfchirurgie (CAS: Computer assisted surgery). Weiterhin wird in Zusammenarbeit mit der Industrie über maschinelle Nahtverfahren gearbeitet.

Viele dieser Aktivitäten wurden erst möglich, nachdem 1984 die Klinik 1984
in ein neues Klinikum umgezogen war. Die Klinik verfügte dort 1994 über 61 Betten sowie über 15 Stellen im ärztlichen und wissenschaftlichen Dienst.

Phoniatrie

1976 wurde eine phoniatrische Abteilung eingerichtet. Sie stand bis 1985 1976
unter der Leitung von

> **Manfred Heinemann** (* 1938),
> Habilitation 1973 in Leipzig bei F. Moser.

Heinemann hatte bis 1976 die phoniatrische Abteilung der Univ.-HNO-Klinik in Leipzig geleitet. Er folgte 1985 einem Ruf auf das Ordinariat an der Klinik für Kommunikationsstörungen in Mainz. Sein Nachfolger wurde

> **Stanislaus Klajman** (* 1932),
> vorher Professor für Phoniatrie in Danzig.

1988 Die Abteilung wurde 1988 eine selbständige Klinik mit der Bezeichnung „Klinik für Phoniatrie und Pädaudiologie". Schon seit 1977 besteht in Aachen eine an die Klinik angeschlossene Logopäden-Lehranstalt.

(F)

Literatur:

Eckel, W (1952) Nachruf Eickhoff, Z Laryng Rhin Otol 51:491
Murken, AH (Hrsg) (1991) Festschrift zum 25jährigen Bestehen der Medizinischen Fakultät der RWTH Aachen, Biermann, Zülpich
Schlöndorff, G, Persönliche Mitteilung

Berlin

Friedrich-Wilhelms-Universität (1810–1945) Berlin*
Humboldt-Universität Berlin (ab 1945)

Klinikum Charité – Klinikum Ziegelstraße
Klinik und Poliklinik für Hals-Nasen-Ohrenkrankheiten

Um die Jahrhundertwende gab es an der Berliner Universität für die Fächer Otologie einerseits und Rhino-Laryngologie andererseits zusammen 3 Kliniken:

1. Die älteste, 1874 gegründete Fachklinik war eine Ohrenklinik. Sie stand unter der Leitung von August Lucae und befand sich von 1881 an **1881**
im „Klinikum Ziegelstraße".

2. 1893 entstand eine weitere Ohrenklinik unter der Leitung von Moritz **1893**
Trautmann. Sie gehörte zum „Klinikum Charité".

3. Zur gleichen Zeit wurde, ebenfalls im „Klinikum Charité", eine Hals-Nasenklinik eingerichtet. Diese leitete Bernhard Fränkel.

Die Ohrenklinik im Klinikum Ziegelstraße

Gründer und erster Leiter war August Lucae.

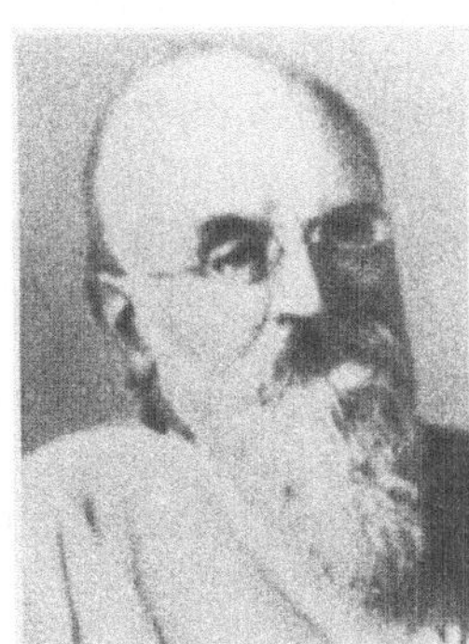

Johann Constantin August Lucae (1835–1911)
Amtszeit 1881–1906
1865 Habilitation in Berlin
1867 private Poliklinik in der Wilhelmstraße
1874 Leiter einer staatlichen Ohrenpoliklinik in der Luisenstraße
1881 Errichtung einer Universitäts-Ohrenklinik im Klinikum Ziegelstraße
1906 Emeritierung
1911 In Berlin verstorben

* Zum aktuellen Stand (Ende 1995) siehe Seite 39.

Unter Lucae habilitierte Schüler: Adolf Barth (später Lehrstuhl in Marburg, dann Breslau und schließlich Leipzig); Bernhard Heine (später Lehrstuhl in Königsberg und dann München); Friedrich Weber-Liel (später Lehrstuhl in Jena).

August Lucae entstammte einer alten Berliner Familie, aus der mehrere namhafte Gelehrte hervorgingen. Schon als Student in Berlin wurde durch v. Helmholtz sein Interesse auf die Hörphysiologie gelenkt. Als er dann in seiner Militärdienstzeit Schwartze kennenlernte und von ihm, mit dem ihn eine lebenslange Freundschaft verband, Anregungen erhielt, war sein Lebensziel, die Otologie, bestimmt. Er reiste als Hospitant nach Würzburg zu Koelliker und v. Tröltsch sowie nach London zu Toynbee und nach Paris zu König. In Berlin eröffnete er mit eigenen Mitteln eine Poliklinik für Ohrenkranke, aus der dann eine staatliche Einrichtung wurde. Schließlich entstand im Ziegelstraßen-Klinikum die erste Universitäts-Ohrenklinik, deren Leitung zusammen mit dem otologischen Lehrstuhl Lucae übertragen wurde. Er arbeitete dort bis zu seiner Emeritierung.

Lucae, der als ein gütiger, immer um Ausgleich im wissenschaftlichen Meinungsstreit bemühter Mann geschildert wird, und der sich privat als Komponist hervortat, wurde zum Anziehungspunkt für eine große Zahl heranwachsender Otologen, zum „Vater der Ohrenheilkunde" in Berlin. Lucae war Mitbegründer der Deutschen Otologischen Gesellschaft
1892 (1892) und der Berliner Fachvereinigung (1901). Wissenschaftlich beschäftigte er sich mit Fragen der Hördiagnostik. Er beschrieb die respiratorischen Trommelfellbewegungen und entwickelte ein Oto-Stroboskop. Aus der Vorstellung von einer „Sklerose" der Ossikula-Bänder als Ursache der Schalleitungsschwerhörigkeit führte er die Vibrationsmassage des Trommelfells ein.

1907 Nach Lucaes Ausscheiden (1907) verlagerte sich der Schwerpunkt der Otologie an das andere Klinikum der damaligen Zeit, an die Charité. Dort hatte inzwischen Adolf Passow die Leitung einer 1893 entstandenen Ohrenklinik (s. S. 16) übernommen. Nun wurde der Lehrstuhl mit dem studentischen Unterricht dorthin verlegt.

Die Klinik in der Ziegelstraße blieb erhalten mit der Maßgabe, die konsiliarische Betreuung der benachbarten Kliniken zu gewährleisten. Da sie weiterhin von vielen Patienten aus der Stadt aufgesucht wurde und nach wie vor Betten verfügbar waren, blieb sie funktionsfähig.

Die Leitung lag zunächst in Händen von Oberärzten der Charité-Ohrenklinik. Von 1906 bis 1914 war dies Oskar Wagener, dann nach dem 1. Weltkrieg, von 1918 bis 1924, Carl Graupner und schließlich bis 1943 Maximilian Weingärtner. Dieser war als Schüler Killians von Freiburg nach Berlin gekommen. Unter seiner Leitung wurde 1924 aus der Ohrenklinik der Ziegelstraße eine Hals-Nasen-Ohrenklinik.

Im 2. Weltkrieg wurde die Klinik bei den Kampfhandlungen in Berlin schwer beschädigt. Mit dem Wiederaufbau wurde 1950 Isolde Kaiser- 1950
Meinhardt, Oberärztin an der Universitäts-HNO-Klinik in Greifswald, beauftragt (zur Person s. später). Es entstand wieder eine funktionsfähige Klinik, die von 1953–1963 als „II. Universitäts-Hals-Nasen-Ohrenklinik" bezeichnet wurde. Nachdem Frau Kaiser-Meinhardt 1961 die kommissarische Leitung der Universitäts-HNO-Klinik in der Charité und 1963 den dortigen Lehrstuhl übernommen hatte, wurde die Klinik in der Ziegelstraße in eine HNO-Poliklinik umgewandelt und 1969 1969
als HNO-Fachklinik ganz geschlossen.

Die Ohrenklinik in der Charité

Gründer und erster Leiter war Moritz Trautmann. 1893

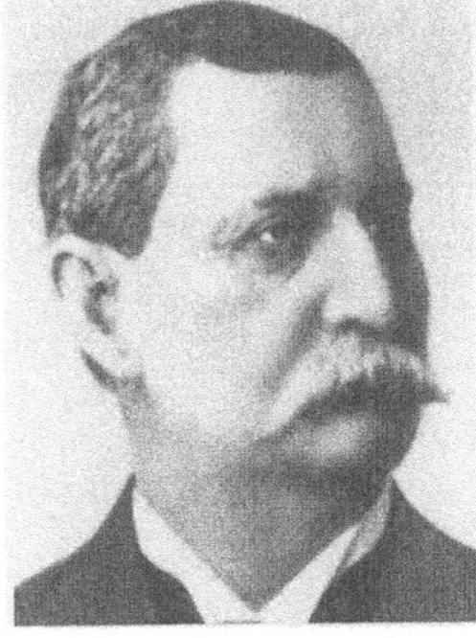

Moritz Trautmann *(1833–1901)*
Amtszeit 1893–1901
1876 Habilitation in Berlin
1888 a.o. Professor für Otologie
1893 Leitung der Ohrenklinik der Charité
1901 Klinikneubau
1901 in Berlin verstorben

Unter Trautmann habilitierte Schüler: Adolf Passow (später auf dem Lehrstuhl in Heidelberg und dann Nachfolger in Berlin.

Trautmann hatte in Berlin als Angehöriger des militärärztlichen Bildungswesens, der sog. Pepinière und späteren Kaiser-Wilhelm-Akademie, Medizin studiert. Erst spät gelangte er zur Otologie. Er hospitierte bei Zaufal in Prag, bei Schwartze in Halle und bei Voltolini in Breslau. In Berlin habilitierte er sich und unterrichtete an der Charité die angehenden Militärärzte der Kaiser-Wilhelm-Akademie. 1887 schied er als Generalarzt aus dem militärischen Dienst aus, wurde zum Universitätsprofessor ernannt und übernahm 1893 die Leitung einer neu eingerichten Station für Ohrenkranke in der Charité. 1901 konnte ihm zusammen 1901
mit dem Laryngologen Bernhard Fränkel im Rahmen eines umfassenden Neubaus der gesamten Charité (s.u.) eine Klinik übergeben werden. In diesem Jahr starb er.

Trautmann hat sich vorwiegend otochirurgischen Fragen zugewandt. Er legte in mehreren Publikationen, u.a. in einer Monographie: „Die chirurgische Anatomie des Ohres“ die Ergebnisse seiner topographischen Studien am Schläfenbein vor mit ihren Konsequenzen für die Ohrchirurgie. Bekannt ist das „Trautmannsche Dreieck“ im pneumatisierten Warzenfortsatz, mit dem die Grenzen zur Dura und zum Sinus erfaßt werden. Frühzeitig erkannte er die Bedeutung des Nasen-Rachens, besonders der Rachenmandel für die Ohrerkrankungen.

Nach der Jahrhundertwende wurde in der Charité ein für die damaligen Verhältnisse gewaltiges Bauvorhaben verwirklicht. Die baufälligen Gebäude der teilweise noch aus dem 18. Jahrhundert stammenden sog. „alten Charité“ wurden abgerissen und ein einheitliches Klinikum mit 1250 Betten geschaffen. Mit ihren roten Ziegelsteinen bestimmen alle die zahlreichen Gebäude des großen Klinikumskomplexes noch heute
1901 das Bild der Charité. Im Zuge dieser Baumaßnahmen entstand 1901 auch an der Luisenstraße ein Bau, der die Hals-Nasenklinik und die Ohrenklinik aufnahm. Beide Kliniken arbeiteten getrennt, nur Hörsaal und Poliklinik wurden gemeinsam genutzt.

1902 Nachfolger Trautmanns wurde sein Schüler Carl Adolf Passow, bis dahin Fachvertreter in Heidelberg.

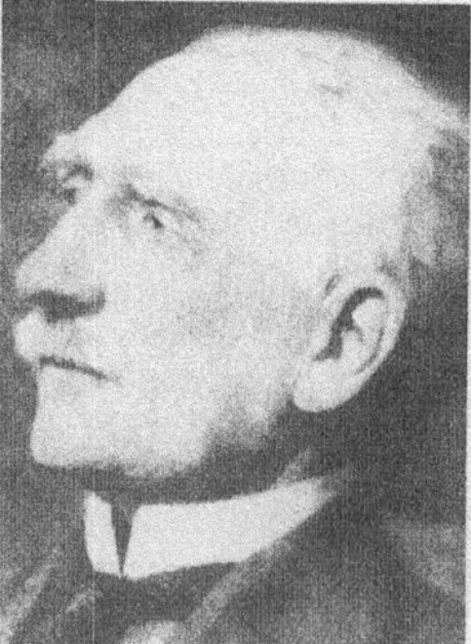

Carl Adolf Passow *(1859–1926)*
Amtszeit 1902–1926
1895 Habilitation in Berlin
1896 Berufung nach Heidelberg
1902 Berufung nach Berlin (Charité)
1907 Übernahme des otologischen Lehrstuhls nach dem Ausscheiden von Lucae
1926 in Utrecht verstorben

Unter Passow habilitierte Schüler: Hermann Beyer (blieb an der Klinik); Alfred Güttich (später Lehrstuhl in Köln); Wilhelm Lange (später Lehrstuhl in Greifswald, dann Göttingen, danach Bonn und zuletzt Leipzig); Bruno Oertel (später Lehrstuhl in Düsseldorf); Otto Voss (später Lehrstuhl in Frankfurt); Oskar Wagener (später Lehrstuhl in Greifswald, dann Marburg und schließlich Göttingen).

Weitere namhafte Mitarbeiter: Hans Claus (später Chefarzt im Virchow-Krankenhaus in Berlin), Wilhelm Döderlein (habilitiert in Köln, später Chefarzt am St.-Gertrauden-Krankenhaus in Berlin), Alfred Jauernek (später Chefarzt am Virchow-Krankenhaus) und Theodor Hünermann (später Chefarzt in Düsseldorf). Ferner: Th. S. Flatau (Phonetische Ambulanz und Ableseunterricht für Ertaubte), Jakob Katzenstein (Abteilung für Stimm- und Sprachstörungen), Jacques Joseph (Plastische Chirurgie) und Karl-Ludolf Schäfer (Physiologisches Laboratorium der Klinik).

Mit Passow wurde eine ungewöhnlich weitsichtige und organisatorisch befähigte Persönlichkeit von großem Durchsetzungsvermögen berufen. Er stammte aus Magdeburg und hatte als Zögling der militärärztlichen Kaiser-Wilhelm-Akademie in Berlin studiert. Nach einem Truppenkommando in Meiningen wurde er 1892 an die Charité versetzt, bildetete sich dort internistisch und laryngologisch aus und wurde dann Schüler von Moritz Trautmann. 1896, schon ein Jahr nach seiner Habilitation, wurde er auf das otologische Extraordinariat in Heidelberg berufen. Nach dem Tode Trautmanns erhielt er den Ruf nach Berlin und
übernahm 1902 die Ohrenklinik in der Charité. 1907, nach dem Aus- 1907
scheiden Lucaes, erhielt er die ordentliche Professur und übernahm nun auch den otologischen Lehrstuhl, der bis dahin der Ziegelstraßen-Klinik zugeordnet war. (Über die weitere Verwendung der Ziegelstraßen-Klinik s. oben.) Passow, der bei Kaiser Wilhelm II eine chronische, nach Scharlach entstandene Otitis media zu behandeln hatte, starb 1926 in Holland beim Besuch des abgedankten Kaisers.

Die erst 1901, also unmittelbar vorher, eingeweihte Ohrenklinik genügte Passows Ansprüchen nicht. Es gelang ihm erstaunlicherweise, einen großzügig konzipierten Anbau an das gerade fertiggestellte Gebäude an der Luisenstraße zu erreichen. (Es wird vermutet, daß für die Baugenehmigung Passows Zugang zum Kaiser hilfreich war, man sagte „Passow hat das Ohr des Kaisers“.) Das neue Gebäude wurde 1912 bezugs- 1912
fertig. Es schließt sich im Stil dem Altbau so an, daß auf den ersten Blick die heterogene Herkunft nicht erkennbar ist.

In der nunmehr erheblich vergrößerten Ohrenklinik entwickelte sich ein reges wissenschaftliches Leben. In den Laboratorien und Funktionsräumen entstanden wichtige Arbeitsergebnisse. Der an der Klinik arbeitende Physiologe Karl-Ludolf Schäfer gründete ein akustisch-physiologisches Laboratorium, Wilhelm Lange entwickelte als ausgebildeter Pathologe die Felsenbeinhistologie, Bruno Oertel baute die noch neue Röntgendiagnostik aus, Jakob Katzenstein und Th. S. Flatau betreuten Ertaubte sowie Stimm- und Sprachkranke und Jaques Joseph erhielt von 1919–1921 die Möglichkeit, plastische Operationen am Gesicht Kriegsverletzter vorzunehmen. Einer seiner Mitarbeiter, Hugo Ganzer, war auf diesem Gebiet noch nach dem 2. Weltkrieg an der Klinik konsiliarisch tätig.

Wichtige Forschungsergebnisse wurden veröffentlicht in der von Passow zusammen mit Schäfer gegründeten Zeitschrift „Passow-Schäfersche Beiträge zur Anatomie, Physiologie und Pathologie des Ohres, der Nase und des Halses". Mit diesem Publikationsorgan wurde Passows Bestreben deutlich, Otologie und Rhino-Laryngologie zum Gesamtfach zusammenzuführen. Anders als an fast allen deutschen Universitätskliniken gelang das in Berlin zu Passows Lebzeiten nicht wegen des Widerstandes Fränkels und später Killians. Passow konnte lediglich erreichen, daß seine Klinik in „Ohren-Nasen-Klinik" umbenannt wurde.

Passow war nicht nur ein rastloser Initiator der wissenschaftlichen Aktivitäten an seiner Klinik, die in zahlreichen Einzelveröffentlichungen ihren Niederschlag fand. Neben der mit Schäfer herausgegebenen Zeitschrift wurde lange Jahre hindurch in Berlin durch Schäfer das HNO-Zentralblatt redigiert. Passow selbst veröffentlichte viel, zumeist Arbeiten otochirurgischen Inhalts, darunter auch Handbuchbeiträge. Von ihm stammt auch der Gedanke, bei der otosklerotischen Stapesankylose die Labyrinthwand zu öffnen, wie dies später unter besseren Bedingungen mit der Fensterungsoperation verwirklicht werden konnte. Es erschien von ihm eine Monographie über die Verletzungen des Gehörorgans und zusammen mit Hans Claus eine damals viel benutzte Operationslehre. Ein Atlas mit farbigen Trommelfellbildern fand große Verbreitung.

Die Hals-Nasenklinik der Charité

1893 Die Klinik wurde 1893 unter Bernhard Fränkel begründet.

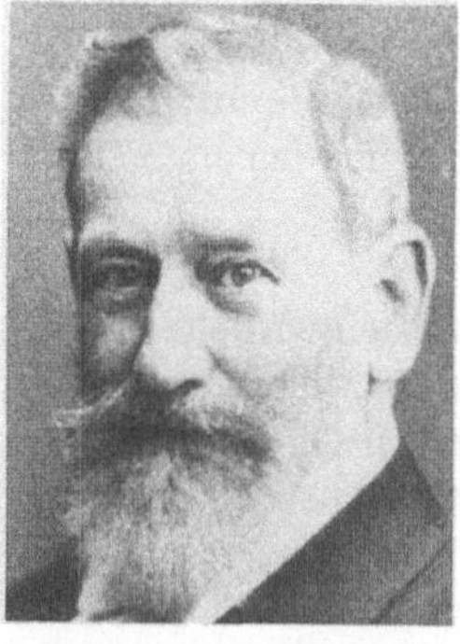

Bernhard Fränkel *(1836–1911)*
Amtszeit 1893–1911
1887 Habilitation in Berlin
1887 Gründung einer Poliklinik für Hals-Nasenkranke
1893 Leitung einer Hals-Nasenklinik in der Charité
1911 emeritiert und in Berlin verstorben

Unter Fränkel habilitierte Mitarbeiter: Georg Finder (blieb als Oberarzt an der Klinik); Edmund Viktor Meyer (blieb als Titularprofessor mit der Klinik verbunden).

Fränkel stammte aus Elberfeld. Er wurde in Berlin nach Tätigkeit bei Johannes Müller und Rudolf Virchow Leiter einer internistischen Abteilung des Augusta-Hospitals. Dort widmete er sich vorwiegend der Tuberkulosebehandlung, fand dann aber den Schwerpunkt seiner Arbeit in

der Rhino-Laryngologie. Mit einem Lehrauftrag der Universität richtete er in einem Mietshaus eine laryngologische Poliklinik ein. 1893 endlich konnte eine erste Klinik für Hals-Nasenkranke in der Charité bezogen werden. Vermutlich war für die Festigung der Stellung der Laryngologie in Berlin der Umstand förderlich, daß sich nicht lange vorher die Tragödie der Kehlkopfkrebs-Erkrankung Kaiser Friedrichs abgespielt hatte. 1901 erhielt dann die Klinik ihren Platz zusammen mit der Ohrenklinik **1901**
unter Trautmann in dem Neubau an der Luisenstraße (siehe oben).

Fränkel, der sich Verdienste um die Tuberkulosefürsorge erworben hatte – er war ein maßgebender Förderer des Heilstättenwesens – hat viel zur Entwicklung der noch jungen Rhino-Laryngologie beigetragen. Von ihm stammt eine zusammenfassende Darstellung der Nasenkrankheiten, womit dazu beigetragen wurde, die Rhinologie mit der Laryngologie zu verbinden. Er beschrieb ferner die Zusammenhänge zwischen Nasen-Nebenhöhlen-Erkrankungen und internen Leiden. Weitere Veröffentlichungen galten der Kehlkopftuberkulose. Auch gab er Ergänzungen zum Instrumentarium an. Er war Begründer des „Archiv für Laryngologie", das nach Fränkels Tod dann noch viele Jahre von dessen Mitarbeiter Georg Finder betreut wurde.

Nach Fränkels Ausscheiden wurde der damals wohl bekannteste Laryn- **1911**
gologe, Gustav Killian, Freiburg, nach Berlin berufen.

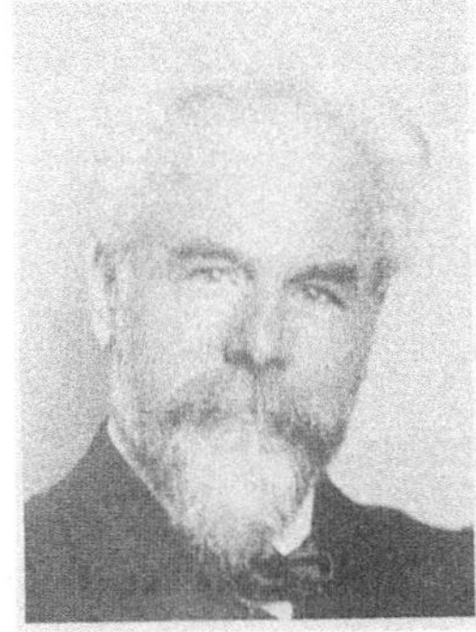

***Gustav Killian** (1860–1921)*
Amtszeit 1911–1921
1888 Habilitation in Freiburg und Berufung auf den Freiburger Lehrstuhl
1911 Berufung nach Berlin
1921 in Berlin verstorben

Unter Killian habilitierter Mitarbeiter in Berlin: Maximilian Weingärtner (Klinikleiter in der Ziegelstraße). Als weiterer Mitarbeiter ist Alfred Seiffert zu nennen (habilitiert nach Killians Tod, später Ordinarius in Kiel und dann Heidelberg).

Als bereits in Tübingen habilitierter Mitarbeiter kam Walther Albrecht hinzu.

Killian hat sein großes internationales Ansehen in Freiburg erworben. (Über seinen Werdegang und die Freiburger Tätigkeit: s. unter Freiburg.) In Berlin baute er seine in Freiburg geschaffenen diagnostischen und therapeutischen Verfahren weiter aus, darunter die Stirnhöhlenchirurgie und die Tracheobronchoskopie. Es entstand die Schwebelaryngoskopie mit der verbesserten Möglichkeit für endolaryngeale Eingriffe. Killians Mitarbeiter Seiffert entwickelte daraus die Stützlaryngoskopie.

Schon bald nach seinem Dienstantritt konnte er Hermann Gutzmann sen. mit dessen Poliklinik für Sprachgestörte an die Klinik angliedern und so das phoniatrische Sondergebiet nachhaltig fördern (s. unten).

Der 1. Weltkrieg und die Nachkriegswirren in Berlin behinderten Killians Wirken. Hinzu kam, daß er, der die Eigenständigkeit seines Faches entschieden vertrat, in einen Gegensatz zu seinem otologischen Kliniksnachbarn Adolf Passow geriet, der auf die Vereinigung der Fächer drängte. Das gespannte Verhältnis zwischen beiden war einem gedeihlichen Wirken nicht förderlich. Killian, der ein ernster Kandidat für den Nobelpreis gewesen sein soll, starb 1921 im Alter von 61 Jahren in Berlin an einem Magenkarzinom.

Die Universitäts-Hals-Nasen-Ohrenklinik der Charité (1922–1926: I. und II. Univ.-HNO-Klinik)

Die Vereinigung von Otologie und Rhino-Laryngologie an der Berliner
1922 Universität vollzog sich nach Killians Tod mit der Berufung Carl von Eickens.

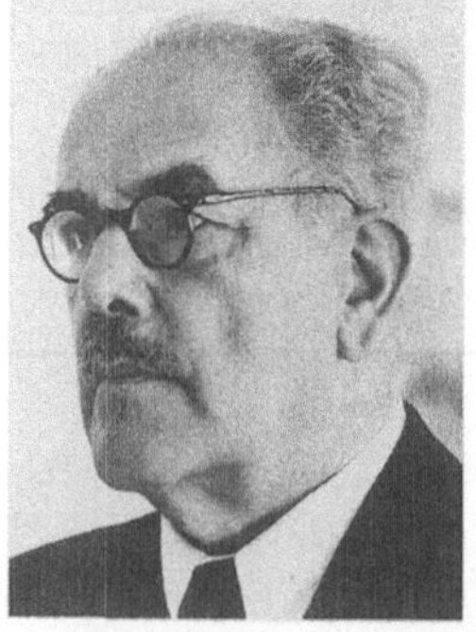

Carl Otto von Eicken (1873–1960)
Amtszeit 1922–1951
1903 Habilitation in Freiburg bei Killian
1910 Berufung nach Gießen
1920/21 Rektor der Universität Gießen
1922 Berufung nach Berlin
1951 Emeritierung
1960 in Heilbronn verstorben

Unter v. Eicken in Berlin habilitierte Schüler: Hermann Barth; Georg Claus (später Chefarzt am Virchow-Krankenhaus in Berlin); Hermann Gutzmann jr. (Phoniatrie, s.u.); Walter Hesse (später Ordinarius in Rostock); Walter Schütz; Alfred Schulz van Treeck (später Nachfolger als Ordinarius in Berlin); Alfred Seiffert (später Ordinarius in Kiel und danach in Heidelberg); Klaus Vogel (später Ordinarius in Kiel); Karl Wüst.

v. Eicken stammte aus Mühlheim/Ruhr. Er bildete sich zunächst chirurgisch aus bei V. Czerny in Heidelberg und wurde 1901 Assistent von Gustav Killian in Freiburg. Dort arbeitete er mit seinem Lehrer am Ausbau der Laryngo-Bronchoskopie sowie der Ösophagoskopie. Zwischenzeitig war er otologischer Mitarbeiter bei Werner Kümmel in Heidelberg und Friedrich Siebenmann in Basel. 1910 wurde er Ordinarius für das Gesamtfach in Gießen, erreichte dort einen Klinikneubau und nahm 1922 den Ruf nach Berlin an. In den Berufungsverhandlungen wurde festgelegt, daß er entsprechend seinem Werdegang eine Hals-Nasen-Ohrenklinik leiten, also das Gesamtfach vertreten werde. Ein gleiches wurde nun auch Passow bewilligt. Bis zu Passows Tod gab es somit eine I. Universitäts-HNO-Klinik unter Passow und eine II. unter v. Eicken. Schon bei Eickens Dienstantritt war seitens des Ministeriums gleichfalls bestimmt worden, daß bei Ausscheiden Passows dessen
Lehrstuhl nicht wieder besetzt werden solle. Als Passow dann 1926 starb, 1926
wurden beide Kliniken vereint.

v. Eicken schuf aus beiden Kliniken durch bauliche und organisatorische Maßnahmen eine funktionstüchtige Einheit. Die Gutzmannsche phoniatrische Abteilung wurde zwischenzeitlich von H. Zumsteg und später von H. Gutzmann jr. geleitet (s. unten). Aus der Katzensteinschen und Schäferschen Abteilung wurde ein modernes elektro-akustisches Laboratorium. Es entstand auch eine allergologische Abteilung. v. Eicken verstand es, die Mitarbeiter beider Kliniken zu einer homogenen Mannschaft zu verbinden. Hermann Beyer, der sich mit seinen Operationskursen („Meißelkursen") und einer Operationslehre als Otochirurg einen Namen gemacht hatte, wurde poliklinischer und Alfred Seiffert klinischer Oberarzt. Auf Seiffert folgten als Oberärzte Klaus Vogel und zuletzt Hermann Barth.

Der Höhepunkt dieser Entwicklung zu einer Klinik, die wie aus einem
Guß geschaffen schien, war 1936 der internationale HNO-Kongreß in 1936
Berlin. Viele Ärzte aus dem Ausland erlebten eindrucksvoll die Klinik und ihren Chef, der den Kongreß in mehreren Sprachen souverän leitete. v. Eicken, eine stattliche und beherrschende Gestalt, war nun weltbekannt. Er, der auch Hitler zu operieren hatte, war von den politischen Versuchungen seiner Zeit frei geblieben. Hitlers beträchtliches Honorar verwendete er für eine Stiftung zur Auszeichnung von wissenschaftlichen Arbeiten.

Dann kam der Krieg und mit ihm kamen empfindliche Einschränkungen der klinischen und wissenschaftlichen Arbeit. Die Bombenangriffe auf Berlin machten die Verlegung von Patienten an peripher gelegene Kliniken nötig. Ende 1943 wurde die Klinik von Bomben getroffen und weitgehend unbenutzbar. Allen Schwierigkeiten zum Trotz war der damals schon 72-Jährige weiterhin tätig. In Kellerräumen und im Operationsbunker der chirurgischen Klinik wurde ein Notbetrieb aufrecht erhalten, auch dann noch, als die Charité in die Kampfhandlungen einbezogen wurde. v. Eicken blieb auch nach Kriegsende im Amt. Der Wiederaufbau war in allen Einzelheiten festgelegt worden, als v. Eicken im Alter von 77 Jahren schließlich in den Ruhestand gehen konnte. Er hat die wiederhergestellte Klinik kurz vor seinem Tod 1960 noch einmal besucht anläßlich einer dort zu seinen Ehren veranstalteten Sitzung der Berliner Otolaryngologischen Gesellschaft.

1951 v. Eickens Nachfolger wurde 1951 sein Schüler Alfred Schulz van Treeck.

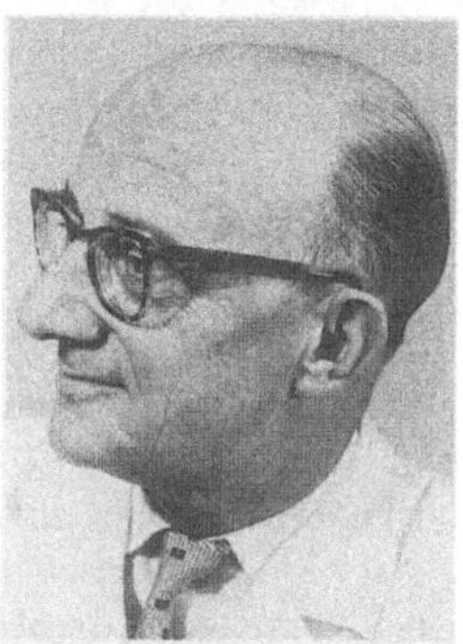

Alfred Schulz van Treeck (1903–1958)
Amtszeit 1951–1958
1944 Habilitation in Berlin bei C. v. Eicken
1951 Berufung auf den Lehrstuhl an der Charité
1958 in Berlin verstorben

Schulz van Treeck war Berliner. In der Notzeit nach dem ersten Weltkrieg mußte er sich sein Studium als Werkstudent verdienen. Er war zeichnerisch hochbegabt und arbeitete zunächst als technischer Zeichner, dann schließlich an der Ausstattung medizinischer Bücher. Es entstanden mit seinen Zeichnungen ausgestattete, farbige Atlanten der Pathologischen Anatomie (R. Rössle) und der Augenkrankheiten (R. Thiel), sowie dann ein prächtiger Atlas der HNO-Erkrankungen, herausgegeben von v. Eicken. Schulz van Treeck, der nun Assistent an der HNO-Klinik geworden war, wurde damit bekannt. Er bewies seine technischen Fähigkeiten mit der Konstruktion eines Nasen-Rachen-Endoskops und eines Otoskops. Von Mai 1945 bis zum Sommer 1946 war er Chefarzt im Westend-Krankenhaus, stand aber gleichzeitig seinem alten Lehrer in der Charité bei. Dort wurde er 1946 Oberarzt und später v. Eickens Nachfolger.

Schon bald nach seinem Amtsantritt geriet Schulz van Treeck in einen Konflikt mit den Ost-Berliner Behörden, die einige in West-Berlin wohnende Mitarbeiter – die Stadt war inzwischen geteilt – nicht mehr beschäftigen wollten. Er legte sein Amt für längere Zeit nieder, bis eine zufriedenstellende Regelung erreicht war.

In der Zwischenzeit wurde der Chefarzt der HNO-Klinik in Berlin-Buch, Ernst Müller, ein Schüler von Johannes Zange in Jena und später

Ordinarius in Kiel, mit der kommissarischen Leitung beauftragt. Auch er hat sich um den Wiederaufbau der Charité-HNO-Klinik verdient gemacht.

Schulz van Treeck, der als ein hervorragender Operateur galt, hat sich in den letzten Jahren seiner Amtszeit psychosomatische Vorstellungen von der Krebsentstehung zu eigen gemacht. Seine einschlägigen Publikationen fanden wenig Zustimmung. Der lebhafte, künstlerisch begabte Mann starb 1958 unerwartet, erst 54 Jahre alt.

Als Nachfolger wurde 1959 der Lehrstuhlinhaber an der Medizinischen Akademie in Erfurt, Konrad Fleischer, berufen. **1959**

***Konrad Fleischer** (* 1920)*
Amtszeit 1959–1961
1952 Habilitation in Leipzig bei W. Lange
1957 Berufung auf den Lehrstuhl in Erfurt
1959 Berufung nach Berlin
1961 Amtsaufgabe
(Weitere Daten zur Person und Foto, s. Gießen, S. 116)

Habilitierter Mitarbeiter: Ernst Lehnhardt (in Rostock habilitiert).

(Von 1958–1978 leitete H. Mennig, habilitiert in Jena bei J. Zange, eine von der Hals-Nasen-Ohrenklinik unabhängige „Klinik für Gesichts- und Halschirurgie" an der Charité.)

Fleischer, der nur 2½ Jahre die Klinik leitete, arbeitete und publizierte dort über histopathologische Themen (Otosklerose) und entwickelte osteoplastische Methoden der Stirnhöhlenchirurgie. Neben mehreren Buchbeiträgen („Almanache für ärztliche Fortbildung") entstand auch ein Handbuchartikel. An der Klinik konnten weitgehende Erneuerungen im Inneren erreicht werden. Mit seinem aus Rostock hinzugekommenen Mitarbeiter Lehnhardt wurde die audiologische Abteilung ausgebaut.

Als im Sommer 1961 die Grenzen nach Westberlin und Westdeutschland geschlossen wurden, befand sich Fleischer mit seiner Familie im Urlaub außerhalb der damaligen DDR. Er kehrte nicht zurück und blieb in Westdeutschland. **1961**

Die Leitung der Klinik wurde – zunächst kommissarisch – der Chefärztin der HNO-Klinik in der Ziegelstraße, Isolde Kaiser-Meinhardt übertragen. 2 Jahre später – sie hatte sich inzwischen habilitiert – wurde sie auf den Lehrstuhl berufen. **1963**

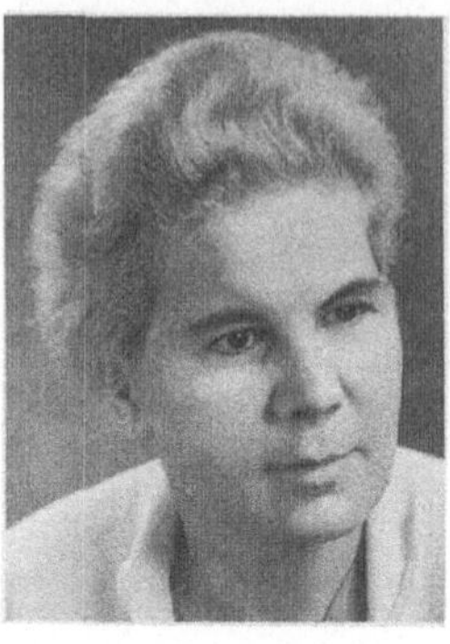

Isolde Kaiser-Meinhardt (1913)*
Amtszeit 1963–1974
1950 Chefärztin, HNO-Klinik Berlin-Ziegelstraße
1962 Habilitation in Berlin
1963 Berufung auf den Lehrstuhl an der Charité
1974 Ruhestand

Unter Frau Kaiser-Meinhardt habilitierte: Hans-Jürgen Gerhardt (später Nachfolger an der Charité); Horst Hohenwald; Werner Kup (später Chefarzt in Berlin-Buch).

Frau Kaiser-Meinhardt stammt aus Leipzig. Sie studierte in Greifswald Zahn- und Humanmedizin und erhielt ihre Fachausbildung an der Greifswalder Universitäts-HNO-Klinik unter Alexander Herrmann und Johannes Schubel. 1950 wurde sie mit dem Wiederaufbau der Berliner Klinik in der Ziegelstraße betraut (s. oben). Sie leitete diese Klinik, die später aufgelöst wurde, bis zur Amtsübernahme in der Charité.

1974 Ihr Nachfolger als Klinikleiter und Lehrstuhlinhaber an der Charité wurde nach ihrem Ausscheiden Hans-Jürgen Gerhardt.

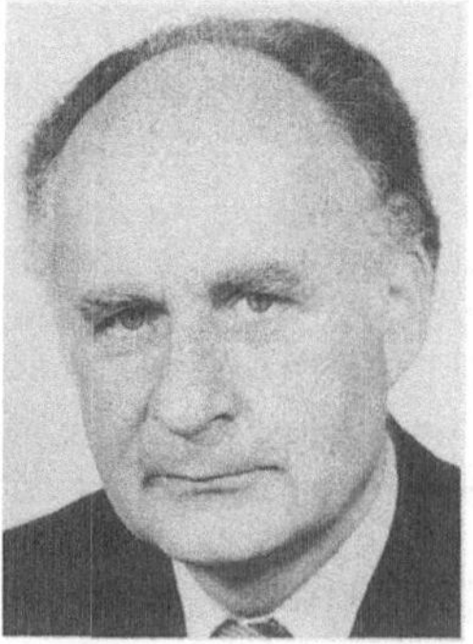

Hans-Jürgen Gerhardt (1928)*
Amtszeit ab 1974
1966 Habilitation in Berlin
1971 Berufung an die Charité als 2. Lehrstuhlinhaber
1974 alleiniger Lehrstuhlinhaber und Klinikdirektor

Unter Gerhardt habilitierte Schüler (bzw. Promot. B*): Hans Behrbohm (später Chefarzt in Berlin-Weißensee); Klaus Bergmann; Hartmut Berndt; Konrad Haake; Oliver Kaschke; Ingeborg Lammert; Günther Loewe (später Chefarzt in Berlin-Prenzlauer Berg); Erhard D. Meyer; Tadeus Nawka (Phoniatrie an der Klinik); Hans-Dittrich Otto (später

* Die in der DDR eingeführte „Promotion B" entsprach der herkömmlichen Habilitation.

Chefarzt in Berlin, im Friedrichshain); Joachim Ritter; Peter Schuchardt (verstorben); Wolfram Seidner (Phoniatrie an der Klinik); Ekkehard Stürzebecher (Audiologie an der Klinik; 1995 Ruf auf die audiologische Abteilung in Frankfurt/M.), Susanne Wittbrodt.

Als Habilitierte übernommen: Bernd Freigang (habilitiert in Magdeburg, später Lehrstuhl in Magdeburg), Jürgen Wendler (Phoniatrie, habilitiert in Halle).

Gerhardt stammt aus Gnesen. Er erhielt seine Fachausbildung im Berliner Krankenhaus im Friedrichshain und wurde dort Oberarzt. Wissenschaftliche Neigungen veranlaßten ihn 1960 zum Wechsel in die HNO-Klinik der Charité (damaliger Ordinarius: K. Fleischer). Dort habilitierte er sich 1966, wurde 1971 zusätzlicher Lehrstuhlinhaber und 1974 beim Ausscheiden von Frau Kaiser-Meinhardt deren Nachfolger.

Die Arbeitsbedingungen beim Amtsantritt waren schwierig. Angesichts der Abgrenzung der damaligen DDR gegen das westliche Ausland drohte die Gefahr der Isolierung und Provinzialisierung. Zusammen mit den Mitarbeitern gelang es, auf allen Gebieten des Faches den aktuellen Stand der Entwicklung zu halten und weitgefaßte internationale Verbindungen zu knüpfen. Erleichtert wurde das dadurch, daß seitens der Staatsorgane der DDR die Charité hinsichtlich ihrer Ausstattung als Spitzeninstitut eingestuft und gefördert wurde.

Klinische Schwerpunkte wurden die Mikrochirurgie der Schädelbasis (Hypophysentumoren, Akustikusneurinome, Glomustumoren u.a.), die chirurgische Rekonstruktion bei Ohrmißbildungen und die Behandlung der Larynx-Trachealstenosen. Unter situationsbedingten Erschwernissen konnte – anfangs mit eigenentwickelten Implantaten – das Cochlea-Implant-Verfahren frühzeitig eingeführt werden. Die audiologische Forschungstätigkeit stand unter der Leitung von Hartmut Berndt bei Mitarbeit von H. Wagner und E. Stürzebecher.

1982 wurde erstmals seit der Jahrhundertwende an der Charité wieder eine große Baumaßnahme durchgeführt. Es entstand ein 20-geschossiges Hochhaus. In ihm sind neben Hörsälen und Direktionsräumen im Sockelgeschoß die Operationssäle und die Bettenstationen für alle chirurgischen Fächer untergebracht (COZ: Chirurgisch orientiertes Zentrum), darunter auch die HNO-Klinik. Das Hochhaus befindet sich an der Luisenstraße nahe der bisher genutzten Klinik aus dem Jahre 1901/1912. Dieses letztere, traditionsreiche Gebäude wird nun als zentrale Poliklinik gebraucht und dient neben den poliklinischen HNO-Erfordernissen auch der HNO-Klinik mit Laboratorien für Forschungszwecke. Auch die Phoniatrie ist dort untergebracht.

1995 Am 1. 4. 1995 wurde das bisher zur Freien Universität Berlin gehörende Rudolf-Virchow-Krankenhaus (s. S. 39) der Humboldt-Universität zugeordnet.

1995 standen 74 Betten zur Verfügung, an der Klinik arbeiteten 20 Ärzte und 6 weitere akademisch ausgebildete Mitarbeiter.

Die Phoniatrie an der HNO-Klinik der Charité

Unabhängig von der vor dem ersten Weltkrieg eingerichteten phonetischen Ambulanz an der Passowschen Ohrenklinik unter Flatau und der Abteilung für Stimm- und Sprachstörungen unter Katzenstein wurde 1921 nach Killians Amtsantritt in der Hals-Nasenklinik eine Poliklinik für Stimm- und Sprachkranke eingerichtet. Ihr Leiter war

1921 **Hermann Gutzmann sen.** (1865–1922),
Habilitation 1905 in Berlin.

Er wurde als Sohn des später in Berlin tätigen Direktors einer Taubstummenschule, Albert Gutzmann, in Pommern geboren. Hermann Gutzmann sen. habilitierte sich 1905 in Berlin und hielt seine Antrittsvorlesung vor der Medizinischen Fakultät über „Sprachstörungen als Gegenstand des klinischen Unterrichts". Damit war die Begründung für eine neue akademische Lehrdisziplin in Berlin gegeben, die Stimm- und Sprachheilkunde. Es gelang ihm, unter Hinweis auf die soziale Bedeutung dieser Störungen bei den ministeriellen Behörden eine von ihm zunächst privat betriebene Ambulanz staatlicherseits anerkennen zu lassen und schließlich der Charité anzugliedern.

Gutzmann sen. ist mit einer Vielzahl wichtiger Einzelpublikationen und mehreren Monographien hervorgetreten, in denen alle Gebiete seines Faches bearbeitet wurden. Er trug überdies durch die Herausgabe einschlägiger Fachzeitschriften dazu bei, daß sich das junge Fach wissenschaftlich formierte und bekannt wurde. Hierfür arbeitete er auch eng mit anderen Berliner Spezialisten (Flatau, Wethlo) zusammen. Er ging von engen Beziehungen zur Laryngologie auf der Grundlage einer physiologischen Betrachtungsweise aus, ohne andere Nachbardisziplinen (Neurologie, Pädagogik) zu vernachlässigen.

1924 Nach seinem Tod und einer Übergangszeit, in der Harold Zumsteeg – nun unter Carl v. Eicken – die Abteilung führte, wurde 1924 der Sohn

Hermann Gutzmann jr. (1892–1972),
Habilitation 1932 unter C. v. Eicken,

mit der Leitung der Abteilung betraut, die als „Abteilung für Stimm- und Sprachstörungen mit Beratungsstelle für Ertaubte und Schwerhörige" bezeichnet wurde.

Durch das Wirken von Vater und Großvater geprägt, sah Hermann Gutzmann jr. ebenfalls in der Phoniatrie seine Lebensaufgabe. Nach dem Medizinstudium und nach Hospitationen bei den namhaftesten Vertretern des Faches konnte er eine große Wirksamkeit entfalten. Seine bekanntesten Mitarbeiter waren Th. S. Flatau und der Phonetiker Franz Wethlo.

Als nach dem 2. Weltkrieg die Arbeitsmöglichkeiten an der Charité für ihn, den in Westberlin Wohnenden, erschwert waren, richtete er eine zunächst private „Zentralstelle für Sprachgestörte" in Westberlin ein, die dann in die Freie Universität übernommen wurde. (Über die weitere Tätigkeit Gutzmanns: s. Seite 40.)

An der Charité übernahmen zunächst Mitarbeiter des Instituts für das Sonderschulwesen die Gutzmannsche Abteilung, die damit nun pädagogisch geführt und ausgerichtet war. Die Mitarbeiter der HNO-Klinik stellten die ärztliche Betreuung sicher.

1969

1969 konnte schließlich wieder eine ärztlich geleitete, zur Klinik gehörende phoniatrische Abteilung eingerichtet werden. Ihr Leiter wurde – später auf einer C-4-Professur –

Jürgen Wendler (* 1930),
Habilitation 1969 in Halle bei H. Jakobi.

Habilitierte Mitarbeiter: Wolfgang Seidner und Tadeus Nawka.

Wendler baute eine leistungsfähige, international bekannte Institution auf. Wissenschaftliche Schwerpunkte wurden Verfahren zur Stimmfunktionsdiagnostik und gesangswissenschaftliche Forschungen. Klinisch werden mikrochirurgische Methoden zur Stimmverbesserung (Phonochirurgie) eingesetzt. Es entstanden neben vielen Einzelpublikationen eine Monographie über die Sängerstimme und ein Lehrbuch der Phoniatrie. *(F)*

Literatur:

Brüggemann A (1960) Carl von Eicken zum Gedächtnis. Laryngol Rhinol 39:619

Fleischer K (1978) Die Hals-Nasen-Ohrenheilkunde an der Berliner Universität und der Charité, HNO (Info) 3:1

Gerhardt HJ, Persönliche Mitteilungen

Hünermann Th (1959) Zur Erinnerung an Adolf Passow, Laryngol Rhinol 38:655

Kindler W (1956) Die Geschichte der Oto-Rhino-Laryngologie in Berlin, Thieme, Stuttgart

Legler U (1957) In memoriam Alfred Schulz van Treeck, HNO (Berl.) 7:96

Nischwitz A (1989) Die Entwicklung der HNO-Klinik der Charité bis nach dem II. Weltkrieg. Diplomarbeit Med. Fakult. Humboldt-Univ. zu Berlin

Weingärtner M (1939) Die HNO-Heilkunde am Klinikum Ziegelstraße, Barth, Leipzig

Zange J (1961) Nachruf auf Carl von Eicken. Jahrbuch Dt. Akadem. d. Wissensch. zu Berlin 1960, Akademie, Berlin

Berlin

Freie Universität Berlin*

1. und 2. Klinik für Hals-Nasen-Ohrenkranke (später im Klinikum Steglitz und im Klinikum Rudolf Virchow)

Die Humboldt-Universität – bis 1945 „Friedrich-Wilhelms-Universität" und das zu ihr gehörende Klinikum Charité (weitere Einzelheiten hierzu siehe S. 13 ff.) lagen nach Enden des 2. Weltkriegs im Ostsektor von Berlin. Angesichts der zunehmenden politischen Spannungen zwischen dem Ost- und West-Sektor Berlins wurde schon sehr bald und immer drängender von Studenten und Professoren der Wunsch geäußert, im Westteil Berlins eine von politischen Zwängen und Schikanen freie Universität zu gründen. **vor 1949**

Die Eröffnung dieser Freien Universität (= FU) erfolgte im Dezember 1948. Damit mußten für deren neue Medizinische Fakultät kurzfristig und zunächst provisorisch neue Institute, Kliniken und zugehörige Lehrstühle geschaffen werden. Für die Aufnahme der klinischen Einrichtungen wurden das Westend-Krankenhaus des Stadt-Bezirks Charlottenburg sowie benachbarte medizinische Komplexe ausgewählt. **1948**

Bis 1949 war die Oto-Rhino-Laryngologie im Westend-Krankenhaus in Gestalt einer städtischen Krankenhaus-Abteilung repräsentiert. Dieses Krankenhaus Westend war durch Kriegseinwirkungen zu mehr als 50 Prozent zerstört worden. Nach Kriegsende wurde es notdürftig ausgebessert und schrittweise wieder aufgebaut, so daß auch eine HNO-Abteilung mit etwa 50 Betten und einer kleinen Haus-Ambulanz verfügbar waren. Mit dieser 1. Aufbauphase sind die Namen der HNO-Ärzte H. Clement, Th. Römer und H. J. Busse verbunden.

Als erster Fachvertreter der HNO-Heilkunde wurde 1949 Werner Kindler an die FU Berlin berufen. **1949**

Werner Kindler *(1895–1976)*
Amtszeit in Berlin: 1949–1954
1954 Ruf nach Heidelberg
(Weitere Angaben zu W. Kindler und Foto s. unter Heidelberg, S. 162)

* Zum aktuellen Stand (Ende 1995) siehe Seite 39.

Unter W. Kindler in Berlin habilitierte Schüler: Ulrich Legler (später Ordinarius der HNO-Klinik der Fakultät Mannheim-Heidelberg); Dietrich Pellnitz (später Chefarzt im Rudolf-Virchow-Krankenhaus in Berlin).

Werner Kindler übernahm die HNO-Abteilung im Krankenhaus Westend von deren kommissarischem Leiter Th. Römer. Bei Amtsantritt stand Kindler vor der schwierigen Aufgabe, in dem für eine Universitätsklinik eigentlich unzureichenden und nur als Provisorium zu betrachtenden vorgegebenen Rahmen (Räume, Personal-Ausstattung, Einrichtung) binnen kürzester Zeit ein ausreichendes praktisch-medizinisches Potential und ein komplettes Unterrichts-Angebot zu organisieren. Dies gelang dank der vorhandenen und neu hinzukommenden Mitarbeiter, unter denen Dietrich Pellnitz als „Mann der 1. Stunde" sich besonders verdient gemacht hat.

Die notwendigen Umbau- und Erweiterungsarbeiten unter W. Kindlers Initiative erstreckten sich über Jahre. Es entstanden eine kleine Poliklinik, eine erweiterte Operationsabteilung und einige Laborräume. Ab 1953 konnte - außer Hermann Gutzmann jr. (siehe unten) - auch Fritz Winckel, Dozent an der Technischen Universität Berlin, für Vorlesungen über Akustik, Audiologie und ähnliche Themen langfristig für die Mitarbeit an den Lehrveranstaltungen der Klinik gewonnen werden. Die Bettenzahl stieg bis 1954 auf 72 Betten.

1954 Kindler folgte 1954 einem Ruf auf den Lehrstuhl in Heidelberg. Während der Vakanz bis zum Amtsantritt des neuen Fachvertreters übernahm Dietrich Pellnitz, Oberarzt der Klinik, die kommissarische Klinikleitung.

1955 Nachfolger W. Kindlers wurde 1955 Rudolf Link, bis dahin Oberarzt an der Frankfurter Klinik.

***Rudolf Link** (1910–1988)*
Amtszeit in Berlin: 1955–1961
1943 Habilitation bei L. Kraus in Prag
1955 Ruf nach Berlin
1961 Ruf nach Hamburg
(Weitere Daten zu R. Link und Foto siehe unter Hamburg, S. 149)

Unter Link in Berlin habilitierte Schüler: Kurt Handl (später Bundeswehr); Klaus Wilhelm Hommerich (später C3-Professor und Leitender Oberarzt im Klinikum Steglitz). Weiterer habilitierter Mitarbeiter: Dietrich Pellnitz (s. oben).

Nach der ersten Aufbau-Phase der neu gegründeten Univ.-HNO-Klinik unter Kindler stellte die Tätigkeit Rudolf Links in Berlin eine Phase der Konsolidierung dar. Es begann die Planung für die Errichtung einer Kopfklinik (für HNO, Augen, Neurochirurgie und Röntgenologie) auf dem Gelände des Westend-Krankenhauses.

Die operative Palette der Klinik wurde unter R. Link erweitert, die endoskopischen Möglichkeiten - ein Spezialgebiet Links - wurden weiter ausgebaut. Daneben wurden die audiologische, neurootologische und phoniatrische Diagnostik apparativ und methodisch auf neuzeitlichen Standard gebracht und eine kompetente Hörmittel-Beratungsstelle in der Klinik etabliert.

Lange vor der bundesweiten offiziellen Einrichtung von „akademischen Lehr-Krankenhäusern" wurden angesichts einer chronischen Raumnot der Westend-Klinik von D. Pellnitz seit 1958 im Rudolf-Virchow-Krankenhaus Parallel-HNO-Untersuchungskurse für Studenten abgehalten.

Rudolf Links wissenschaftlicher Schwerpunkt während seiner Berliner Zeit lag auf otologischem Gebiet bei der Antrumpunktion und Diagnostik der Tubenfunktion sowie auf endoskopischem Gebiet bei der Methodik der Broncho-Ösophagoskopie.

Nachdem Link 1961 einem Ruf auf den Lehrstuhl in Hamburg gefolgt war, wurde dem Oberarzt Kurt Handl für den Rest des Jahres die kommissarische Leitung der Klinik übertragen. **1961**

Anfang 1962 übernahm Hans Heinz Naumann, bis dahin Oberarzt der Würzburger Klinik, die Leitung der HNO-Klinik der FU im Westend-Krankenhaus. **1962**

Hans Heinz Naumann *(* 1919)*
Amtszeit in Berlin: 1962–1970
1951 Habilitation bei Max Meyer in Würzburg
1961 Ruf nach Berlin
1969 Ruf nach München
(Weitere Angaben zu H. H. Naumann und Foto siehe München, S. 243)

Unter H. H. Naumann in Berlin habilitierte Schüler: Odo von Arentsschild (später C3-Professor und Leiter der Abteilung für Audiologie und für Phoniatrie am Klinikum Steglitz); Rudi Fischer (Physiker; später Leiter der elektroakustischen Forschungsabteilung der Klinik); Manfred Münzel (später Chefarzt in Hamburg-Harburg); Heinrich Wilhelm Naumann (später Oberarzt an der Münchner Klinik und dann Leitender Arzt an einer privaten Klinik in München).

Weitere habilitierte Mitarbeiter: Tibor Diamantstein (Diplomchemiker, habilitiert in Berlin; Leiter der biochemisch-immunologischen Forschungsabteilung der Klinik; später Direktor des Instituts für Immunologie am Klinikum Steglitz und Inhaber des Robert-Koch-Lehrstuhls an der Humboldt-Universität); Kurt Handl (siehe oben); Klaus Wilhelm Hommerich (siehe oben).
In enger Zusammenarbeit mit der Stamm-Klinik waren auch Hermann Gutzmann jr. und Anton Schilling (Phoniatrie) (siehe unten) sowie Fritz Winckel (Technische Universität Berlin; Elektro-Akustik, Fernmeldetechnik, Stimmphysiologie) als Habilitierte tätig.

Bei Amtsantritt von H. H. Naumann stand zwar fest, daß in absehbarer Zeit ein Klinikum in Steglitz (Baubeginn war 1959) die HNO-Klinik von Charlottenburg-Westend aufnehmen und außerdem im Bereich des Westend-Krankenhauses eine neue Kopfklinik für eine zusätzliche HNO-Klinik mit städtischem Zuschnitt entstehen würde. Dessen ungeachtet mußte jedoch für eine unbestimmte Zwischenzeit das bisherige Provisorium im Westend-Krankenhaus ausgebaut und an die aktuellen Anforderungen einer erweiterten Operations-Palette und neuer Forschungsaufgaben angepaßt werden. Innerhalb eines Jahres erfolgte ein Poliklinik-Neubau und eine komplette Renovierung und Umgestaltung des Operations- und des Pflegebereichs. Neu entstanden zudem ein audiologisches Zentrum, eine physiologische und eine biochemisch-immunologische Forschungsabteilung.

Zur wissenschaftlichen Arbeit H. H. Naumanns siehe S. 245. Seine klinischen Schwerpunkte waren die Tumor-Chirurgie und die Traumatologie im Fachgebiet, die Mikrochirurgie des Ohres und die Endoskopie im Kopf- und Hals-Bereich.

1967/68 1967 wurde durch den Berliner Senat festgelegt, daß neben dem künftigen neuen Universitäts-Klinikum in Steglitz auch die Universitäts-Kliniken im Westend-Krankenhaus als sog. Klinikum Charlottenburg weiterzuführen seien. Dementsprechend wurde nun auch ein weiterer Lehrstuhl für Hals-Nasen-Ohren-Heilkunde an der FU Berlin eingerichtet.

1969 Anfang 1969 wechselte die bisherige HNO-Klinik der FU im Westend (= 1. HNO-Klinik der FU) in das neu eröffnete Klinikum Steglitz der FU über. Im Westend-Krankenhaus übernahm gleichzeitig W. Schwab (siehe unten) die Leitung der nunmehr als 2. HNO-Klinik der FU bezeichnete Klinik. Letztere konnte 1969 in der neuen Kopfklinik im Westend-Areal an den Start gehen.

Seit 1969 bestanden in Berlin West nun zwei Klinika der Freien Universität: Das Klinikum Steglitz und das Klinikum Charlottenburg. Später wurden die Verhältnisse noch etwas komplizierter (siehe weiter unten).

Zum besseren Verständnis wird im folgenden

unter A) die weitere Entwicklung der 1. HNO-Klinik im Klinikum Steglitz,

unter B) die der 2. HNO-Klinik im Klinikum Charlottenburg und

unter C) die Situation der Univ.-HNO-Kliniken in Berlin nach der Wiedervereinigung Deutschlands und der Hauptstadt Berlin zum Zeitpunkt der Niederschrift dieser Übersicht (1995) dargestellt.

A. Die 1. HNO-Klinik der FU Berlin im Klinikum Steglitz

Während des 1. Arbeitsjahres in Steglitz erhielt H. H. Naumann 1969 einen Ruf auf den Lehrstuhl an der Universität München. Angesichts der sich in West-Berlin 1968/69 besonders deutlich abzeichnenden hochschulpolitischen Störungen und ihrer lähmenden Konsequenzen für die Effizienz der Klinikarbeit nahm H. H. Naumann trotz der brandneuen Klinik den Ruf nach München an. **1969**

Nach dem Weggang Naumanns 1970 war wegen der neuen Hochschulgesetzgebung und deren bereits eingetretenen bezw. absehbaren Folgen für lange Zeit kein geeigneter Amtsnachfolger zu finden. Für diese Zwischenphase übernahm deshalb der dienstälteste Oberarzt der Klinik, K. W. Hommerich (1919–1981), die kommissarische Leitung der neuen Klinik in Steglitz. Während dieser Interimszeit habilitierten sich Irene Flemming (später C3-Professorin) und Claus Frenz Clausen (später Leiter der Neurootologischen Abteilung an der Klinik in Würzburg). **1970–1973**

1973 nahm Dietmar Zühlke, bis dahin Oberarzt an der Klinik in Münster, den Ruf auf den schon über 2 Jahre vakanten Lehrstuhl an. **1973**

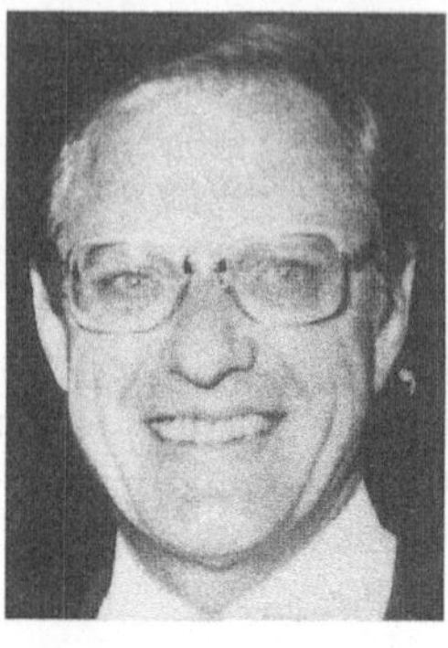

Dietmar Zühlke (1927)*
Amtszeit: 1973–1983
1963 Habilitation bei A. Herrmann in München
1973 Ruf nach Berlin-Steglitz
1983 Pensionierung krankheitshalber

Unter Zühlke habilitierte Schüler: Michael Handrock (später Chefarzt in Hamburg-Heidberg); Günther Mulch.

Weitere habilitierte Mitarbeiter: Odo von Arentsschild (siehe oben); Tibor Diamantstein (siehe oben); Rudi Fischer (siehe oben); Irene Flemming (siehe oben).

Dietmar Zühlke wurde in Stolp in Pommern geboren. Seine Lehrer im Fach waren Alexander Herrmann in München und Karl Mündnich in Münster.

Zühlkes klinische und wissenschaftliche Schwerpunkte lagen auf dem Gebiet der Ohr-Mißbildungen und der Einsatzmöglichkeiten von Kunststoffen im Fachgebiet.

1969 Im Zuge der hochschulpolitisch verfügten Umstrukturierung der Kliniken wurde der bisherige Leiter der audiologischen Abteilung der Klinik, O. von Arentsschild (siehe oben), unter Ernennung zum C3-Professor gleichzeitig Leiter der phoniatrischen Poliklinik und der Logopädenschule (siehe unten).

1983–1986 Nach der Pensionierung von Zühlke folgte wiederum für lange Zeit eine kommissarische Klinikleitung, diesmal durch den Oberarzt der Klinik, Michael Handrock. – In dieser Periode habilitierte sich Ronald Matthias.

1986 1986 übernahm Hans Scherer, bis dahin Oberarzt an der Klinik der Universität München, den Ruf auf den Lehrstuhl am Klinikum Steglitz an.

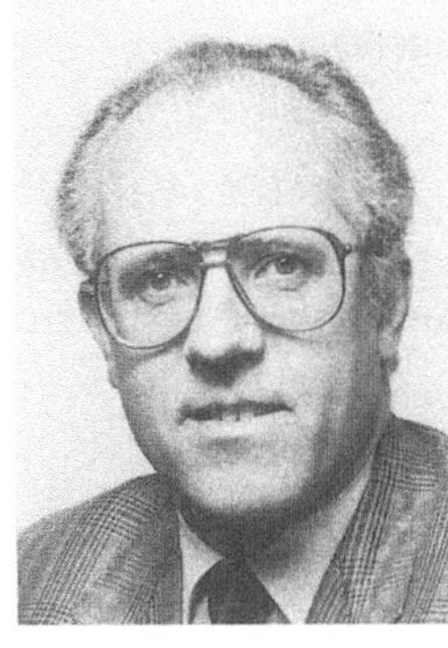

Hans Scherer (1942)*
Beginn der Amtszeit 1986
1976 Habilitation bei H. H. Naumann in München
1985 Ruf nach Berlin

Unter Scherer habilitierte Schüler: Alexander Berghaus (später Ordinarius in Halle/S.); Dr. Ing. Andrew H. Clarke (Leiter des Labors für experimentelle Neurootologie der Klinik); Peter Gundlach (später Chefarzt der HNO-Klinik am E. v. Bergmann-Klinikum Potsdam); Sergije Jovanovic. Weiterer habilitierter Mitarbeiter: Rudi Fischer (siehe oben).

Hans Scherer wurde in München geboren. Seine Ausbildung erhielt er bei G. Fröhlich an der HNO-Abteilung im Flugmedizinischen Institut der Luftwaffe in Fürstenfeldbruck und bei G. ten Bruggencate (Neurophysiologie) in München, die klinische Fachausbildung bei H. H. Naumann in München.

Scherer hat seit seinem Amtsantritt die Operations-Palette des Faches in der Klinik in Steglitz wieder ausgebaut. Seine persönlich bevorzugten operativen Gebiete sind die Otochirurgie, die Rhinochirurgie, die Chirurgie an der fachbezogenen Schädelbasis und die Laserchirurgie. Mit seinen Mitarbeitern entwickelte er Methoden zur Zertrümmerung von Speichelsteinen mit kurzgepulsten Lasern, zur berührungslosen Ohrchirurgie mit dem CO_2-Laser und zur endonasalen und transnasalen NdYag-Laserchirurgie. Ein besonderes Arbeitsgebiet von Scherer ist die Neuro-Otologie. Aus diesem Bereich stammen von ihm bisher 2 Monographien, ferner Beiträge für Hand- und Lehrbücher. Für Space-Lab-Missionen der NASA war er 1983 und 1985 einer der für die extraterrestrischen Experimente verantwortlichen Wissenschaftler. Seit 1992 werden unter seiner fachlich beratenden Mitwirkung Gleichgewichtsexperimente an Bord der russischen Raumstation MIR ausgearbeitet und von Mitarbeitern des Labors für experimentelle Gleichgewichtsforschung der Klinik durchgeführt.

Die HNO-Klinik im Klinikum Steglitz verfügt derzeit (1995) über 84 Betten und über 26 ärztliche oder sonstige akademische Mitarbeiter.

Im Rahmen der Neuordnung der Institutionen für die Hochschulmedi- **1994**
zin (siehe S. 39) erhielt das Klinikum Steglitz der FU Berlin den Namen „Klinikum Benjamin Franklin“.

B. Die 2. HNO-Klinik der FU Berlin im Klinikum Charlottenburg (später Rudolf-Virchow-Klinikum)

1969 Mit dem Auszug der 1. HNO-Klinik nach Steglitz übernahm Werner Schwab deren Baulichkeiten im Westend-Krankenhaus und begann mit der Inbetriebnahme der 2. HNO-Klinik der FU.

Werner Schwab (** 1922)*
Amtszeit in Berlin: 1968–1979
1954 Habilitation bei Kindler in Heidelberg
1968 Ruf nach Berlin (West)
1979 Ruf an die TU in München
(Weitere Angaben zur Person und Foto siehe unter München, S. 250)

Unter W. Schwab in Berlin „zum Professor ernannte" Mitarbeiter: Kristo Spassow-Betow; Nazir Ahmad Khan; Dieter Mrowinski (Dr. Ing., Leiter der Audiologie und des Forschungslabors für Sinnesdiagnostik).

Der Einzug in eine völlig neu ausgestattete Klinik schloß für Schwab die Chance ein, unabhängig von „Altlasten" nach eigenen Vorstellungen mit Personal und Einrichtung beginnen zu können. Durch die Inbetrieb-
1969 nahme dieser Kopfklinik 1969 konnten die räumlichen Voraussetzungen für Krankenversorgung, Operations-Abteilung, klinische und wissenschaftliche Labors im Bereich des Westend-Krankenhauses wesentlich verbessert werden. Die Bettenzahl wurde auf 110 erhöht.

Unter der Initiative von Schwab wurde in der Kopfklinik ein wissenschaftlich-technisches Labor für eine neu gegründete Arbeitsgruppe für experimentelle ORL eingerichtet, von welcher unter der Leitung von D. Mrowinski in den folgenden Jahren wichtige Ergebnisse zur objektiven Audiometrie und Olfaktometrie, zur Vestibulometrie und Rhinomanometrie sowie zur Pathophysiologie der Stimmstörungen veröffentlicht werden konnten.

Schwabs eigenes bevorzugtes Arbeitsgebiet in dieser Zeit war die klinische Onkologie des Fachgebietes, die Chemotherapie der entzündlichen und neoplastischen Erkrankungen, die Kooperation mit der Strahlentherapie sowie die Etablierung einer zentralen Tumor-Dokumentation. – Bezüglich der Publikationen siehe unter München – TU.

Einem Ruf auf den Lehrstuhl des Faches an der Technischen Universität
1980 München folgend, siedelte W. Schwab 1980 nach München über. Ihm folgte auf den 2. Lehrstuhl für HNO der FU Ernst Rudolf Kastenbauer, bis dahin Oberarzt an der Klinik der Universität München.

***Ernst Rudolf Kastenbauer** (* 1937)*
Amtszeit in Berlin: 1980–1986
1972 Habilitation bei H. H. Naumann in München
1979 Ruf nach Berlin
1986 Ruf nach München
(Weitere Einzelheiten zur Person und Foto siehe München, S. 246)

Unter Kastenbauer in Berlin habilitierte Schüler: Jobst von Scheel (später Chefarzt in Hamburg-Altona); Josef Thoma.

Weitere habilitierte bzw. entsprechend „ernannte" Mitarbeiter: Nazir Ahmad Khan (siehe oben); Dieter Mrowinski (Leiter der Audiologie und des Forschungslabors für Sinnesdiagnostik); Günter Mulch (nach Wechsel vom Klinikum Steglitz); Kristo Spassow-Betow (siehe oben).

E. R. Kastenbauer führte nach seinem Amtsantritt bauliche Verbesserungen vor allem im Operationstrakt durch. Die neurootologische Abteilung und ein biochemisches Forschungslabor wurden zeitgemäßen Standards entsprechend erweitert bezw. neu eingerichtet.

Schwerpunkte der klinischen und experimentellen Forschung waren in der Klinik zu dieser Zeit die Zytokeratinforschung, die Gustometrie, sowie die Einsatzmöglichkeiten des Argon- und CO_2-Lasers in der Mittelohr-Chirurgie. Spezielle Themen waren die Entwicklung der intraarteriellen regionalen Chemotherapie für Kopf- und Hals-Malignome sowie Einsatz und Ausbau der plastisch-wiederherstellenden Chirurgie im Fachgeibet, vor allem der mikrovaskulären Techniken für große Defekt-Deckungen.

1985 nahm E. R. Kastenbauer einen Ruf nach München als Nachfolger 1985
seines früheren Chefs Naumann an. Für die Zeit bis zum Amtsantritt eines neuen Klinikchefs führte der Oberarzt J. von Scheel kommissarisch für 2 Jahre die 2. HNO-Klinik der FU:

Die 2. HNO-Klinik der FU Berlin im Rudolf-Virchow-Klinikum

Den Ruf auf den Lehrstuhl an der 2. HNO-Klinik der FU (bisher im
Westend-Krankenhaus bezw. „Klinikum Charlottenburg") erhielt 1988 1988
Volker Jahnke, zu dieser Zeit Chefarzt der HNO-Klinik im Rudolf-Virchow-Krankenhaus Berlin-Wedding. Im Zuge einer Umstrukturierung der Universitäts-Klinika West-Berlins wurde das Klinikum Charlottenburg (früher Westend-Krankenhaus) mit dem Rudolf-Virchow-Krankenhaus (= RVK) zum „Universitäts-Klinikum Rudolf Virchow" (UKRV) vereinigt. Dadurch wurde die Leitung der HNO-Klinik im RVK und die im Klinikum Charlottenburg in Personalunion dem

bisherigen Chefarzt der HNO im RVK, Volker Jahnke, übertragen. Die 2. HNO-Klinik der FU setzte sich somit aus Teilen der HNO-Klinik im ehemaligen Westend-Krankenhaus und der im Rudolf-Virchow-Krankenhaus zusammen.

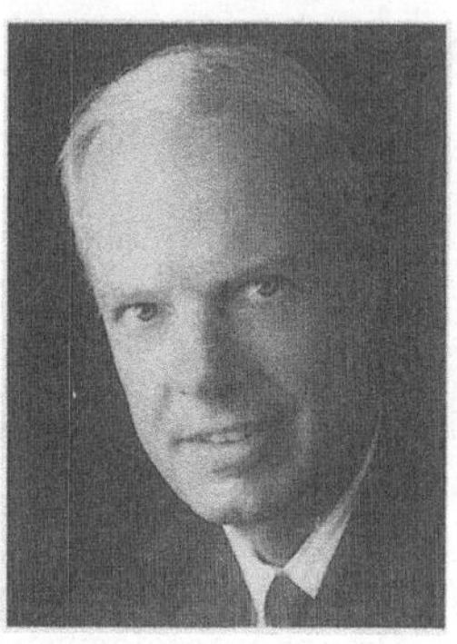

***Volker Jahnke** (* 1937)*
Beginn der Amtszeit in der 2. HNO-Klinik der FU: 1988
1970 Habilitation bei J. Berendes in Marburg
1973 Wechsel als Oberarzt an die Münchner Univ.-Klinik
1978 Chefarzt an der HNO-Klinik des Städt. Rudolf-Virchow-Krankenhauses in Berlin
1988 Ruf auf den 2. HNO-Lehrstuhl der FU Berlin
1995 Verlagerung dieses Lehrstuhls in die Charité

Unter V. Jahnke habilitierte Schüler: Berndt Mayer.

Weitere habilitierte Mitarbeiter: Harald Enzmann (habilitiert in Heidelberg); Dieter Mrowinski (siehe oben); Jobst von Scheel (siehe oben).

Volker Jahnke wurde in Stettin geboren. Seine Lehrer waren H. Selye (Experimentelle Medizin und Chirurgie) in Montreal, J. F. Daly in New York, Catherine Smith in St. Louis, Jan Wersäll in Stockholm sowie Julius Berendes in Marburg und H. H. Naumann in München.

Volker Jahnke hat – als Nachfolger von Dietrich Pellnitz – eine neu und hervorragend eingerichtete Klinik im RVK kurz vor deren Fertigstellung übernehmen können. Durch die Umorganisation im Bereich der
1988 Westberliner städtischen und universitären Kliniken um 1988 (siehe oben) und durch seine Berufung auf den Lehrstuhl der HNO-Klinik der FU blieb er Chefarzt am RVK und wurde gleichzeitig Ordinarius der 2. HNO-Klinik der FU im ehemaligen Westend-Krankenhaus, d.h. er hatte Leitung und Verantwortung für zwei räumlich weit auseinander liegende Fachkliniken („Standort Charlottenburg“ und „Standort Wedding“ des Univ.-Klinikums Rudolf Virchow).

Zu den wissenschaftlichen Arbeitsgebieten von V. Jahnke gehören elektronenmikroskopische Untersuchungen an der gesunden und kranken Nasenschleimhaut, im klinischen Bereich die Tumorchirurgie und plastische Chirurgie im Kopf- und Hals-Bereich sowie die Klinik der Schluckstörungen. Hierzu verfaßte er neben zahlreichen Einzelpublikationen auch Handbuch-Beiträge und Übersichts-Referate.

Ende 1993 änderte sich die Sachlage erneut insofern, als seitdem diese 2. HNO-Klinik der FU nur noch im „Standort Wedding (UKRV)" beheimatet war. 1993

Zur 2. HNO-Klinik gehörten bis 1995 68 Betten und 22 ärztliche oder sonstige akademische Mitarbeiter.

C. Die Entwicklung in Berlin ab 1995

Nach dem Berliner Neuordnungsgesetz für die Hochschulmedizin wurde mit Wirkung vom 1. 4. 1995 das bislang zur Freien Universität gehörende Universitätsklinikum Rudolf Virchow der Humboldt-Universität zugeordnet und umbenannt in „Virchow Klinikum, Medizinische Fakultät der Humboldt-Universität zu Berlin". 1995

Dabei war vorgesehen, daß bis Oktober 1995 die Leitung sowohl der bisherigen 2. HNO-Klinik der FU (siehe oben) als auch der durch die Berentung von H. J. Gerhardt frei werdenden HNO-Klinik der Charité (siehe S. 24 ff.) in den Händen von V. Jahnke vereinigt werden sollten.

Dies ist mit Wirkung vom 1. Oktober 1995 insoweit realisiert, als V. Jahnke die Leitung der HNO-Klinik in der Charité (mit 70 Betten sowie 27 Ärzten und sonstigen akademischen Mitarbeitern) übernommen hat. Zugleich hat er die Leitung der bisherigen HNO-Klinik im Virchow-Klinikum beibehalten, wobei diese Klinik zu einer HNO-Abteilung mit derzeit 68 Betten und 23 akademischen Mitarbeitern reduziert wurde. Weitere Änderungen bezüglich Bettenzahl und Zahl der Mitarbeiter sind zu erwarten, da vorgesehen ist, bis 1997 eine gemeinsame Fakultät aus Virchow-Klinikum und Klinikum Charité zu bilden und bis zum Jahre 2000 ein gemeinsames Klinikum zu formen. 1995

Das andere Berliner Klinikum ist damit das bisherige Klinikum Steglitz, das bereits den neuen Namen „Klinikum Benjamin Franklin" trägt. Diese Umbenennung soll erinnern an das Engagement der amerikanischen Benjamin-Franklin-Stiftung im Nachkriegs-Berlin, die den Klinik-Neubau der FU initiiert und durch eine Spende von 60 Millionen DM unterstützt hatte.

Die Phoniatrie an der Freien Universität seit 1949

Siehe zunächst unter Charité, Seite 26. Die politische Entwicklung in
Ost-Berlin bestimmte Hermann Gutzmann jr. 1949, mit eigenen Mitteln
eine „Zentralstelle für Sprachgestörte“ in Dahlem (Westberlin) einzurichten. 1950 wurde er an der FU in Westberlin umhabilitiert und 1951
übernahm der Bezirk Charlottenburg über sein Krankenhaus Westend
die Finanzierung der Zentralstelle unter Zuordnung an die Univ.-HNO-
1958 Klinik Westend der FU. 1958 wurde diese phoniatrische Poliklinik „Im
Dol“ von der Freien Universität übernommen.

Hermann Gutzmann jr. (1892–1972),
habilitiert 1932 bei Carl von Eicken in Berlin.

Seit 1950 bestand bereits ein enges Verhältnis zur HNO-Klinik im
Westend. 1960 wurde H. Gutzmann jr. pensioniert, er blieb aber beruf-
1962 lich aktiv und gründete 1962 in enger Fühlungnahme mit dem damaligen Direktor der HNO-Klinik im Westend und mit Hilfe des Westberliner Senats die erste Logopäden-Lehranstalt in Deutschland. Sie wurde
für die folgenden ähnlichen Institute in anderen Teilen Deutschlands
Vorbild. Hermann Gutzmann jr. leitete diese Lehranstalt bis 1970.
Das Hauptarbeitsgebiet von H. Gutzmann jr. in seiner Westberliner Periode waren neben der Logopäden-Ausbildung die Klinik der Sprachstörungen und die Technik der Ösophagus-Ersatzstimme bei Laryngektomierten.

Anton Schilling (1927–1966),
habilitiert 1963 bei J. Berendes in Marburg,

war von 1963 bis 1966 in Berlin als Leiter der Univ.-Poliklinik für Stimm- und Sprachkranke an der HNO-Klinik der FU tätig. Er ging 1966 nach Freiburg/Br., verstarb dort im gleichen Jahr.

Anton Schillings Hauptarbeitsgebiet war die Klinik des Stotterns und des Stammelns.

Nach dem Weggang von A. Schilling wurde K. W. Hommerich (siehe oben) vorübergehend mit der Leitung der Poliklinik für Stimm- und Sprachkranke im Dol betraut.

1969 wurde

Odo von Arentsschild (* 1921),
habilitiert 1968 bei H. H. Naumann in Berlin,

zum Leiter dieser Poliklinik im Verbund mit der Abteilung für Audiologie, die im Klinikum Steglitz eingerichtet worden war, bestellt (siehe unter Klinikum Steglitz). Seine Hauptarbeitsgebiete waren die Hörgeräte-Versorgung, die Begutachtung von Hörstörungen, die Sprachaudiometrie, die Rhinomanometrie sowie die Sprachentwicklungsstörungen. 1969

Nach der Pensionierung von v. Arentsschild 1985 wurde 1989 1989

Manfred Gross (* 1951),
habilitiert 1987 bei M. Heinemann in Mainz,

Leiter der Abteilung für Audiologie und Phoniatrie im Klinikum Steglitz und 1992 in loco auf einen neu eingerichteten Lehrstuhl für Phoniatrie und Pädaudiologie („Hör-, Sprech- und Stimmstörungen") berufen. 1992

Die Hauptarbeitsgebiete von Gross und der von ihm geleiteten Abteilung für Audiologie und Phoniatrie sind interdisziplinäre Forschungsprojekte zu den Schwerpunkten Früherkennung und -therapie kindlicher Hörstörungen, objektive Diagnostik von Stimmstörungen und vergleichende Untersuchungen ärztlicher und sonstiger Verfahren zur Behandlung von Stimm- und Sprachstörungen.

Angegliedert an diese Abteilung ist die 1962 von Gutzmann jr. gegründete (siehe oben) staatliche Lehranstalt für Logopäden, deren Leiter M. Gross ist. – Diese Abteilung hat 12 ärztliche oder sonstige akademische Mitarbeiter.

Seit 1993 sind auch das Deutsche Zentralregister für kindliche Hörstörungen und seit 1994 das Deutsche Tonarchiv für Stimm- und Sprachstörungen in dieser Abteilung eingerichtet. 1993

(N)

Literatur:

Arentsschild, O v (1972) In memoriam Hermann Gutzmann. Laryng Rhinol Otol 51:803

Berendes J (1967) In memoriam Anton Schilling. HNO 15:64

Berghaus, J, Persönliche Mitteilungen

Eicken C v (1951) Der Werdegang der Oto-Rhino-Laryngologie. Sitzungsbericht D, Akad Wissensch

Gross M (1994) 30 Jahre Logopädie in Deutschland. rgv, Berlin

Gross M, Persönliche Mitteilungen

Jahnke V, Persönliche Mitteilungen

Kindler W, Krebs B und Homm G (1956) Die Geschichte der Oto-Rhino-Laryngologie in Berlin. G. Thieme, Stuttgart

Leicher H (1962) Zum 40. Todestag von Hermann Gutzmann sen. Laryng Rhinol Otol 41:733

Leicher H (1967) Hermann Gutzmann 75 Jahre alt. Laryng Rhinol Otol 46:153

Mayer B, Persönliche Mitteilungen

Richter Ch (1982) Von der HNO-Ambulanz im Städt. Krankenhaus Westend zur Univ.-HNO-Klinik im Klinikum Charlottenburg der FU Berlin. Inaug.-Dissertation FU Berlin

Scherer H, Persönliche Mitteilungen

Bochum

Ruhr-Universität Bochum

1962 wurde die Ruhr-Universität gegründet. Anstelle eines eigenen Klinikums wurden von der Medizinischen Fakultät leistungsfähige Kliniken in Bochum und Umgebung für den studentischen Unterricht in Anspruch genommen („Bochumer Modell", 1967). Die jeweiligen Klinikleiter übernahmen neben ihrer bisherigen Chefarzttätigkeit akademische Aufgaben (Unterricht und Forschung) und wurden als Lehrstuhlinhaber in die Universität aufgenommen. **1962**

Für das HNO-Fach wurden zwei HNO-Kliniken nunmehr Teile der
Ruhr-Universität: 1977 die HNO-Klinik am Prosper-Hospital, Reckling- **1977**
hausen und 1979 die HNO-Klinik am St.-Elisabeth-Hospital, Bochum. **1979**
Beide sind somit Teile der Ruhr-Universität.

Klinik für Hals-Nasen-Ohrenkrankheiten, Kopf- und Halschirurgie am Prosper-Hospital Recklinghausen

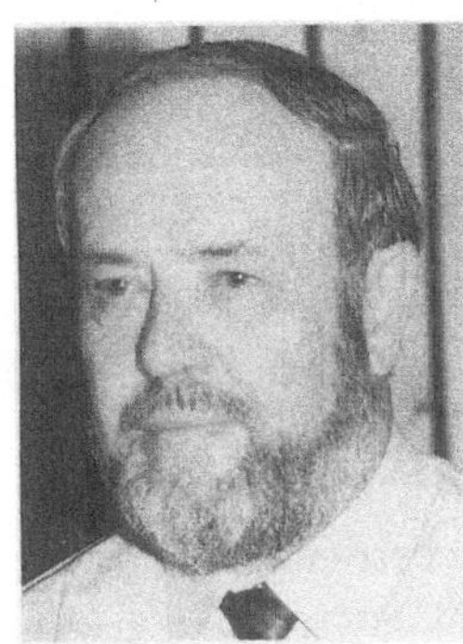

Peter Plath (1933)*
Amtszeit ab 1977
1969 Habilitation in Aachen bei H. Eickhoff
1975 Chefarzt in Recklinghausen
1977 Berufung an die Ruhruniversität

Habilitierter Schüler: Reinhard Matschke (später Chefarzt in Schwerin)

Plath wurde im Baltikum (Narwa/Estland) geboren. Nach dem Medizinstudium wurde er zunächst Assistent am Physiologischen Institut der Universität Münster unter E. Lerche. Dann ging er 1961 zur Fachausbildung zu A. Meyer zum Gottesberge nach Düsseldorf. 1966 wurde er

Oberarzt bei H. Eickhoff in Aachen. Nach dem plötzlichen Tod Eickhoffs wurde ihm 1972/73 die kommissarische Leitung der Klinik übertragen. 1975 übernahm er die Chefarztposition am Prosper-Hospital in Reck-
1977 linghausen und wurde 1977 Lehrstuhlinhaber an der Ruhruniversität.

Schwerpunkte der klinischen Arbeit sind neben der Mikrochirurgie des Ohres sowie der Laserchirurgie des Larynx die chronischen Erkrankungen der Nase und der Nebenhöhlen. Wie schon in Aachen bemüht er sich um die Lage der Kehlkopflosen. In seinen wissenschaftlichen Arbeiten beschäftigt er sich bevorzugt mit audiologischen Fragen, besonders der Pädaudiologie und den Lärmschäden. Daneben befaßt er sich mit den Problemen der Hörgeräteanpassung.

Die Klinik, seit 1980 in einem Neubau, hat 1995 60 Betten. An ihr arbeiten 10 Ärzte und sonstige akademische Mitarbeiter. Es besteht eine Abteilung für Audiologie.

Hals-Nasen- und Ohrenklinik am St.-Elisabeth-Hospital Bochum

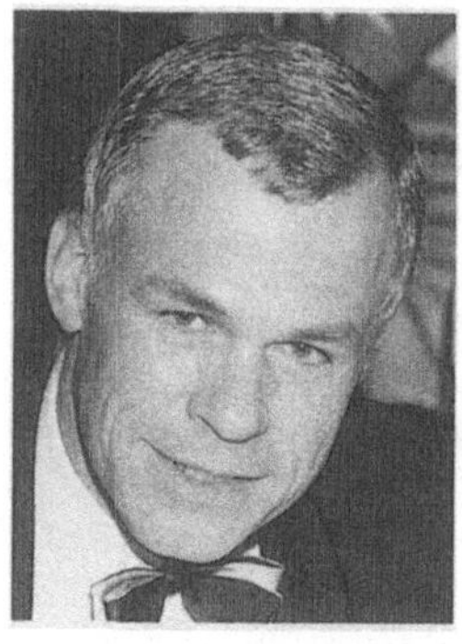

Henning Hildmann (1939)*
Amtszeit ab 1979
1975 Habilitation in Aachen bei G. Schlöndorff
1979 Berufung an die Ruhr-Universität

Hildmann wurde in Frankfurt/Main geboren. Er erhielt seine Fachausbildung bei Dietrich Plester in Tübingen, wechselte dann nach Kiel zu Ernst Müller, bis er schließlich als Oberarzt zu Georg Schlöndorff nach Aachen kam. Bei seiner Berufung an die Ruhr-Universität 1979 wurde eine HNO-Klinik am St.-Elisabeth-Hospital in Bochum gegründet, vorher gab es dort nur Belegbetten.

Die Ausbildung bei Dietrich Plester in Tübingen bestimmt Hildmanns bevorzugtes Arbeitsgebiet, die Mikrochirurgie des Ohres. Auch den Verfahren der endoskopischen Nebenhöhlenchirurgie gilt die besondere Hinwendung. Hildmann ist Mitautor einer Operationslehre des Ohres zusammen mit seinem Lehrer D. Plester und E. Steinbach.

Die Klinik hat 1995 70 Betten, an ihr sind 12 ärztliche Mitarbeiter beschäftigt.

(F)

Bonn

Rheinische Friedrich-Wilhelm-Universität Bonn

Klinik für Hals-, Nasen- und Ohrenkranke

Ein regelmäßiger rhino-laryngologischer Unterricht wurde 1875 durch den Internisten Carl Burger (1844–1902) und ein otologischer Unterricht durch den Ophthalmo-Otologen Heinrich Walb (1848–1931) begonnen. 1883 erfolgte die Gründung einer Poliklinik für Hals- und Nasenkranke (C. Burger) und 1877 die Eröffnung einer privaten Ohrenpoliklinik durch H. Walb, zunächst im alten Schloß. **vor 1900**

1885 wurde durch kaiserlichen Erlaß die erste Universitäts-Ohrenklinik unter H. Walb eröffnet.

Eine Universitäts-Poliklinik für „Ohren-, Hals- und Nasenheilkunde" (ohne Betten) konnte 1903 eröffnet werden. **1903**

Erster offizieller Fachvertreter für „Ohren-, Hals- und Nasenheilkunde" in Bonn wurde Heinrich Walb.

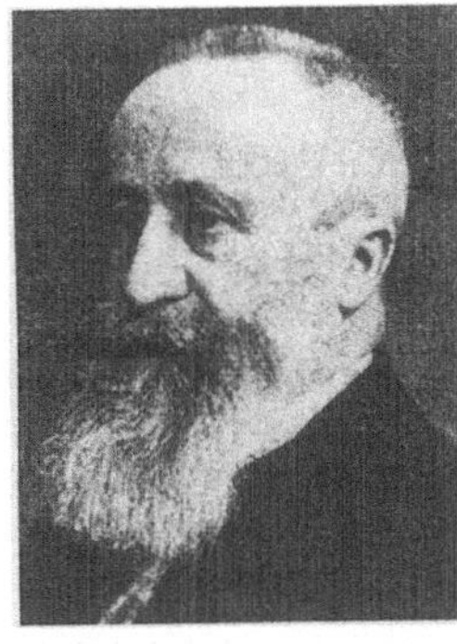

Heinrich Walb *(1848–1931)*
Amtszeit: 1884–1921
1875 Habilitation für Augenheilkunde und
1877 Habilitation für Ohrenheilkunde in Bonn
1903 Berufung auf den Bonner Lehrstuhl
1921 Emeritierung
1931 verstorben in Bonn

Habilitierter Schüler: Rudolf Eschweiler (später Chefarzt in Bonn).

Heinrich Walb stammte aus Friesdorf bei Bonn. Seine Fachausbildung als Ophthalmologe erhielt er bei Th. Saemisch in Bonn. Auf dem Gebiet der Otologie war er Autodidakt.

Walb finanzierte mit eigenen Mitteln den Umbau eines von der Universität angekauften Gebäudes zu einer Poliklinik, die für damalige Verhältnisse bereits eine beachtliche Raumausstattung aufwies. Die stationären Patienten mußten allerdings in auswärtigen Krankenhäusern untergebracht und versorgt werden.

Walb war ein außerordentlich erfolgreicher Arzt und ein Pionier seines Faches, Mitglied der Kölner Akademie für praktische Medizin und 1892 Mitbegründer der Deutschen Otologischen Gesellschaft.

Sein wissenschaftliches Werk umfaßte zahlreiche Arbeiten mit vorwiegend diagnostisch-klinischen Themen aus der Otologie.

1921/22 Im Sommersemester 1921 und im Winter-Semester 1921/22 führte der Privatdozent Walther Uffenorde aus Göttingen (siehe unter Göttingen, Seite 119) kommissarisch die Klinik.

1922 1922 nahm Wilhelm Lange, bis dahin Ordinarius in Göttingen, einen Ruf auf den Lehrstuhl in Bonn an.

***Wilhelm Lange** (1875–1954)*
Amtszeit in Bonn: 1922–1924
1909 Ruf nach Greifswald
1913 Ruf nach Göttingen
1922 Ruf nach Bonn
1924 Ruf nach Leipzig
(Weitere Lebensdaten und Foto siehe unter Leipzig, S. 200)

Habilitierter Schüler: Alois Esch (später umhabilitiert nach Leipzig).

Während seiner sehr kurzen Tätigkeit in Bonn gab Lange zusammen mit P. Manasse eine Monographie zur pathologischen Anatomie des Ohres heraus, das für lange Jahre ein Standardwerk blieb.

Nachdem W. Lange bereits 1924 seinem Ruf nach Leipzig folgte, übernahm Karl Grünberg, bis dahin Oberarzt bei Otto Körner in Rostock,
1925 1925 die Leitung der Bonner Klinik.

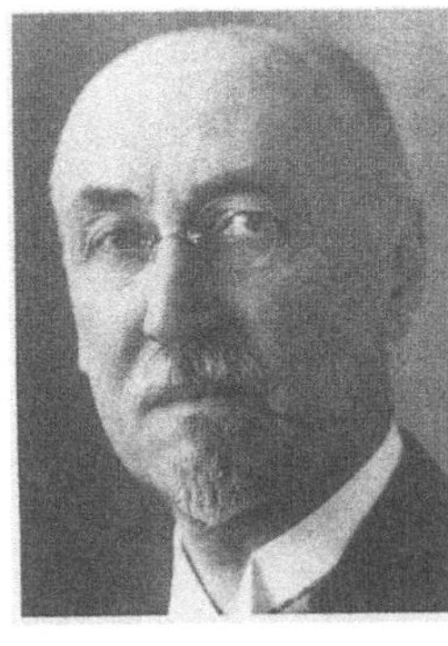

Karl Grünberg (1874–1932)
Amtszeit: 1925–1932
1908 Habilitation bei O. Körner in Rostock
1924 Ruf nach Bonn
1932 verstorben in Bonn

Unter Karl Grünberg habilitierte Schüler: Gerhard Theissing (später Chefarzt in Ludwigshafen und dann Ordinarius in Erlangen); Michael Thielemann (später Ordinarius in Bonn).

Grünberg wurde in Stralsund geboren. Bei Otto Körner in Rostock erhielt er seine Fachausbildung. Vor allem in seiner Rostocker Zeit hat er sich in zahlreichen Arbeiten mit der Erforschung der Histologie und Pathologie des menschlichen Ohres sowie mit der Physiologie des Hörvermögens der Fische und Amphibien und schließlich auch mit der Klinik der Tuberkulose befaßt.

1925 konnte Grünberg praktisch mit seinem Amtsantritt einen Neubau der Klinik eröffnen. Nur in den ersten Jahren in Bonn vermochte er – selbst schwer an Tuberkulose erkrankt – seine Aufgaben als Fachvertreter voll und unbehindert zu erfüllen. Nichtsdestoweniger leitete er nach besten Kräften die Klinik. Kollegen und Studenten brachten ihm uneingeschränkt Achtung und Vertrauen entgegen, so daß ihm die Fakultät für das Jahr 1930/31 – also noch kurz vor seinem Tode – das verantwortungsvolle Amt des Dekans übertrug. **1925**

Nach dem Tode K. Grünbergs 1932 übernahm bis 1934 M. Thielemann kommissarisch die Klinikleitung. (Einzelheiten zur Person siehe weiter unten.) **1932**

Zum neuen Fachvertreter in Bonn wurde 1934 Theodor Nühsmann, bis dahin Chefarzt in Dortmund, berufen. **1934**

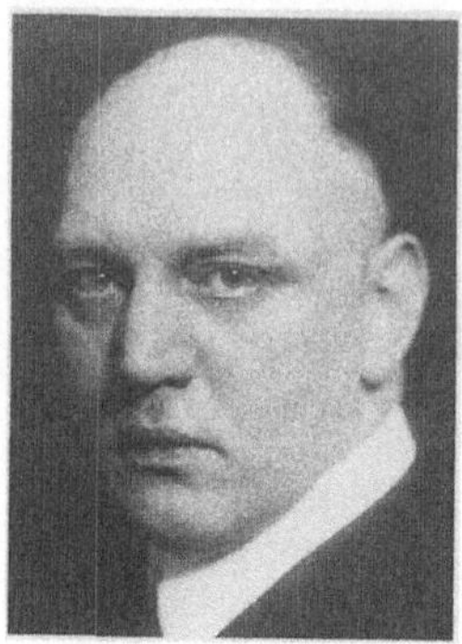

Theodor Alexander Nühsmann *(1885–1962)*
Amtszeit in Bonn: 1934–1941
1921 Habilitation bei A. Denker in Halle
1926–1934 Chefarzt in Dortmund
1934 Ruf nach Bonn
1941 Ruf nach Straßburg i.E.
1944 Vertreibung aus Straßburg und Gefangennahme durch die Alliierten
1946 Ablehnung eines Rufes nach Leipzig und eines weiteren nach Halle
1947 kommissarische Leitung der HNO-Klinik in Würzburg
1948–54 Fachpraxis in Dortmund
1954–62 Fachpraxis in Oberaudorf
1962 verstorben in Oberaudorf/Obb.

Unter Th. Nühsmann in Bonn habilitierte Schüler: Josef Scheideler (später Chefarzt in Solingen).

Theodor Nühsmann wurde in Celle geboren. Sein Lehrer im Fach wurde Alfred Denker in Halle, an dessen Klinik er 1913 über die militärärztliche Kaiser-Wilhelm-Akademie in Berlin gekommen war. Er arbeitete nach dem 1. Weltkrieg viele Jahre als Oberarzt bei Denker, übernahm 1926 die Chefarztposition in Dortmund und erhielt dort 1934 den Ruf nach Bonn.

Theodor Nühsmann war ein hervorragender Kliniker, ein sehr geschickter Operateur und vor allem ein leidenschaftlicher Arzt. Er wechselte 1942 von Bonn nach Straßburg, weil er dort die Gelegenheit erhielt, einen großen Klinikbau nach seinen Vorstellungen zu gestalten, von Grund auf neu einzurichten und zu einer hochmodernen Arbeitsstätte mit etwa 120 Betten zu entwickeln. Der Verlauf der Kriegshandlungen im 2. Weltkrieg führte jedoch schon nach wenigen Jahren nicht nur zum Verlust dieser Klinik, sondern durch Bombeneinwirkung auch zur Zerstörung seines gesamten Eigentums und zur Gefangennahme im Amt. Das wissenschaftliche Interesse Th. Nühsmanns bezog sich auf viele praktisch-klinische Fragen wie z.B. die Erkrankungen der Nase und ihrer Nebenhöhlen, die otogene Fazialislähmung und die Beziehungen zwischen abführenden Tränenwegen und Nase. Dazu kamen die oto- und rhinogenen eitrigen Komplikationen und die Labyrinthitis. Ergänzt wurden diese Einzelpublikationen durch einige Handbuch-Beiträge.

1942 Nach dem Weggang Th. Nühsmanns nach Straßburg folgte auf den Bonner Lehrstuhl 1942 Bernhard Langenbeck, bis dahin Oberarzt bei W. Lange in Leipzig.

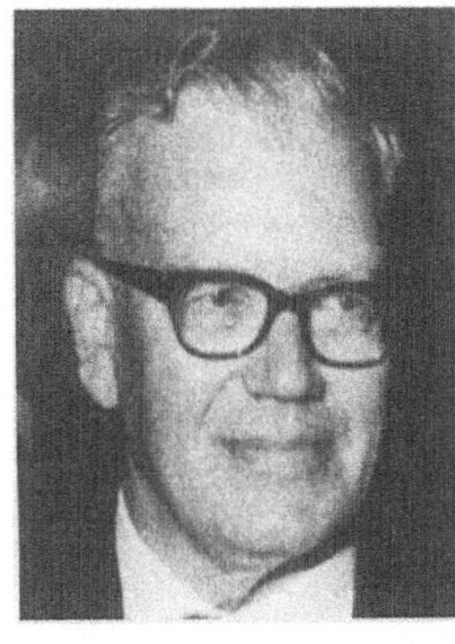

***Bernhard Langenbeck** (1895–1964)*
Amtszeit: 1942–1945 und 1959–1964
1924 Habilitation bei W. Lange in Leipzig
1942 Ruf nach Bonn
1946–1959 Praxistätigkeit
1959 2. Berufung nach Bonn
1963 Emeritierung
1964 verstorben in Bonn

Unter B. Langenbeck habilitierter Schüler: Helmut Decher (später Chefarzt am St.-Elisabeth-Krankenhaus in Köln).

B. Langenbeck wurde in Osterode im Harz geboren. Von der Ausbildung her zunächst Physiker und dann Physiologe (Gildemeister, Leipzig), fand er erst später zur Oto-Rhino-Larnygologie. Beruflich war er zunächst bei Siemens in Berlin mit der Entwicklung von elektrischen Hörgeräten beschäftigt. Seine eigentliche Fachausbildung erhielt er ab 1927 bei W. Lange in Leipzig.

Seinem Werdegang entsprechend interessierte er sich besonders für angewandte Akustik, Audiologie und das Hörgeräte-Wesen. In den 30er Jahren hatte er bei Siemens das erste Hörgerät auf der Grundlage der Mikrophon-Verstärkung entwickelt und auch bereits ein erstes Audiometer konstruiert.

Folgerichtig dehnte sich seine audiologische Kompetenz auch international immer weiter aus. Erinnert sei in diesem Zusammenhang nur an die Langenbeck'sche Geräuschaudiometrie.

Aus seiner Feder stammten neben vielen vorwiegend audiologischen Einzelpublikationen auch ein vielbeachtetes Kongreß-Referat und ein beliebtes Audiologie-Lehrbuch, das später von E. Lehnhardt fortgeführt wurde.

Während der ersten Amtszeit Langenbecks wurde die HNO-Klinik 1943 durch einen Bombenangriff zerstört und der Betrieb notdürftig an anderer Stelle aufrechterhalten. Auch dieser Ausweichbau fiel 1944 den Bomben zum Opfer. Ein weiteres, inzwischen wiederhergestelltes Krankenhausgebäude diente dann für die folgenden 5 Jahre als Ausweichquartier, das Schritt für Schritt wieder für Klinikzwecke nutzbar gemacht wurde. Langenbeck mußte aus politischen Gründen 1945 die Klinik verlassen. **1943**

1945 1945 wurde Michael Thielemann auf den Bonner Lehrstuhl berufen.

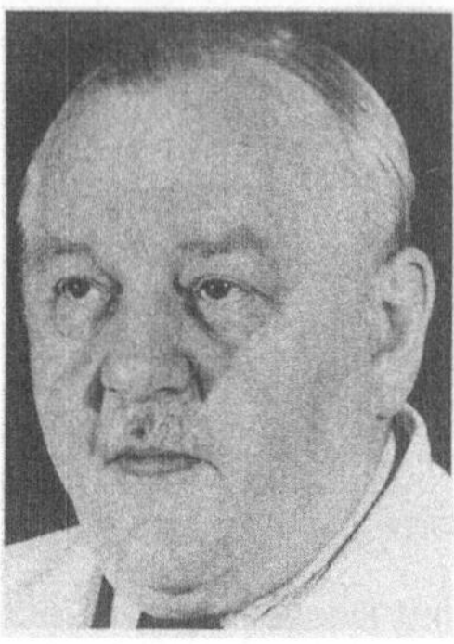

Michael Thielemann (1890–1963)
Amtszeit: 1945–1958
1928 Habilitation bei K. Grünberg in Bonn
1932–34 kommissarischer Leiter der Klinik in Bonn
1935 Chefarzt in Koblenz
1945 Ruf nach Bonn
1958 Emeritierung (mit eigener Amtsvertretung bis 1959)
1963 verstorben in Bonn

Unter Thielemann habilitierte Schüler: Rolf Maurer (später Chefarzt am Waldkrankenhaus Bonn-Bad Godesberg); Kurt Schubert (später Leiter einer Privatklinik in Bonn-Ippendorf).

Weiterer habilitierter Mitarbeiter: Siegfried Mehmke (habilitiert in Greifswald; umhabilitiert in Leipzig).

M. Thielemann, gebürtig in Stolp/Pommern, war zunächst als aktiver Sanitätsoffizier zur Fachausbildung an die Berliner Klinik unter Passow abkommandiert worden und wechselte 1924 von der Charité als Oberarzt an die Bonner Klinik, an der er sich habilitierte und die er nach dem Tode K. Grünbergs bis 1934 kommissarisch leitete. Seine wissenschaftlichen Arbeiten behandelten u.a. die toxischen Innenohrschädigungen und die Geburtsschäden des Ohres. Ein bevorzugtes Arbeitsgebiet war dann auch die Röntgentherapie im Fachbereich.

Die Kriegsschäden der Bonner Klinik konnte Thielemann so weit aus-
1950 bessern, daß 1950 der Betrieb mit 45 Betten an alter Stelle wieder aufgenommen werden konnte. Gleichzeitig wurden Planung und Ausführung einer neuen Klinik auf dem Venusberg in Angriff genommen, die bereits 1953 in Betrieb gehen konnte – ausgestattet mit den damals modernsten fachmedizinischen Möglichkeiten.

1959 Auf M. Thielemann folgte B. Langenbeck 1959 nach seiner politischen Rehabilitation zum zweiten Mal dem Ruf auf den Bonner Lehrstuhl. Lebensdaten, spezielle Arbeitsgebiete usw. von B. Langenbeck siehe oben.

Nach der Emeritierung Langenbecks erfolgte – auf ein kurzes Kommissariats-Interregnum unter dem Oberarzt der Klinik, Rolf Maurer – die Übernahme des Lehrstuhls durch Walter Becker, bis dahin Oberarzt bei H. Leicher in Mainz.

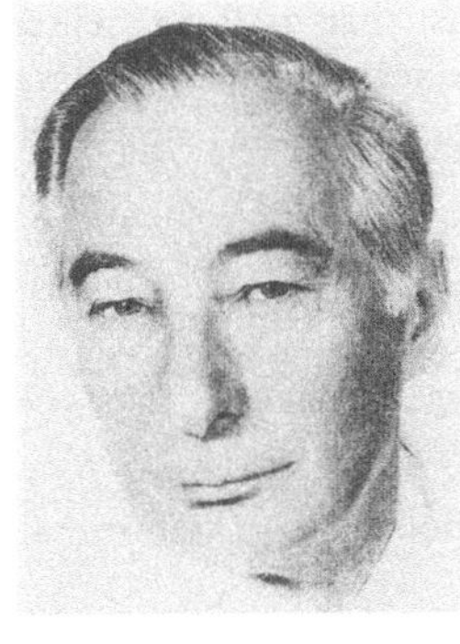

Walter Becker (1920–1990)
Amtszeit: 1964–1983
1955 Habilitation bei H. Leicher in Mainz
1964 Ruf nach Bonn
1983 Amtsniederlegung aus Gesundheitsgründen
1990 verstorben in Bonn

Unter Walter Becker habilitierte Schüler: Werner Gabriel (später Anästhesist am Klinikum Bonn); Ulrich Koch (später Ordinarius in Hamburg); Hans Joachim Opitz (Leiter der Audiologischen Abteilung der Klinik; ab 1984 in eigener Praxis); Hans Wilhelm Pau (später Ordinarius in Rostock); Georg Schlöndorff (später Ordinarius in Aachen); Claus D. Walter (später Chefarzt in Heiden/Schweiz); Hasso von Wedel (bis 1985 Leiter der Audiologischen Abteilung der Klinik in Bonn, dann in Köln).

Habilitierter Mitarbeiter: Claus Herberhold (habilitiert in Aachen; später Ordinarius in Hamburg und dann in Bonn).

W. Becker wurde in Giessen geboren. Bei R. Mittermaier in Marburg und bei H. Leicher in Mainz erhielt er seine fachliche Ausbildung.

Klinische und wissenschaftliche Schwerpunkte seiner Arbeit waren die Klinik der Tumoren im Halsbereich, die Erkrankungen der Speicheldrüsen, die Lymphversorgung der Halsregion und die Bearbeitung medicolegaler Fragestellungen. Unter seiner Leitung wurden in Bonn die hörverbessernden Operationen, das große Feld der Kopf- und Hals-Chirurgie, aber auch die neuen Tendenzen der Audiologie aufgenommen und weiterentwickelt.

Von W. Becker stammen Handbuchbeiträge und Kongreß-Referate. Zusammen mit R. A. Buckingham u.a. ist er der Autor des „Atlas der HNO-Heilkunde einschließlich Bronchien und Ösophagus" (2 Auflagen) und zusammen mit H. H. Naumann und C. R. Pfaltz Verfasser eines Lehrbuchs „Hals-Nasen-Ohrenheilkunde", das in mehreren Auflagen auch in englischer, französischer, italienischer, spanischer, chinesischer und japanischer Sprache erschienen ist. Er war Mitherausgeber und turnusmäßig Redakteur der Zeitschrift Laryngologie, Rhinologie und Otologie.

Eine besondere Liebe für zeitgenössische Kunst machte ihn zu einem kenntnisreichen und bekannten Sammler moderner Malerei, dessen musische Persönlichkeit durch sein Verständnis für Musik und Dichtung organisch abgerundet wurde.

1983 Die Interimszeit bis zur Neubesetzung des durch das Ausscheiden von W. Becker freigewordenen Lehrstuhls überbrückte als kommissarischer Leiter der Oberarzt U. Koch.

1985 1985 wurde Claus Herberhold, bis dahin Ordinarius in Hamburg, auf den vakanten Lehrstuhl in Bonn berufen.

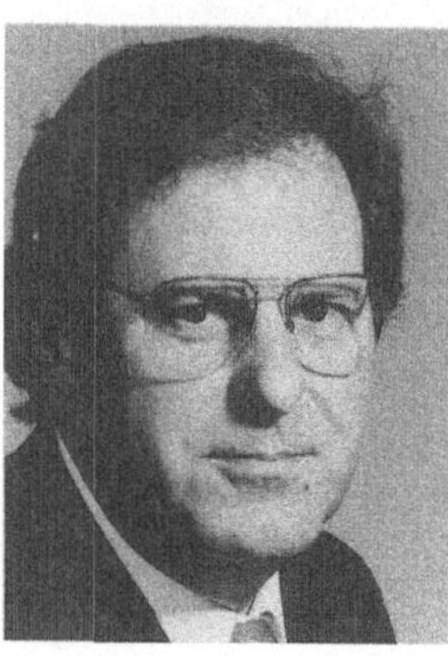

Claus Herberhold *(* 1938)*
Amtszeit in Bonn seit 1985
1972 Habilitation bei H. Eickhoff in Aachen
1973 Umhabilitation nach Bonn
1978 Ruf nach Hamburg
1985 Ruf nach Bonn
(Weitere Angaben zu C. Herberhold siehe Hamburg, S. 150)

Unter Herberhold in Bonn habilitierte Schüler: Roland Rödel; Eberhard K. Walther.

Weitere habilitierte Mitarbeiter: Axel Krisch (habilitiert in Magdeburg, dann in Erfurt tätig und umhabilitiert nach Bonn); Reinhard Quade (habilitiert in Jena).

Claus Herberhold wurde in Soest/Westfalen geboren. Er erhielt seine fachliche Ausbildung bei H. Eickhoff in Aachen, dann bei W. Becker in Bonn.

Klinische Arbeitsschwerpunkte Herberholds sind die Chirurgie der oberen Luft- und Speisewege, die Trachealtransplantation, die klinisch-chirurgische Onkologie und die elektrophysiologische Funktions-Diagnostik an den fachbezogenen Sinnesorganen und Hirnnerven.

Unter seiner Initiative konnte eine Grund-Instandsetzung weiter Bereiche der Klinik durchgeführt und die Einrichtung eines Anbaus für die gesamte Funktions-Diagnostik des Faches sowie der Bezug von 5 neuen Operationssälen und einer Intensiv-Einheit im neuen Funktionsbau des Gesamtklinikums Bonn realisiert werden. Als Stiftung wurde ein Institut für Hörforschung an der Klinik gegründet.

Bevorzugte Themen der wissenschaftlichen Arbeit Herberholds waren bislang die Pathophysiologie des zervikalen Lymphbahnensystems, die Riech- und Schmeckstörungen sowie die Physiologie und Pathophysiologie der Nasen-Nebenhöhlen. Zu diesen Themenkreisen liegen von ihm Monographien oder Kongreß-Referate bzw. Handbuch-Beiträge vor. Ein weiteres von ihm behandeltes Referatenthema ist die Transplantation von Larynx und Trachea beim Menschen. Herberhold ist Mitherausgeber und Kapitel-Autor der dreibändigen „Oto-Rhino-Laryngologie in Klinik und Praxis“ sowie der 2. Auflage des mehrbändigen Operationsmanuals „Kopf- und Hals-Chirurgie“.

Die Bettenzahl der Klinik beträgt 80 Betten, die Zahl der ärztlichen und sonstigen akademischen Mitarbeiter ist 21.

(N)

Literatur:

Herberhold C, Persönliche Mitteilungen
Koch U (1990) Nachruf für Walter Becker. HNO-Informationen 3:58
Maurer R (1964) In memoriam Bernhard Langenbeck. Laryng Rhinol Otol 43:325
Walther E und Herberhold C, Geschichten der HNO-Klinik der Rheinischen Friedrich-Wilhelms-Universität Bonn. Nicht veröffentlichtes Manuskript
Wullstein HL (1962) Theodor Nühsmann. Laryng Rhinol Otol 41:437

Breslau

Schlesische Friedrich-Wilhelms-Universität zu Breslau

Hals-Nasen-Ohrenklinik

Vor 1990 waren in Breslau als Hochschullehrer tätig: **Vor 1900**

Friedrich Voltolini (1819–1889). Er leitete seit 1860 eine private Poliklinik, in der sowohl Ohrenkranke als auch Nasen- und Kehlkopfkranke betreut wurden. 1860 habilitierte er sich an der Universität für Otologie und Laryngologie. Es war dies offenbar die erste Habilitation in Deutschland für beide Gebiete. Voltolini unterrichtete bis 1875.

Jakob Gottstein (1832–1895). Gottstein war einer der ersten Schüler Adam Politzers in Wien. 1868 kam er nach Breslau und war ebenfalls in einer privaten Poliklinik tätig. An der Universität habilitierte er sich 1872 für Oto-Rhino-Larnygologie. In seiner Poliklinik führte er Lehrveranstaltungen durch.

Adolf Barth (1852–1936). Barth war bereits seit 1890 Professor für Oto-Rhino-Larnygologie an der Universität Marburg. 1890 folgte er einem Ruf nach Breslau, wo er gleichfalls das Gesamtfach lehrte. Barth wurde mit der Leitung einer Universitäts-HNO-Poliklinik betraut, eine Klinik für stationäre Patienten war geplant. Barth nahm schon 1896 einen Ruf nach Leipzig an.

Nachfolger Barths wurde im gleichen Jahr Werner Kümmel.

***Werner Kümmel** (1866–1930)*
Amtszeit in Breslau 1896–1902
1895 habilitiert in Breslau bei v. Mikulicz
1896 Berufung in Breslau
1902 Berufung nach Heidelberg
(Weitere Lebensdaten und Foto siehe Heidelberg)

Habilitierter Schüler: Victor Hinsberg (später Nachfolger)

Kümmel stammte aus Hildesheim. Er erhielt eine otologische Ausbildung bei A. Kuhn in Straßburg. Dann ging er nach Breslau zu v. Miku- **1896** licz, um sich chirurgisch zu vervollkommnen. Zwischenzeitlich bildete sich Kümmel in Wien auf laryngologischem Gebiet weiter. Er habilitierte sich bei dem Chirurgen v. Mikulicz über otochirurgische Fragen und die Behandlung der Kehlkopfstenosen. 1896 wurde ihm die Leitung der HNO-Poliklinik übertragen. Kümmel publizierte in seiner Breslauer Zeit u.a. über otitische Komplikationen und die Behandlung der otogenen Sepsis.

1902 verließ er Breslau und ging nach Heidelberg. Sein Nachfolger wurde Victor Hinsberg.

***Victor Hinsberg** (1870–1933)*
Amtszeit 1903–1933
1901 Habilitation in Breslau bei W. Kümmel
1902 Umhabilitation nach Königsberg
1903 *1903 Berufung nach Breslau*
1933 in Breslau verstorben

Habilitationen während Hinsbergs Amtszeit: Georg Boenninghaus (1860–1945, Primärarzt am St. Georg-Krankenhaus Breslau und a.o. Professor an der Universität. Verfasser eines Lehrbuchs, 1921 Gründungspräsident der Gesellschaft Deutscher Hals-Nasen-Ohrenärzte auf der ersten Tagung in Nürnberg); W. Kleestadt (später Chefarzt in Magdeburg); Georg Jung (später Chefarzt in Hamburg-Barmbek).

Hinsberg, geboren in Barmen, hatte nach dem Medizinstudium, dem ein Studium an der Technischen Hochschule in München vorausgegangen war, sich in Zürich und Straßburg zunächst pathologisch-anatomisch und chirurgisch ausgebildet. Dann wurde er Assistent von Werner Kümmel in Breslau. Seine Habilitationsarbeit (1901) handelte von der Labyrintheiterung. Hinsberg ging 1902 im Einvernehmen mit seinem Chef zu Emil Berthold nach Königsberg und habilitierte sich um. Noch im gleichen Jahr jedoch erhielt er den Ruf nach Breslau als Extraordinarius und Nachfolger seines nach Heidelberg übersiedelten Lehrers Kümmel. Hinsberg war erst 33 Jahre alt. In 30 fruchtbaren Jahren erwarb er sich hohes Ansehen. Hinsberg hat viel veröffentlicht. Neben den Ergebnissen anatomischer und entwicklungsgeschichtlicher Studien stehen chirurgische Themen im Vordergrund, so Vorschläge zur Ozaenatherapie und zu Behandlungsverfahren der Labyrinthitis. Auch Handbuchbeiträge stammen von ihm.

1909 konnte eine neu erbaute Klinik für Ohren-Nasen- und Halskranke mit zunächst 24, später 80 Betten eingerichtet werden.

1934 Hinsberg starb 1933. Als Nachfolger wurde Reinhard Perwitzschky, Oberarzt bei Wilhelm Brünings in München, berufen.

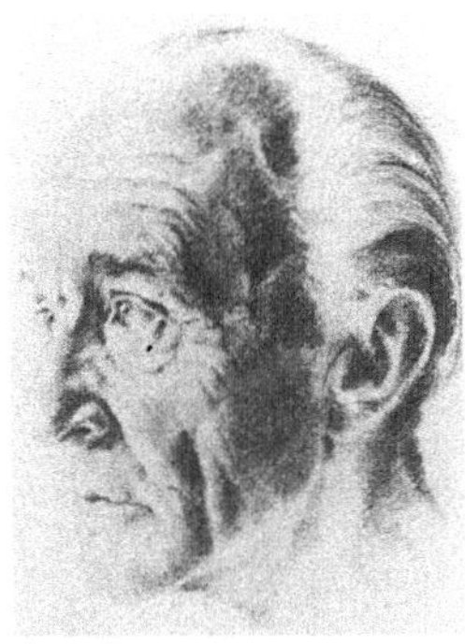

Reinhard Perwitzschky *(1896–1971)*
Amtszeit 1934–1945
1927 Habilitation bei W. Brünings in Jena
1934 Berufung nach Breslau
1945 Amtsverlust bei Kriegsende und Praxis in Prien
1971 in Prien verstorben

Habilitierter Schüler: K. W. Schneider.

Perwitzschky stammte aus Stargard in Pommern. Er wurde in Greifswald Schüler von Wilhelm Brünings. Mit ihm ging er 1926 als Oberarzt nach Jena, wo er sich 1927 habilitierte. Als Brünings dann 1930 nach München berufen wurde, ging er als Oberarzt ein Jahr vor seinem Chef nach München voraus und leitete die Münchner Klinik bis zum Eintreffen von Brünings kommissarisch. Vier Jahre später, 1934, erhielt er den Ruf nach Breslau und nahm an. Während des Krieges wurde Perwitzschky noch die Leitung eines großen Lazaretts für Gesichtsverletzte übertragen. Mit dem Ende des Krieges und dem Verlust Breslaus verlor Perwitzschky auch sein Amt. Er übersiedelte nach Prien am Chiemsee zur Tätigkeit in der Praxis. 1971 starb er dort.

Perwitzschky wurde schon früh bekannt durch seine Arbeiten über die Temperatur- und Feuchtigkeitsregelungen in den oberen Luftwegen. Später wandte er sich dann audiologischen Untersuchungen zu. Dabei beschäftigte ihn die Frage nach den Auswirkungen der einzelnen Schwerhörigkeitsformen. Seine zusammen mit seinem Lehrer Wilhelm Brünings geschaffenen Schallplatten, auf denen der Höreindruck durch Frequenzbeschneidungen der Sprachlaute deutlich gemacht war, wurden bekannte Unterrichtshilfen. Er unterschied die (Mittelohr)-Schwerhörigkeit von der (Innenohr)-Fehlhörigkeit. Auch befaßte er sich mit Fragen des Richtungshörens und Problemen der Hörgerätekonstruktion. Eine Frucht seiner großen Erfahrungen in der Kriegs-Traumatologie war eine Monographie über die Wiederherstellungschirurgie des Gesichts.

(F)

Literatur:

Altenburger E (1953) Ein Beitrag zur Geschichte der Medizinischen Fakultät zu Breslau, Dissertation Universität Tübingen

Becker W (1986) Zum Gedächtnis an Georg Boenninghaus, Breslau. HNO-Informationen I:21

Kressner A (1972) In Memoriam Professor Dr. Reinhard Perwitzschky. Z. Laryng Rhinol Otol 51:419

Wittmaack K (1934) Victor Hinsberg. Arch Ohr usw.-Heilk. 137:1

Danzig

Staatliche Akademie für Praktische Medizin Danzig

Hals-Nasen-Ohrenklinik

Danzig gehörte zur Zeit der Jahrhundertwende zum deutschen Reich. Nach dem ersten Weltkrieg wurden Stadt und Umland in einen unter den Schutz des Völkerbundes gestellten Freistaat umgewandelt. Für die Dauer des Krieges, 1939 bis 1945, erfolgte der Anschluß an Deutschland. Nach 1945 wurde der Freistaat dann polnisches Staatsgebiet.

1934 wurde neben einer schon seit 1904 bestehenden Technischen Universität eine Medizinische Akademie gegründet. Sie ging aus den städtischen Krankenanstalten hervor. Die Akademie war als deutschsprachige Institution eine im Reichsgebiet anerkannte Studieneinrichtung. **1934**

Leiter der HNO-Klinik an den städtischen Krankenanstalten war seit 1931 Herbert Schmidt. Nach Gründung der Akademie 1934 wurde ihm der HNO-Lehrstuhl übertragen.

Herbert Schmidt *(1892–1975)*
Amtszeit 1934–1945
1938 Habilitation in Breslau (?)
1945 bei Kriegsende Aufgabe der Klinikleitung
1945 bis 1957 Chefarzt im Allgemeinen Krankenhaus Hamburg-Altona
1975 in Hamburg verstorben

Schmidt, ein gebürtiger Leipziger, erhielt nach dem Medizinstudium und nach Teilnahme am ersten Weltkrieg in Jena bei R. Rössle eine Ausbildung als Pathologe. Er arbeitete dann von 1923 bis 1925 am gerichtsmedizinischen Institut der Universität Graz. 1925 wandte er sich der Hals-Nasen-Ohrenheilkunde zu und wurde in Graz Schüler von Johannes Zange.

Als Zange 1931 als Ordinarius nach Jena ging, folgte ihm Schmidt zunächst dorthin, übernahm aber alsbald die Leitung der städtischen HNO-Klinik in Danzig. 1934 wurde er an der neuen Medizinischen Akademie der HNO-Fachvertreter. Bei Kriegsende verlor er sein Amt. Er übersiedelte nach Hamburg und wurde dort Chefarzt.

Wissenschaftlich hat Schmidt in Graz unter Zange über pathologisch-anatomische Befunde bei den bakteriellen Komplikationen der HNO-Erkrankungen gearbeitet. Er berichtete unter anderem eingehend über die Stirnbeinosteomyelis, ihre Entstehung, das klinische Bild und die Therapie.

(F)

Literatur:

Becker W (1975) Nachruf. Geschäftsbericht d. Dt. HNO-Ges., 91

Dresden

Technische Universität Dresden
Universitäts-Klinikum „Carl Gustav Carus"
(Vormals: Medizinische Akademie „Carl Gustav Carus")

Klinik und Poliklinik für Hals-Nasen-Ohrenkrankheiten

Die Medizinische Akademie Dresden wurde 1954 gegründet. Sie ging hervor aus dem Krankenhaus Dresden-Johannstadt. Dort gab es zur Gründungszeit keine HNO-Klinik mehr. Eine HNO-Fachklinik mit langer Tradition bestand und besteht dagegen im Krankenhaus Dresden-Friedrichstadt (frühere Chefärzte waren u.a. Max Mann; Woldemar Tonndorf, später Ordinarius in Leipzig; Kurt Schröder, später Ordinarius in Erfurt). **1954**

Erster Inhaber des oto-rhino-laryngologischen Lehrstuhls an der neuen Akademie wurde 1956 Hans-Edgar Euler, zuletzt Oberarzt an der Univ.-HNO-Klinik in Erlangen. **1956**

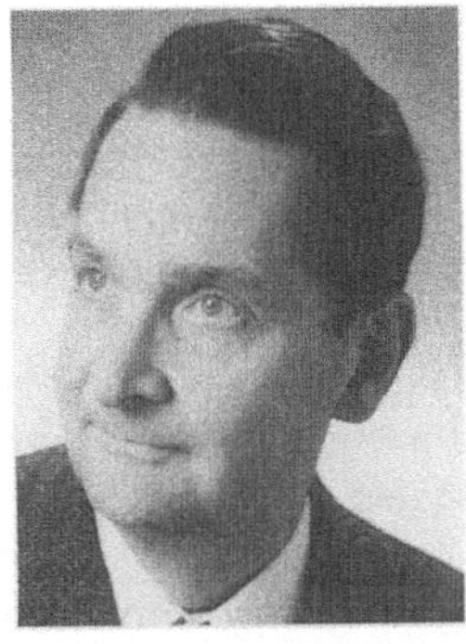

Hans-Edgar Euler (1910–1970)
Amtszeit 1956–1961
1949 Habilitation in Kiel bei K. Vogel
1954 Berufung nach Dresden
1961 Amtsaufgabe, dann Chefarzt in Heide (Holst.)
1970 verstorben in Heide

Euler, geboren in Berlin, war Schüler von Klaus Vogel in Kiel, wo er sich 1949 habilitierte. Er ging dann als Oberarzt zu Josef Beck nach Erlangen und folgte von dort dem Ruf nach Dresden. Als 1961 die damalige DDR gegen Westdeutschland abgeschlossen wurde, verzichtete Euler auf die Weiterführung seines Amtes und ging als Chefarzt nach Heide in Holstein. Dort starb er 1970.

Euler war schon während seiner Assistentenzeit in Kiel bekannt geworden durch preisgekrönte Arbeiten über die endoskopische transösophageale und transtracheale Punktion von Aorta und A. pulmonalis zur

Kontrastmittelinjektion zwecks röntgenologischer Gefäßdarstellung im Thorax.

In Dresden mußte 1956 „aus dem Nichts" – es gab keine unmittelbare Vorgängerinstitution – eine Klinik geschaffen werden, die universitären Ansprüchen gerecht werden konnte. Diese Aufgabe nahm Euler voll in Anspruch. Bei seinem Ausscheiden 5 Jahre später war die Klinik mit einer jungen, von ihm ausgebildeten Assistentenschaft funktionsfähig sowohl für den studentischen Unterricht wie auch für die Krankenversorgung.

1961 Nach dem Ausscheiden Eulers übernahm der Oberarzt der Halleschen Klinik, Fredo Günnel, die Klinikleitung.

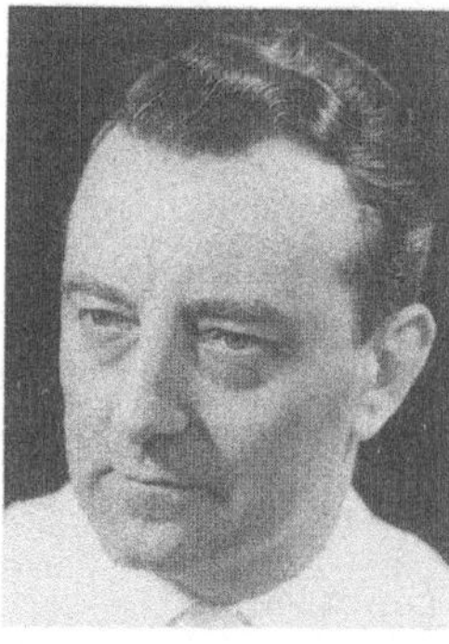

***Fredo Günnel** (1913–1977)*
Amtszeit 1961–1977
1957 Habilitation in Halle bei A. Eckert-Möbius
1961 Berufung nach Dresden
1977 in Dresden verstorben

Habilitationen (bzw. „Promotion B"): Wolfgang Baerthold; Michael Flach (später Chefarzt in Dresden-Friedrichstadt); Johann-Georg Heidelbach (Phoniatrie), Jürgen Knotze; Rudolf Preibisch-Effenberger (später Lehrstuhlinhaber in Magdeburg).

Günnel stammte aus Zwickau. Er kam erst spät nach Kriegsdienst und langer Gefangenschaft in Rußland zur gewünschten HNO-Fachausbildung. Diese konnte er als Schüler von Adolf Eckert-Möbius in Halle erhalten. Seine wissenschaftlichen Interessen galten den chronischen Mittelohrentzündungen im Zusammenhang mit der Pneumatisation im Schläfenbein sowie der chronischen Mastoiditis. Auch in Dresden bearbeitete er histologisch die chronische Otitis und publizierte einschlägige Mitteilungen. Mit seinen Mitarbeitern verfaßte er ein Lehrbuch für den studentischen Untersuchungskurs und zusammen mit J. Knothe eine Therapiefibel.

In Günnels Amtszeit entstand eine phoniatrische Abteilung, die von J. G. Heidelbach geleitet wurde.

Günnel erkrankte 1971 schwer und war dann nur noch beschränkt arbeitsfähig. Er konnte aber formal bis 1977 im Amt bleiben. In diesem Jahr starb er.

In den sechs Jahren von Günnels Erkrankung bis zum Dienstantritt eines Nachfolgers führte der Oberarzt Rudolf Preibisch-Effenberger die Klinik.

Nachfolger wurde der Magdeburger Oberarzt Lutz Keßler. 1977

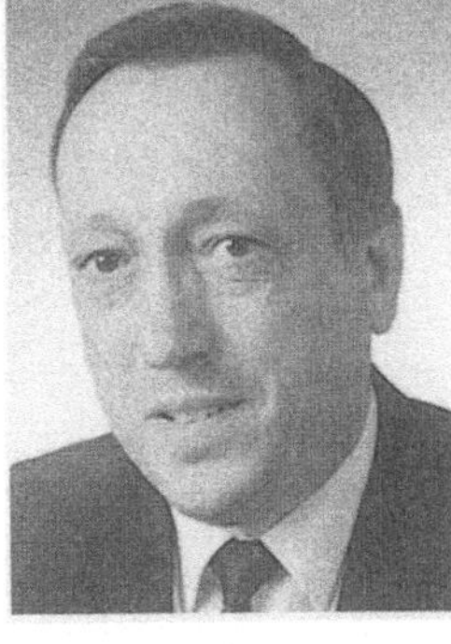

Lutz Keßler (1936)*
Amtszeit 1977–1993
1971 Habilitation in Magdeburg bei F. W. Oeken
1977 Berufung nach Dresden
1993 Amtsverlust
1995 Wiedereinstellung mit Sonderaufgaben im Klinikum

Habilitationen (bzw. „Promotion B"): Ingeborg Doberenz; Fritjof Fritsche; Dieter Futschik; Gerd Hofmann (Audiometrie); Eckart Klemm; Reiner Müller (später Phoniatrie a. d. Klinik); Axel-Steffen Nischwitz; Gerd Tymnik.

Übernommene habilitierte Mitarbeiter: W. Baerthold, J. Knothe, J. G. Heidelbach (s. oben).

Keßler, in Magdeburg geboren, wurde an der dortigen Akademie-HNO-Klinik Schüler von Wilhelm Küstner und Friedrich-Wilhelm Oeken. Er habilitierte sich in Magdeburg und arbeitete dort unter Kurt Fendel als Oberarzt.

Noch in Magdeburg hat er sich mit der radiologischen Speicheldrüsendiagnostik befaßt und einschlägige Ergebnisse mitgeteilt. Hierzu und zu späteren Schwerpunkten seiner Arbeit (Hereditäre Hörstörungen, Fehlbildungen im HNO-Bereich, Traumatologie des Gesichtsschädels und der Rhinobasis) entstanden Fachbücher, z.T. mit Co-Autoren. Damit und mit weiteren Buchveröffentlichungen mit Fortbildungscharakter wurde dem devisenbedingten Mangel an Fachliteratur in der DDR begegnet. Keßler hatte überdies die Redaktion der inzwischen eingestellten DDR-Fachzeitschrift „HNO-Praxis" übernommen.

1993 verlor Kessler sein Amt. Nach einem Arbeitsgerichtsverfahren wird Kessler 1995 wieder als Univ.-Professor eingestellt mit der Funktion des Leiters einer von der HNO-Klinik unabhängigen Fachpoliklinik.

1993 Nach einer Empfehlung des Wissenschaftsrates wurde 1993 die Medizinische Akademie aufgelöst. Das Klinikum wurde Teil einer neu konstituierten Medizinischen Fakultät an der Technischen Universität Dresden. Auf den HNO-Lehrstuhl wurde nun Karl-Bernd Hüttenbrink, bisher Oberarzt an der Universitäts-HNO-Klinik in Münster, berufen.

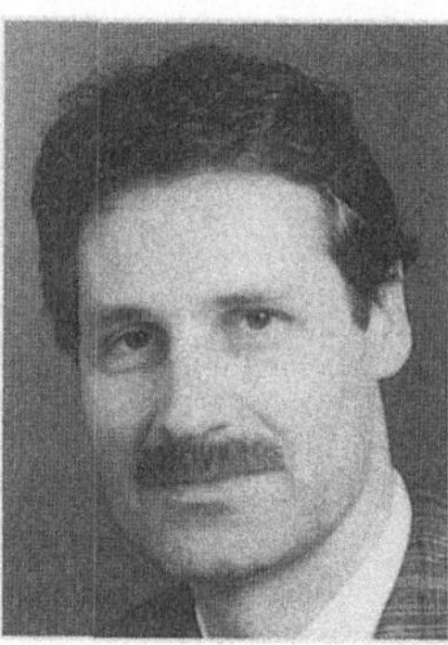

Karl-Bernd Hüttenbrink *(* 1952)*
Amtszeit ab 1993
1988 Habilitation in Münster bei H. Feldmann
1993 Berufung nach Dresden

Übernommene habilitierte Mitarbeiter: Wolfgang Baerthold; Jürgen Knothe; R. Müller (Phoniatrie); Gerd Tymnik.

Hüttenbrink stammt aus Essen. Er wurde Schüler von Harald Feldmann in Münster. Dort waren die Röntgenmikroskopie, die Erforschung der Mechanik der Gehörknöchelchen und die Funktion der Mittelohrmuskeln Schwerpunkte seiner wissenschaftlichen Arbeit. In Dresden arbeitet er weiter auf diesem Gebiet. Außerdem führt er Kliniker aus allen Bundesländern, die an olfaktologischen und gustologischen Fragen interessiert sind, zu einer Arbeitsgemeinschaft innerhalb der Deutschen HNO-Gesellschaft zusammen.

Ende 1995 betrug die Bettenzahl 72, an der Klinik waren 23 Ärzte und sonstige akademisch ausgebildete Mitarbeiter beschäftigt.

(F)

Literatur:

Hahn M (1980) Die Entwicklung der HNO-Heilkunde an der Medizin. Akademie Dresden. Diplom-Arbeit, Dresden

Düsseldorf

Heinrich Heine Universität Düsseldorf

Hals-, Nasen-, Ohren-Klinik

Um die Jahrhundertwende gab es in Düsseldorf noch keine Universität oder universitätsähnliche Institution.

Die neuen allgemeinen Krankenanstalten und die Akademie für prakti- **1907** sche Medizin wurden 1907 eröffnet. Erst nach dem Ende des 1. Weltkriegs jedoch konnte mit einem provisorischen klinischen Unterricht begonnen werden. Seit 1907 bestand eine HNO-Klinik als Teil der Städtischen Krankenanstalten. Ihre Hautaufgabe war die ambulante poliklinische Versorgung der einschlägigen Kranken dieser Städt. Krankenanstalten. Die Leitung der Städtischen HNO-Klinik übertrug man 1907 Peter Keimer (1847–1912), der gleichzeitig zum Dozenten und außerordentlichen Mitglied der Akademie für praktische Medizin ernannt wurde. 1908 wurde er Geheimer Sanitätsrat sowie Titularprofessor, im gleichen Jahr hat er jedoch auch um seine Entlassung aus dem städtischen Dienst gebeten.

Stabsarzt Bruno Oertel übernahm 1909 die Leitung der Klinik. Er wurde **1909** damit auch zum Dozenten ernannt.

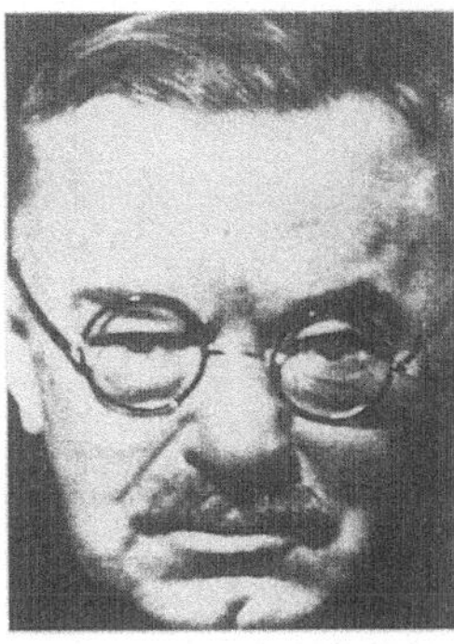

***Bruno Oertel** (1871–1938)*
Amtszeit: 1909–1938
1909 Ernennung zum Direktor der Düsseldorfer Klinik und gleichzeitig zum Dozenten durch das Kgl. Preußische Kriegsministerium
1910 Ernennung zum Ordentlichen Akademie-Mitglied und Professor
1923 Ordentliche Professur
1938 Entpflichtung
1938 verstorben in Düsseldorf

Unter B. Oertel habilitierte Schüler und/oder Mitarbeiter: Heinz Dahmann (später Leiter des Phoniatrischen Institutes der Düsseldorfer Klinik); Willi Gaus; Theodor Hünermann (später Chefarzt am Marienhospital in Düsseldorf).

Bruno Oertel wurde in Kreuzberg in Oberschlesien geboren. Seine Lehrer waren der Chirurg Heinrich Helferich in Kiel und Adolf Passow in Berlin. Oertel kam über seine Position als Militärarzt zur Ernennung als Direktor der Düsseldorfer Klinik. Oertel hat auch seine neuen zivilärztlichen Aufgaben – mit Ausnahme der Kriegsjahre 1914 bis 18 – erfolgreich wahrgenommen. 1919 bereits konnte in Düsseldorf der klinische Unterricht aufgenommen werden.

1922 Im Jahre 1922 wurde die Akademie für praktische Medizin in eine Medizinische Akademie überführt, der allerdings noch bis 1935 das Promotionsrecht fehlte. Erst ab 1962 konnte Vorklinik gelehrt und belegt werden.

1923 1923 wurde das durch den Neubau einer Medizinischen Klinik frei gewordene Gebäude für die HNO- und Augenklinik umgebaut und 1924 erweitert. In diesem Jahr konnte Oertel eine neue HNO-Klinik in Betrieb nehmen. In allen diesen ereignisvollen und schwierigen Jahren gelang es Oertel, schrittweise eine kompetente und angesehene Fachklinik auf- und auszubauen, die im klinischen Bereich den Vergleich mit den Universitätskliniken anderenorts nicht zu scheuen brauchte.

Die publizistische Tätigkeit von B. Oertel bezog sich vorwiegend auf Veröffentlichungen in Zeitschriften. Sie befaßten sich mit militärärztlichen und unterschiedlichen klinisch-praktischen Themen. In Zusammenarbeit mit einem Koautor (Franz) gab er einen Atlas der pathologischen Anatomie in typischen Röntgenbildern heraus. Beiträge aus seiner Feder finden sich auch in verschiedenen Handbüchern.

1939 Nach dem Ausscheiden Bruno Oertels wurde 1939 nach einer kurzen kommissarischen Leitung durch Willi Gaus, den Oberarzt der Klinik, Karl Amersbach mit der Führung der Klinik betraut.

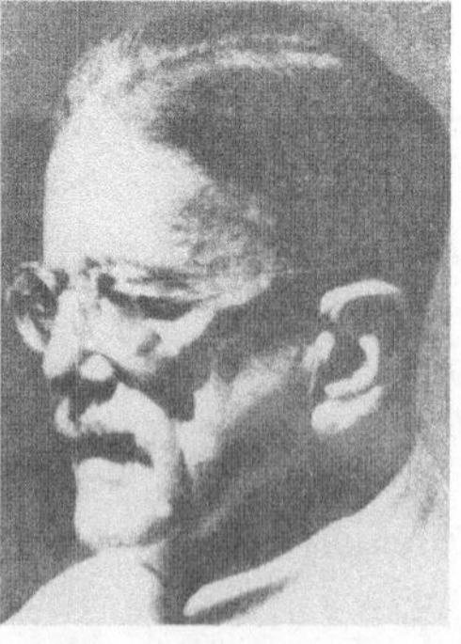

***Karl Amersbach** (1884–1952)*
Amtszeit: 1939–1952
1917 Habilitation bei Otto Kahler in Freiburg
1927 Ruf nach Prag
1939 Ruf nach Düsseldorf
1952 verstorben auf einer Reise in Barcelona

Unter Karl Amersbach in Düsseldorf habilitierte Schüler und/oder Mitarbeiter: Ernst Döhne (später Leiter der Phonatrischen Abteilung der

Düsseldorfer Klinik); Herbert Greven (später Chefarzt in Krefeld). Weiterer habilitierter Mitarbeiter: Karl Mündnich (unter Amersbach 1939 noch in Prag habilitiert; später in verschiedenen Oberarzt- und Chefarztpositionen (siehe unter Münster) und dann ab 1962 Ordinarius in Münster).

Amersbach kam aus Konstanz. Zu seinen akademischen Lehrern gehörten der Pathologe L. Aschoff und der Chirurg P. Kraske in Freiburg, dann der Chirurg E. Lexer in München und schließlich für das engere Fachgebiet O. von Chiari in Wien, O. Kahler in Freiburg und B. Heine in München. Unter Karl Amersbachs Regie wurden 1927 in Prag die Otorhinologische Klinik und das Laryngologische Institut zu einer HNO-Klinik vereinigt. Amersbachs klinisches Hauptinteresse in Düsseldorf galt der Tumortherapie, der Rhino-Laryngologie und der zeitgemäßen Entwicklung der Otochirurgie, darunter der Fensterungsoperation. Er richtete 1940 eine phoniatrische Abteilung ein (späterer Leiter bis 1945 war E. Döhne) und 1950 ein akustisches und audiologisches Laboratorium (Leiter: F. J. Meister).

Amersbachs wissenschaftliche Arbeit schlug sich in zahlreichen, oft recht kritischen Publikationen klinischen Inhalts nieder, darunter der Monographie „Röntgentherapie der HNO-Erkrankungen" und Handbuchkapiteln wie „Narkose und örtliche Betäubung", „Operationslehre", „Die Nervenkrankheiten des Kehlkopfs und der Luftröhre" sowie „Die Pathophysiologie der oberen Luftwege".

Ein schweres Lungenleiden zwang K. Amersbach gegen Ende seines Lebens immer häufiger zu längeren Arbeitspausen.

Während dieser Krankheitsperioden und nach dem Tode K. Amersbachs führte sein Oberarzt H. Greven vertretungsweise die Klinik.

1953 übernahm Alf Meyer zum Gottesberge, bis dahin Oberarzt in Köln, die Leitung der Düsseldorfer Klinik. **1953**

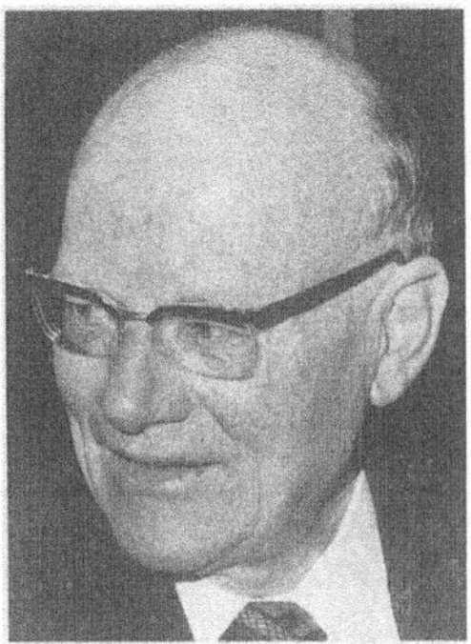

Alf Meyer zum Gottesberge *(* 1908)*
Amtszeit 1953–1977
1939 Habilitation bei A. Güttich in Köln
1953 Annahme eines Rufes nach Düsseldorf unter gleichzeitiger Ablehnung eines Rufes nach Heidelberg
1956/57 Rektor der Universität Düsseldorf
1977 Emeritierung

Unter Alf Meyer zum Gottesberge habilitierte Schüler und/oder Mitarbeiter: Fritz Berger (später Chefarzt am Evang. Krankenhaus in Düsseldorf); Franz Josef Meister (als Dr. Ing. an der Technischen Hochschule Aachen habilitiert, übernahm er die Leitung der Physikalischen Abteilung des Forschungslaboratoriums für Medizinische Akustik der Düsseldorfer Klinik); Günter Esser (Prof. Dr. rer. nat.; nach Ausscheiden von F. J. Meister Leiter dieser Physikalischen Abteilung); Ernst Koburg (zeitweilig Leiter der Medizinisch-Biologischen Abteilung des Forschungslabors); Klaus Küpper (später Chefarzt in Hagen); Berthelm Maass (später C3-Professor in Giessen und dann Chefarzt in Lippspringe); Richard Neveling (später Chefarzt in Duisburg); Dietrich Plester (später Ordinarius in Tübingen); Manfred Quante (später Chefarzt am St. Josefstift in Bremen; 1983 verstorben); Peter Strauß (später Chefarzt in Aachen); Heinz Stupp (zeitweilig Leiter der Medizinisch-Biologischen Abteilung des Forschungslabors; dann Chefarzt am Dominikus-Krankenhaus in Düsseldorf).

Weitere habilitierte Mitarbeiter: Herbert Greven (siehe oben); Sigurd Rauch (habilitiert 1951 in Tübingen; dann Oberarzt an der Genfer Klinik; Ernennung zum apl. Professor unter H. L. Wullstein in Würzburg; dann zeitweilig an der Düsseldorfer Klinik Leiter der Biochemischen Abteilung des Forschungslabors und später Chefarzt in Olten/Schweiz).

Alf Meyer zum Gottesberge wurde in Herford geboren. Seine Lehrer waren Ludwig Aschoff in Freiburg und Alfred Güttich in Köln.

1965 In seine Amtszeit fiel 1965 die Umwandlung der Medizinischen Akademie Düsseldorf in eine Universität mit einer Medizinischen und einer Naturwissenschaftlich-Philosophischen Fakultät. Im Jahr 1965/57 übte Meyer zum Gottesberge das Amt des Rektors der Medizinischen Akademie aus.

Die wissenschaftlichen Arbeitsgebiete Meyer zum Gottesberges waren die Vestibularisforschung, die Audiologie und die Innenohr-Biologie. Seine klinischen Schwerpunkte betrafen die Mikrochirurgie des Ohres, die Erforschung der Innenohr-Erkrankungen (wie M. Ménière, Hörsturz, akustisches Trauma, Tinnitus). Demgemäß betreffen seine Publikationen audiologische Untersuchungen über Hörstörungen und ihre Ursachen, ferner die Physiologie und Pathophysiologie des Cochlear- und Vestibular-Systems, die Biochemie des Innenohres (Eiweiß-Stoffwechsel und Ototoxizität) sowie die Klinik der Innenohr-Erkrankungen.

Entsprechend seiner Überzeugung, daß klinische Forschung am besten durch den Aufbau zwar dem Klinikdirektor unterstehender, im Sach- und Personaletat aber unabhängiger Forschungseinrichtungen zu

gewährleisten sei, entstand unter seiner Initiative ein Neubau u.a. für das breit konzipierte und vorbildlich ausgestattete Forschungslabor der Klinik für Medizinische Akustik, der 1963 in Betrieb genommen wurde. 1963
Der Anbau eines Flügels an das Klinikgebäude konnte ebenfalls in Nutzung genommen werden. Außerdem wurde die Abteilung für Phoniatrie und Pädaudiologie ausgebaut (siehe unten).

In zahlreichen prominenten wissenschaftlichen Vereinigungen des In- und Auslands war bzw. ist der vielseitig engagierte A. Meyer zum Gottesberge aktiv – meist in führender Funktion. So war er von 1968–1970 Vorsitzender der Deutschen Gesellschaft der Naturforscher und Ärzte. Er ist zudem Gründungsmitglied der ADANO (= Arbeitsgemeinschaft Deutschsprachiger Audiologen und Neurootologen).

Nach der Emeritierung A. Meyer zum Gottesberges übernahm 1977 1977
Karl-Heinz Vosteen die Leitung der Düsseldorfer Klinik.

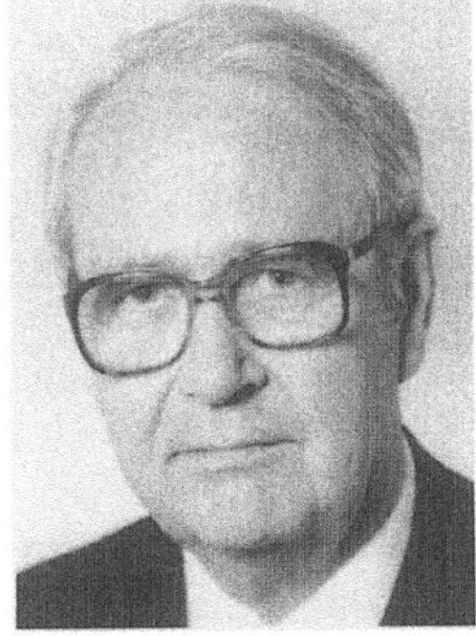

Karl-Heinz Vosteen *(* 1925)*
Amtszeit 1977–1990
1958 Habilitation bei O. Steurer in Hamburg
1962–1966 Chefarzt der HNO-Klinik am Krankenhaus St. Georg in Hamburg
1966 Ruf nach Frankfurt/M.
1977 Ruf nach Düsseldorf
1990 Emeritierung

Unter K.-H. Vosteen in Düsseldorf habilitierte Schüler: Claus Hommerich (später Oberarzt in Göttingen); Reinhardt Kau (später umhabilitiert und tätig an der HNO-Klinik der TU München); Antoinette Lamprecht (später Fachvertreterin für Phoniatrie und Pädaudiologie in Münster); Jürgen Lamprecht (später Oberarzt in Aachen); Josef Lindenberger; Claus Morgenstern (Umhabilitation von „Physiologie" zu „HNO"; später Chefarzt im Krankenhaus St. Georg in Hamburg); Angela (Orsulakowa-)Meyer zum Gottesberge (Leiterin der biochemischen Abteilung des Labors für Innenohrforschung).

Weitere habilitierte Mitarbeiter: Wolfgang Arnold (habilitiert unter Vosteen in Frankfurt/M; später Chefarzt in Luzern und dann Ordinarius an der HNO-Klinik der Technischen Universität München); Günter Esser (siehe oben); Uwe Ganzer (habilitiert unter Vosteen in Frankfurt/M; später Ordinarius in Mannheim und dann in Düsseldorf); I. B. Wang (später HNO-Lehrstuhl in Wuhan, China).

Karl-Heinz Vosteen wurde in Hamburg geboren. Seine Lehrer waren der Pathologe Siegfried Graeff und Otto Steurer, beide in Hamburg.

Die klinischen Schwerpunkte Vosteens lagen auf dem Gebiet der Geschwulstbehandlung und der Probleme der posttherapeutischen Nachsorge. Seine bevorzugten wissenschaftlichen Arbeitsgebiete waren darüber hinaus die Physiologie und Pathophysiologie des Innenohres sowie die experimentelle Tumorforschung. Vosteen gilt insofern als einer der Begründer der heutigen Innenohrbiologie, als er bereits sehr frühzeitig begann, mit den damals neu entwickelten histochemischen und biochemischen Methoden den Funktionen des Innenohres nachzuspüren und ihre Wirkungsmechanismen zu analysieren. Seine angewandte onkologisch-klinische Forschung suchte nach neuen Wegen im Bereich vor allem der nicht ausschließlich operativen fachbezogenen Tumortherapie – unter Einschluß der Strahlentherapie und der Chemotherapie.
Darüber hinaus sind seine Publikationen thematisch breit gestreut. Sie umfassen auch Kongreßreferate (z.B. über die Biologie und Pathologie des Innenohres), Beiträge in Handbüchern und Sammel-Monographien (z.B. über den Morbus Ménière, ferner über Gleichgewichtsstörungen) sowie (zusammen mit B. Schloßhauer) eine Neufassung des bewährten Lehrbuchs von Körner-Steurer. Vosteen war zudem ein sehr geschätzter Referent auf internationalen Fach-Kongressen und bemühte sich erfolgreich um die Pflege und Intensivierung der interntionalen wissenschaftlichen und kollegialen Kontakte.

K. H. Vosteen war zeitweise verantwortlicher Redakteur des „Archiv für klinische und experimentelle Ohren-, Nasen- und Kehlkopfheilkunde“ und ist Gründungs-Herausgeber und Schriftleiter der Fachzeitschrift „Oto-Rhino-Larnygologia Nova“ (Karger) sowie im Herausgeber-Team weiterer Fachzeitschriften.

Vosteen war und ist als Vertreter des Faches in berufspolitischen Steuergremien – z.T. in leitender Funktion tätig – so z.B. zwischen 1986 und 1992 als Präsident der Arbeitsgemeinschaft der Wissenschaftlich-Medizinischen Fachgesellschaften Deutschlands.

1990 Auf K.-H. Vosteen folgte 1990 Uwe Ganzer in der Leitung der Klinik.

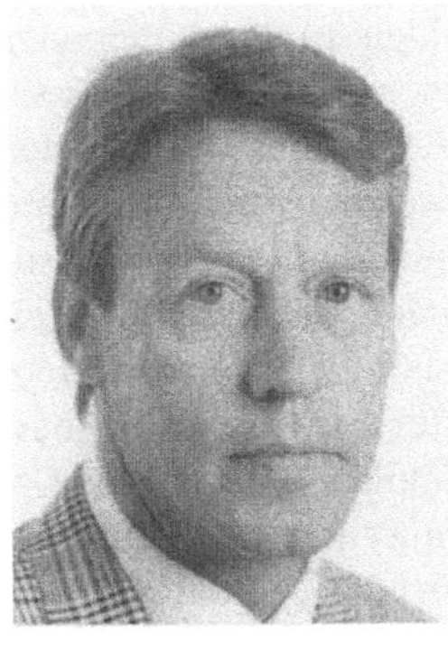

Uwe Ganzer (1939)*
Beginn der Amtszeit 1990
1972 Habilitation bei K.-H. Vosteen in Frankfurt/M.
1984 Ruf nach Mannheim/Heidelberg
1990 Ruf nach Düsseldorf

Unter Uwe Ganzer (z.T. schon in Mannheim/Heidelberg) habilitierte Schüler: Claus Bachert; Henning Bier; Axel Schadel.

Uwe Ganzer wurde in Königsberg geboren. Sein Lehrer im Fach war K. H. Vosteen in Frankfurt/M. und Düsseldorf.

Schwerpunkte der wissenschaftlichen Tätigkeit U. Ganzers sind die experimentelle und klinische Tumorforschung sowie die experimentelle Allergologie und Immunologie. Von seinen wissenschaftlichen Publikationen sind hervorzuheben Beiträge zur Synchronisation des Wachstums von Tumorzellen, DNA-Untersuchungen an Kopf-Hals-Tumoren, Untersuchungen zur Pathophysiologie der normalen und allergischen Nasenschleimhaut, ferner ein Handbuchbeitrag über Karzinome der Nase, Nasen-Nebenhöhlen und Kiefer. Er ist Mitautor von Büchern über Notfallmedizin, über das Schädeltrauma und einer „Check-Liste“ (Thieme Verlag). Außerdem versieht er derzeit die Funktion des Managing Editor der European Archives of O.R.L.

Der Neubau eines Operations-Gebäudes für die HNO-Klinik ist nun abgeschlossen und der Umbau der HNO-Klinik in Planung.

Die Klinik verfügt über 72 Betten sowie 20 ärztliche und sonstige akademische Mitarbeiter. Dazu kommen 3 entsprechende Stellen in der Abteilung für Medizinische Akustik und Audiologie (Leiter: G. Esser).

Phoniatrie

Eine erste phoniatrische Ambulanz wurde von 1921–1932 von Heinz Dahmann eingerichtet und phoniatrisch versorgt. Nach dessen Tode
(1932) und einer längeren Pause wurde die phoniatrische Abteilung 1940 **1940**
unter Amersbach wiederbelebt. Ihr Leiter war bis 1945 E. Döhne. Unter Meyer zum Gottesberge wurde die Phoniatrie weiter ausgebaut und
1965 zusammen mit der Kinderaudiologie in einem Neubau unterge- **1965**

bracht. Dabei wurden Phoniatrie und Pädaudiologie zunächst personell getrennt betrieben. Für die Kinderaudiologie war von 1967–1985 G. Esser zuständig, während die Phoniatrie bis 1985 von mehrfach wechselnden Mitarbeitern der Klinik betreut wurde. 1985 wurden Phoniatrie und Pädaudiologie als in die Gesamtklinik integrierte Abteilung zusammen-
1984 geführt. 1984 übernahm Frau Antoinette Lamprecht-Dinnesen die Leitung der „Ambulanz für Phoniatrie und Pädaudiologie". Sie nahm 1991 einen Ruf auf den Lehrstuhl H. Bauers in Münster an. Kurzfristig über-
1992 nahm dann 1992 Frau Roswitha Berger diese Funktion, bis sie als C3-Professorin nach Marburg berufen wurde. Zum Zeitpunkt dieser Niederschrift werden die phoniatrischen Aufgaben der „Ambulanz" von Beate Dohrmann wahrgenommen.

(N)

Literatur:

Ganzer U, Persönliche Mitteilungen
Greven H (1952) In memoriam Karl Amersbach. Laryng Rhinol Otol 31:405
Kau R, Persönliche Mitteilungen
Meyer zum Gottesberge A, Persönliche Mitteilungen
Plester D, Persönliche Mitteilungen
Vosteen K-H, Persönliche Mitteilungen
Zange J (1938) Arch Ohr- usw. Heilk 145:237

Erfurt

1954–1991 Medizinische Akademie Erfurt
1992–1993 Medizinische Hochschule Erfurt

Klinik und Poliklinik für Hals- Nasen- und Ohrenerkrankungen

Von den um die Jahrhundertwende in Erfurt tätigen Otologen ist vor allem Ludwig Stacke (1859–1918) zu erwähnen. Stacke, ein Schüler von Hermann Schwartze in Halle, trug wesentlich zur Entwicklung der Otochirurgie bei mit dem nach ihm benannten Verfahren der Radikaloperation des Ohres. Er arbeitete im katholischen Krankenhaus, an dem später auch der in Gießen habilitierte Franz Nuernbergk tätig war.

Im städtischen Krankenhaus wurde 1933/34 eine hauptamtlich geleitete 1934
HNO-Abteilung eingerichtet. Ihr erster Chefarzt war Alexander Herrmann (später Ordinarius in Greifswald, dann in Mainz und zuletzt in München). Ihm folgte 1939 Richard Mittermaier (später Ordinarius in Marburg und dann in Frankfurt). 1986 übernahm Fritz Moser (später Ordinarius in Greifswald und Leipzig) die Leitung. 1952 schließlich wurde Rosemarie Albrecht Chefärztin dieser Klinik, die wegen der geschlossenen Nachkriegsgrenzen zu Hessen und Niedersachsen ein stark vergrößertes Einzugsgebiet erlangt hatte und für die fachliche Versorgung ganz West-Thüringens zuständig geworden war.

1954 wurde in Erfurt eine Medizinische Akademie gegründet zur Aus- 1954
bildung von Medizinstudenten im klinischen Studienabschnitt. Die Kliniken der städtischen Krankenanstalten wurden hierfür genutzt und ausgebaut.

Frau Rosemarie Albrecht, die in dieser Zeit die HNO-Klinik leitete, wurde die erste Lehrstuhlinhaberin.

Rosemarie Albrecht *(* 1915)*
Amtszeit a. d. Lehrstuhl 1954–1957
1948 Habilitation in Jena bei J. Zange
1954 Berufung in Erfurt
1957 Berufung nach Jena
(Weitere Einzelheiten zur Person und Foto siehe Jena, S. 176)

Habilitierter Schüler: Hans-Georg Dieroff (später Jena, audiologisches Ordinariat).

Frau Albrecht, Schülerin von Johannes Zange in Jena, mußte mit ihren Mitarbeitern neben den gewachsenen Versorgungsaufgaben der Klinik nun auch den Anforderungen des akademischen Unterrichts gerecht werden. Ein Schwerpunkt der klinischen Arbeit war die damals noch in Entwicklung begriffene Mikrochirurgie des Ohres. Frau Albrecht entwickelte für das Gebiet der DDR bei Zeiss/Jena ein Operationsmikroskop. Besonderes Gewicht wurde dem Ausbau der Audiologie an der Klinik beigemessen (Dieroff).

Hervorzuheben ist, daß Frau Albrecht die Errichtung eines großzügigen Neubaus erreichen konnte. Es entstand eine hervorragend konzipierte HNO- und Augenklinik mit 128 HNO-Betten, großem OP-Trakt, Poliklinik, Hörsaal und vielen Funktionsräumen.

1957 Als 1957 Frau Albrecht einem Ruf nach Jena als Nachfolgerin ihres Lehrers Zange folgte, stand der Rohbau. Der Innenausbau der neuen Klinik war schon fortgeschritten. Als Nachfolger wurde der Oberarzt der Leipziger Klinik, Konrad Fleischer, berufen.

***Konrad Fleischer** (* 1920)*
1952 Habilitation in Leipzig bei W. Lange
1957 Berufung nach Erfurt
1959 Berufung nach Berlin
(Weitere Angaben zur Person und Foto siehe Gießen, S. 116)

In Fleischers Amtszeit fällt die Fertigstellung, Ausrüstung und Inbetriebnahme der neuen Klinik. Neben den tumorchirurgischen Aufgaben wurde in diesen Jahren die Stapeschirurgie besonders wichtig wegen eines großen Nachholbedarfs bei großen Zahlen von Otosklerosekranken im Lande.

Fleischer übernahm schon 2 Jahre später die Leitung der Universitäts-HNO-Klinik der Charité an der Humboldt-Universität in Berlin. Sein
1959 Nachfolger wurde Kurt Schröder. Chefarzt am Krankenhaus Friedrichstadt in Dresden.

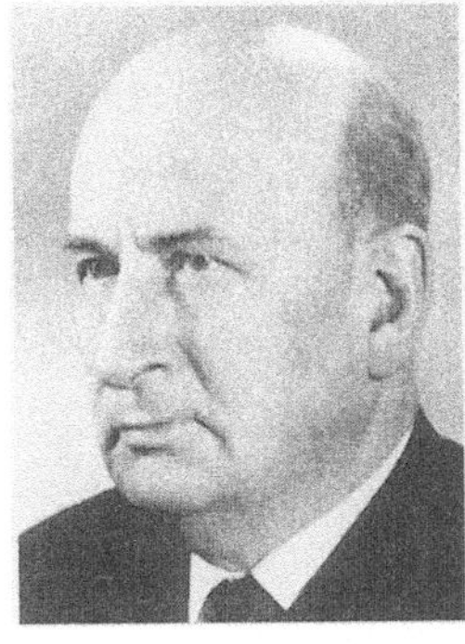

Kurt Schröder (1902–1974)
Amtszeit: 1959–1967
1952 Chefarzt in Dresden-Friedrichstadt
1956 Habilitation in Leipzig bei W. Tonndorf
1963/1964 Rektor der Erfurter Akademie
1957 Ruhestand
1974 in Erfurt verstorben

Unter Schröder habilitierte Schüler: Karl Heinz Gramowski (später Lehrstuhlinhaber in Jena) und Hans-Hellmuth Frey (später Chefarzt in Stollberg/Sachsen).

Schröder stammte aus Duisburg. Nach dem Medizinstudium wurde er Assistent bei dem Pathologen Dietrich in Köln. Dann kam er nach Leipzig an die Universitäts-HNO-Klinik zur Fachausbildung zu Wilhelm Lange. In Langes morphologisch ausgerichteter Arbeitsgruppe arbeitete er auf dem Gebiet der Felsenbeinhistologie. Dann eröffnete er in Leipzig eine Facharztpraxis. Nach dem Krieg übernahm Schröder die Leitung der HNO-Klinik im Krankenhaus Dresden-Friedrichstadt. 1959 wurde er als Nachfolger Fleischers nach Erfurt berufen.

Er hat sich wissenschaftlich vornehmlich audiologischen Aufgaben zugewandt. Er organisierte in der DDR die Erfassung der Lärmschwerhörigen und setzte staatliche Regelungen zur Prophylaxe und Begutachtung durch. Seiner Initiative ist auch die Audiometerproduktion in der DDR zu verdanken. An der Klinik wurden Physiker, Ingenieure und Pädagogen eingestellt und die Betreuung hörgestörter Kinder gefördert. Auch in der Vestibularisforschung entstanden zahlreiche Beiträge (Gramowski).

Schröder trat 1967 in den Ruhestand. Drei Jahre lang blieb der Lehrstuhl **1667–1970**
unbesetzt. Die kommissarische Leitung wurde dem Oberarzt der Klinik, Karl-Heinz Gramowski, übertragen.

1970 wurde dann Joachim Wilke, Oberarzt der Leipziger Universitäts- **1970**
HNO-Klinik, auf den Lehrstuhl berufen.

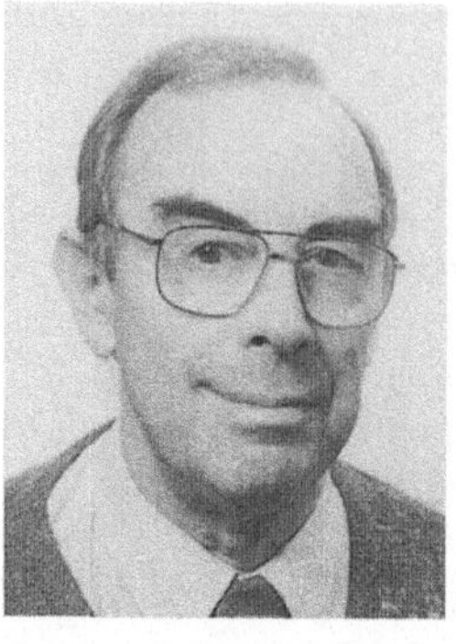

Joachim Wilke (1928)*
Amtszeit: 1970–1991
1962 Habilitation in Leipzig bei F. Moser
1991 Invalidisierung und vorzeitiger Ruhestand

Habilitationen bzw. Promot. B in Wilkes Amtszeit: Peter Heiß; Elke Schindler; Christine Spieske (später kommissarische Leiterin der Klinik); Renate Swoboda; Georg Tietze (Audiometrie); Wolfgang Unger.

Weitere habilitierte Mitarbeiter: K. H. Gramowski (s.o.); Rolf-Hans Brandt und Axel Krisch (beide habilitiert in Magdeburg).

Wilke stammt aus Erfurt. Er wurde Schüler von Woldemar Tonndorf und seinem Nachfolger Fritz Moser in Leipzig. Bald nach seiner Berufung nach Erfurt richtete er eine Abteilung für plastische Chirurgie ein mit A. Krisch als Leiter. Die experimentelle Audiologie wurde ein weiterer Schwerpunkt (G. Tietze). Ferner hatte R.-H. Brandt von 1981 bis zu seiner Invalidisierung 1986 einen Lehrstuhl ad personam für Endoskopie inne.

Wilke hat sich wissenschaftlich vorwiegend mit Fragen der klinischen Immunologie im HNO-Fach und dabei besonders mit Untersuchungen zur Funktion des lymphatischen Rachenringes befaßt und dazu eine Einzelpublikation vorgelegt.

1991 Nach Wilkes Ausscheiden leitete von 1991 an Christine Spieske die Klinik als geschäftsführende Direktorin.

Die Klinik hatte 1992 noch 90 Betten, an ihr arbeiteten 13 Ärzte, dazu 1 Physiker und 1 Ingenieur.

Im Herbst 1992 wurde vom Thüringer Landtag beschlossen, Ende 1993 die Akademie, die zuletzt zur Medizinischen Hochschule ausgebaut worden war, zu schließen und die Kliniken als Einrichtungen der Maximalversorgung weiterzuführen.

(F)

Literatur:

Luther M (1960) Die Geschichte der Hals-Nasen-Ohrenheilkunde in Erfurt während des 19. und der ersten Hälfte des 20. Jahrhunderts. Dissertation, Universität Erfurt

Erlangen

Friedrich-Alexander-Universität Erlangen-Nürnberg

Klinik und Poliklinik für Hals-Nasen-Ohrenkranke

Vor 1900

Seit 1878 betreute Wilhelm Kiesselbach, damals noch Assistent an der chirurgischen Universitätsklinik, Patienten mit Ohren- und Nasenerkrankungen, auch hielt er von 1879 an einen oto-rhinologischen Kurs ab. Er wurde später der erste selbständige Vertreter des Faches Otologie an der Universität Erlangen.

Laryngologische Vorlesungen wurden schon 1862 von dem Internisten Anton Wintrich gehalten. Nach ihm übernahm Richard Fleischer im Rahmen einer Professur für „Medizinisch-propädeutische Fächer" diese Aufgabe. Erst mit dessen Emeritierung im Jahre 1903 wurde die Laryngologie mit der Otologie und der Rhinologie unter Kiesselbachs Nachfolger Alfred Denker vereinigt.

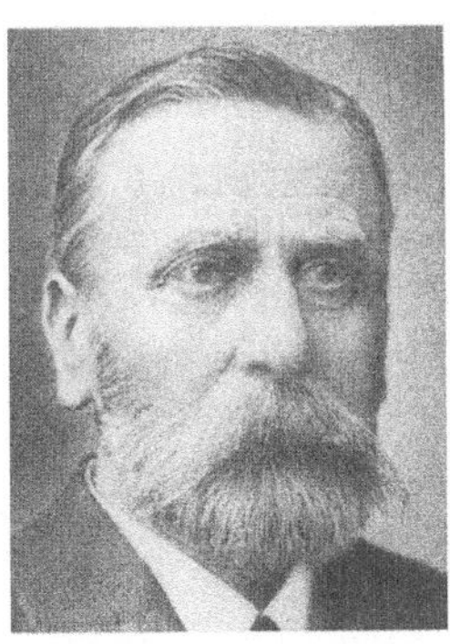

***Wilhelm Kiesselbach** (1839–1902)*
Amtszeit 1889–1902
1880 Habilitation in Erlangen
1889 Einrichtung einer Ohrenpoliklinik
1902 in Erlangen verstorben

Kiesselbach stammte aus Hanau. Er erwarb sich nach dem Medizinstudium in Wien durch Hospitationen erste otologische und laryngologische Kenntnisse. Dann wurde er Assistent an der medizinischen Poliklinik unter W. O. Leube und hielt mit diesem einen Kehlkopfspiegelkurs ab. Mehr und mehr jedoch beschäftige er sich mit der Otologie, veranstaltete einen Ohren-Untersuchungskurs und hospitierte erneut in Wien, nun vorwiegend bei A. Politzer, sodann in Halle bei Hermann Schwartze. So mit Kenntnissen ausgestattet, wurde er abermals Assistent an der chirurgischen Klinik in Erlangen, habilitierte sich dort 1880 und konnte nun eigenverantwortlich die Ohrenheilkunde lehren. 1889 – er war inzwischen a.o. Professor geworden – konnte in einem umgebauten Trakt der chirurgischen Klinik eine selbständige Ohrenpoliklinik bezogen werden noch ohne eigene Betten und ohne eigenen Etat.

Kiesselbach fühlte sich nie als ausschließlicher Otologe, sondern bezog auch die Nasen- und Rachenkrankheiten in sein Arbeitsgebiet ein. So ist er u.a. mit rhinologischen Studien über die Epistaxis („Locus Kiesselbachii") bekannt geworden. Später entstanden vor allem Arbeiten über die Funktion der Bogengänge und über die galvanische Reizung des Vestibularorgans, dazu auch Handbuchbeiträge. 1882 publizierte er die erstmalige Operation einer kongenitalen Ohratresie zur Hörverbesserung. Kiesselbachs Werdegang kann als Beispiel gelten für die großen Mühen, die die Pioniere des Faches beharrlich auf sich nehmen mußten, bis eine bescheidene fachliche Arbeitsmöglichkeit erreicht war.

1902 Nach Kiesselbachs Tod wurde 1902 der in Hagen niedergelassene HNO-Arzt Alfred Denker berufen.

Alfred Denker *(1863–1941)*
Amtszeit in Erlangen 1902–1911
1902 Berufung nach Erlangen
1911 Berufung nach Halle
(Angaben zur Person und Foto siehe Halle, S. 138)

Denker, in Rendsburg geboren und in München bei Friedrich Bezold in der Otologie und bei Philipp Schech in der Rhino-Laryngologie ausgebildet, war seit 1891 niedergelassener HNO-Arzt in Hagen. Dort machte er mit einer Reihe von Veröffentlichungen zu anatomischen, physiologischen und chirurgischen Themen auf sich aufmerksam. So kam es dazu, daß ihn die Erlanger Fakultät als Nachfolger Kiesselbachs vorschlug und er 1902 den Ruf – nunmehr als erster Vertreter des Gesamtfaches – nach Erlangen erhielt. Er unternahm große Anstrengungen zur Verbesserung seiner Arbeitsbedingungen – auch ihm stand keine eigene Bettenabteilung zur Verfügung – und forderte wiederholt einen Neubau. Angebote zu auswärtigen Klinikübernahmen (Köln und Frankfurt) schlug er aus, nahm aber schließlich 1911 einen Ruf nach Halle als Nachfolger Hermann Schwartzes an.

1911 Denkers Nachfolger wurde 1911 der Münchner Otologe Arno Scheibe.

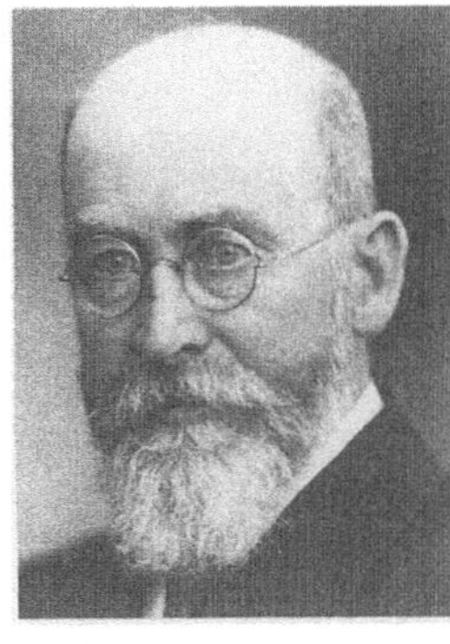

Arno Scheibe (1864–1937)
Amtszeit 1911–1929
1904 Habilitation in München bei F. Bezold
1911 Berufung nach Erlangen
1929 Emeritierung
1937 in München verstorben

Unter Scheibe habilitierter Schüler: Wilhelm Brock (später Scheibes Nachfolger in Erlangen).

Scheibe stammte aus Piegel in Sachsen. Er erwarb nach dem Studium eine vorwiegend otologische Schulung bei Friedrich Bezold in München, die durch Arbeitsaufenthalte bei Emanuel Zaufal in Prag sowie bei dessen Schüler Johann Habermann in Graz ergänzt wurde. Offenbar war dagegen seine rhino-laryngologische Ausbildung nur marginal. Seine Berufung nach Erlangen zur Vertretung des Gesamtfaches fand daher Kritik in den Reihen der Laryngologen. Er galt dort laryngologisch als nicht hinreichend ausgewiesen. Scheibe hat durch sein Wirken solche Bedenken widerlegt, wenn auch sein Interesse für die Otologie deutlich überwog.

Er hat sich um das Fach dadurch besonders verdient gemacht, daß er den Neubau einer Hals-Nasen-Ohrenklinik erreichen konnte. Diese
wurde 1916, im ersten Weltkrieg, bezogen. In ihr wurde 1921 auch eine **1916**
Abteilung für Stimm- und Sprachstörungen eingerichtet, deren Leitung Scheibes Mitarbeiter Wilhelm Brock übernahm. Die großzügig angelegte Klinik, der ein Isoliergebäude zur Seite stand, hatte 44 Betten. Es gab später 2 Assistenten.

In den Nachrufen wird Scheibe als ein überaus kritischer, im chirurgischen Handeln zurückhaltender und abwägender Kliniker gekennzeichnet. Wissenschaftlich hat sich Scheibe besonders mit der Histologie und Klinik der Mastoiditis und mit den chronischen Mittelohrentzündungen sowie deren Komplikationen befaßt. Viele einschlägige Publikationen legte er vor, so über die von ihm als „Empyem" bezeichnete eitrige Mastoiditis. Ein Handbuchbeitrag über die Tubenkrankheiten ist weiterhin zu erwähnen. Die cochleo-sacculäre Form der kongenitalen Innenohrmißbildung ist nach ihm benannt („Typ Scheibe").

Nach Scheibes Emeritierung wurde sein Schüler Wilhelm Brock, der ihm bei schwerstem Personalmangel im ersten Weltkrieg zur Seite
1929 gestanden hatte, 1929 als Nachfolger berufen.

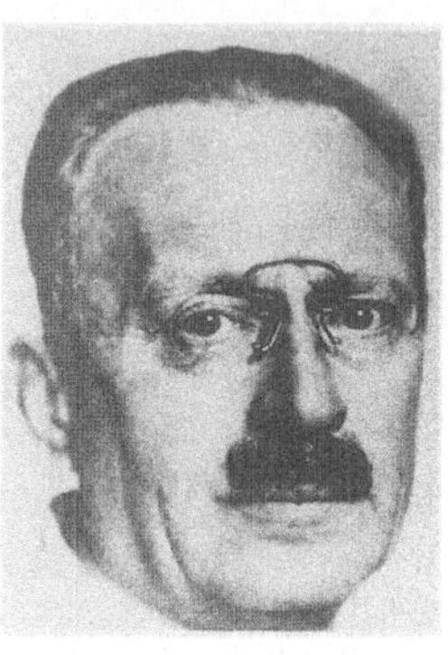

Christian Wilhelm Brock *(1880–1934)*
Amtszeit 1929–1934
1913 Habilitation in Erlangen bei A. Scheibe
1929 Ordinarius in Erlangen
1934 in Erlangen verstorben

Habilitierter Schüler: Helmuth Richter.

Brock, in Rappertshausen/Unterfranken geboren, war schon in der Amtszeit Denkers Assistent in Erlangen geworden. Scheibe übernahm ihn und förderte seine histologischen Arbeiten am Felsenbein. Nach einem Arbeitsaufenthalt bei Hermann Gutzmann sen. in Berlin war sein Interesse an der Phoniatrie geweckt, der er sich dann in Erlangen besonders zuwandte. Klinisch-operativ lag ein Schwergewicht Brocks in der Kehlkopfchirurgie, in die er sich nach Studienaufenthalten bei Themistokles Gluck in Berlin eingearbeitet hatte. Brock starb 1934, erst 54 Jahre alt, an einem Herzinfarkt.

Nach dem Tode Brocks wurde der Oberarzt der Klinik, Helmuth Rich-
1934 ter, mit der kommissarischen Klinikleitung betraut, bis Fritz Specht berufen wurde.

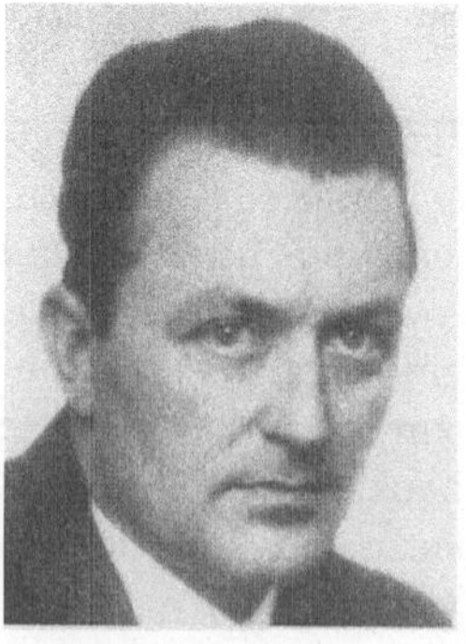

Fritz Specht *(1890–1972)*
Amtszeit 1934–1945
1925 Habilitation in Kiel bei A. Zimmermann
1934 Berufung nach Erlangen
1935–38 Rektor der Universität
1938 Ablehnung eines Rufes nach Düsseldorf
1945 Entlassung aus dem Amt
1972 in Hof verstorben

Specht, an der Saar geboren, war zunächst Schüler von Arno Scheibe in Erlangen und ging dann zu Alfred Zimmermann nach Kiel, wo er seine

Fachausbildung vollendete, sich habilitierte und mehrere Jahre seinen erkrankten Chef vertrat. Die Berufung nach Erlangen führte ihn dann 1934 an seine Ausbildungsstätte zurück. Seine Tätigkeit dort war durch den wenige Jahre danach ausgebrochenen zweiten Weltkrieg sehr erschwert, besonders durch personelle Engpässe.

Specht befaßte sich wissenschaftlich mit hörphysiologischen Fragen. Klinische Arbeiten galten besonders der Kehlkopftuberkulose.

1945 mußte Specht auf Anordnung der Besatzungsbehörden aus politischen Gründen sein Amt aufgeben.

Von 1945–1948 wurde die Klinik kommissarisch erst von Artur Blohmke (Königsberg, dann Frankfurt) und danach von Josef Beck (München) geleitet. Dieser wurde 1948 auf den Lehrstuhl berufen. **1945–1948**

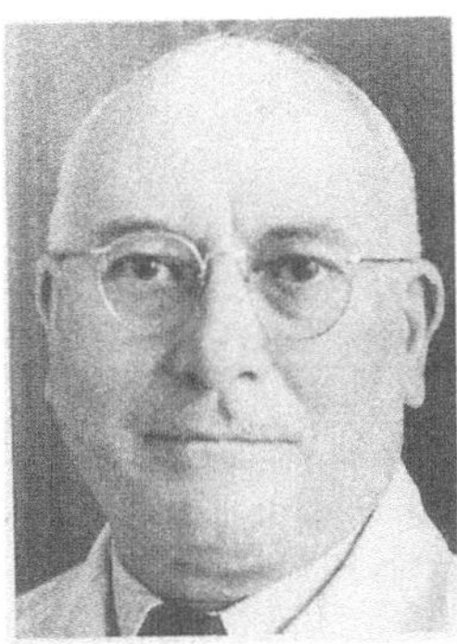

Josef Beck *(1891–1966)*
Amtszeit 1948–1960
1926 habilitiert in München bei B. Heine
1934 kommissarische Leitung der laryngologischen Poliklinik in München
1948 Amtsübernahme in Erlangen
1960 Emeritierung
1966 in Würzburg verstorben

Unter Beck habilitierte Schüler: Georg Hans Birnmeyer (später Chefarzt in Heilbronn); Hermann Blümlein (später Chefarzt in Ludwigshafen); Elimar Schönhärl (später Leiter der Abteilung für Phoniatrie in Erlangen und dann in Marburg).

Weiterer habilitierter Mitarbeiter: Hans-Edgar Euler (habilitiert in Kiel, später Lehrstuhlinhaber in Dresden).

Beck, ein gebürtiger Münchner, war Schüler von Bernhard Heine, Hans Neumayer und Max Nadoleczny in München. Er hatte vielseitige wissenschaftliche Interessen. Bekannt wurde er durch Veröffentlichungen über die Komplikationen der Otitis media. Dem Einfluß Nadolecznys entstammt Becks Interesse an der Phoniatrie. So knüpfte er an die Arbeiten Brocks in Erlangen an und richtete eine neue Stimm- und Sprachabteilung ein, deren Leitung er E. Schönhärl übertrug (s.u.). Weiterhin lag ihm die Zusammenarbeit mit den Sonderschulpädagogen bei der Betreuung hörgestörter Kinder am Herzen. Diese Kooperation wurde Gegenstand von gemeinsamen Tagungen.

Die Klinik hatte nun über 100 Betten und war dennoch überfüllt. Pläne, sie durch Anbauten zu erweitern, konnten zu Becks Amtszeit nicht verwirklicht werden.

1960 Nach Becks Emeritierung erhielt der Chefarzt der HNO-Klinik an den Städtischen Krankenanstalten in Ludwigshafen, Gerhard Theissing, den Ruf nach Erlangen.

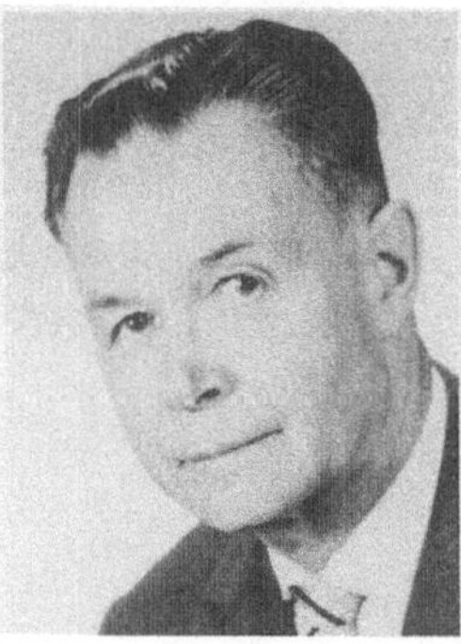

Gerhard Theissing *(1903–1987)*
Amtszeit 1960–1972
1931 Habilitation in Bonn bei K. Grünberg
1934 Chefarzt der HNO-Klinik in Ludwigshafen
1960 Berufung nach Erlangen
1972 Emeritierung
1987 in Erlangen verstorben

Unter Theissing habilitierte Schüler: Gerhard Kittel (später Leiter der phoniatrisch-pädaudiologischen Abteilung in Erlangen); Hellmuth Masing.

Theissing stammte aus Waldenburg in Schlesien. Er war Schüler von Karl Grünberg in Bonn und kam erst mit 57 Jahren aus einer Chefarztposition auf den Lehrstuhl.

Theissings große, in langer Chefarzttätigkeit erworbenen Erfahrungen auf dem Gebiet der Traumatologie und der Geschwulstchirurgie kennzeichneten auch die klinischen Schwerpunkte in Erlangen. Neben vielen Einzelpublikationen verfaßte Theissing einen Handbuchbeitrag und eine in 2 Auflagen erschienene Operationslehre, auch war er Herausgeber und zeitweiliger Schriftleiter der Zeitschrift für Laryngologie, Rhinologie, Otologie. Hervorzuheben ist ferner Theissings wirkungsvoller Einsatz in hochschul- und berufspolitischen Fragen. Er konnte durch fundierte Kenntnisse und klare Argumentation überzeugen.

In der Klinik befaßte sich Hellmuth Masing (1921–1985) besonders mit der Rhinochirurgie, wie sie von Cottle in den USA in dieser Zeit entwickelt worden war, baute sie weiter aus und veranstaltete vielbesuchte Kurse. Die phoniatrische Arbeit wurde Gerhard Kittel übertragen (s.u.). Theissing konnte erreichen, daß ein Schwesternwohnheim und ein Bettenhaus im Anschluß an die Klinik entstand, wodurch Platz für vielfältige Funktionseinrichtungen geschaffen wurde.

Nach Theissings Emeritierung wurde 1972 der Oberarzt der Würzburger HNO-Klinik, Malte Erik Wigand, berufen. 1972

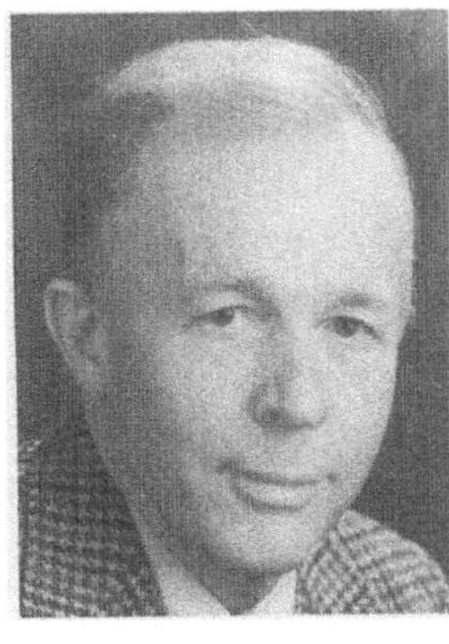

Malte Erik Wigand (* 1931)
Amtszeit ab 1972
Habilitiert 1966 in Würzburg
bei H. L. Wullstein
1972 Berufung nach Erlangen

Habilitationen unter Wigand: Peter Bumm (später Chefarzt in Augsburg; † 1994); Eike Eitschberger; Christian Gammert (später Chefarzt in Luzern); Mislav Gjuric; Wolfgang von Glaß; Toni Haid; Werner Hosemann (später Oberarzt in Regensburg), Heinrich Iro (später Ordinarius in Homburg/Saar); Ute Pröschel (Phoniatrie); Gerhard Rettinger (später Ordinarius in Ulm); Wolfgang Steiner (später Ordinarius in Göttingen); Walter Thumfart (später Ordinarius in Innsbruck); Manfred Weidenbecher; Rüdiger Stephan Wolf.

Weitere habilitierte Mitarbeiter: Gerhard Kittel und Hellmuth Masing (s.o.).

Wigand wurde in Stettin geboren. Nach dem Medizinstudium bildete er sich in der Pathologie bei Carl Krauspe in Hamburg und der Neurologie bei Gustav Bodechtel in München sowie in der Sinnesphysiologie bei Otto F. Ranke und Wolf-Dieter Keidel in Erlangen aus. Die HNO-Ausbildung erhielt er bei Horst L. Wullstein in Würzburg. Dort habilitierte er sich mit einer elektrophysiologischen Studie über die Mittelohrreflexe.

Sein bevorzugtes klinisches Arbeitsgebiet ist die Mikrochirurgie des Mittelohres und der Schädelbasis sowie die endoskopische Nebenhöhlenchirurgie. Es entstand eine Monographie über die endoskopische Chirurgie der Nasennebenhöhlen und der vorderen Schädelbasis. Die Tumorchirurgie des Felsenbeins und des Kleinhirnbrückenwinkels wurde weiterentwickelt, ebenso auch die plastische Gesichtschirurgie (Rettinger), die endoskopische Laserchirurgie (Steiner, Iro) und die extrakorporale Lithotripsie (Iro).

Die Klinik, an der seit 1973 alljährlich vielbesuchte Fortbildungsseminare und Kurse stattfinden, verfügte 1995 über 120 Betten und ist mit 33 Stellen für akademisch ausgebildete Mitarbeiter ausgestattet.

Phoniatrie

In der Amtszeit von Josef Beck (1948–1960) wurde nach Vorläufern (ab 1921) unter Christian Wilhelm Brock eine neue phoniatrische Abteilung eingerichtet. Ihre Leitung lag in Händen von

Elimar Schönhärl (1916–1988),
habilitiert in Erlangen bei J. Beck.

Schönhärl, der u.a. über die Kehlkopfstroboskopie gearbeitet und eine Monographie herausgebracht hat, wurde 1967 als Leiter der Phoniatrie-Abteilung an der HNO-Klinik nach Marburg berufen. Sein Nachfolger in Erlangen wurde

Gerhard Kittel (* 1925),
habilitiert in Erlangen bei G. Theissing.

Kittel, ursprünglich klinischer Oberarzt an der Erlanger Klinik, konnte beim Ausbau der ihm unterstellten Stimm- und Sprachabteilung erreichen, daß ein eigenes, neben der HNO-Klinik gelegenes Gebäude mit einer Bettenstation für 12 Patienten, dazu Laboratorien und anderen Nebenräumen, bezogen wurde. Ein besonderer Forschungsschwerpunkt lag in Studien zur Differenzierung von funktionellen Störungen.

Als Kittel 1990 in den Ruhestand ging, wurde

Ulrich Eysholdt (* 1949),
habilitiert in Göttingen bei A. Miehlke,

berufen. Die selbständige Abteilung an der Universitäts-HNO-Klinik trägt jetzt die Bezeichnung: „Abteilung für Phoniatrie und Pädaudiologie". An ihr arbeiten 4 Ärzte und 2 weitere akademisch ausgebildete Mitarbeiter. Habilitierte Mitarbeiterin ist Ute Pröschel. Arbeitsschwerpunkte sind die Pathophysiologie der Stimme neben der Pädaudiologie.

Mit der Abteilung ist eine staatliche Berufsschule für Logopäden verbunden.

(F)

Literatur:

Schnalke Th (1989) Hals-Nasen-Ohrenheilkunde in Erlangen. Festschrift aus Anlaß der 100-Jahrfeier der Hals-Nasen-Ohrenklinik der Universität Erlangen-Nürnberg. Demeter, Gräfelfing

Essen

Universität – Gesamthochschule Essen

Hals-, Nasen-, Ohrenklinik und Poliklinik

Das städtische Klinikum Essen entstand um die Jahrhundertwende. Otto Muck wurde 1909 zum Konsiliarius für HNO-Krankheiten ernannt. Unter seiner Initiative entstand ab 1915 eine zunächst kleine, mustergültige HNO-Klinik, die im Laufe der Zeit auf 80 Betten erweitert werden konnte und die er bis 1941 leitete. Sehr bekannt wurde seine Behandlung der funktionellen Aphonie mit der „Muck'schen Kugel". **Vor 1963**

Nachfolger von O. Muck wurde 1941 Johannes Koch, der mit der Konstituierung einer Medizinischen Fakultät in Essen 1963 an gleicher Stelle zum ersten Ordinarius für HNO-Krankheiten in Essen ernannt wurde. Diese Fakultät wurde zunächst als zweites Klinikum der Universität Münster, von 1967 an als Klinikum der Ruhr-Universität Bochum geführt und erst 1972 mit einer Vorklinik in die neu gegründete Universität - Gesamthochschule Essen eingebunden. **1941** **1963**

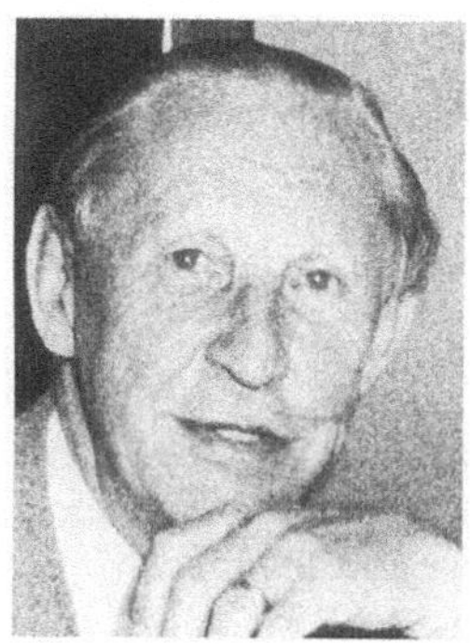

Johannes Koch *(1901–1969)*
Amtszeit: 1963–1969
1933 Habilitation bei Eckert-Möbius in Halle/S.
1941 Ernennung zum Chefarzt in Essen
1963 Ernennung zum Ordinarius in Essen
1969 verstorben in Essen

Habilitierte Mitarbeiter: Wilm Wagemann (Habilitation bei Klaus Vogel in Kiel; ab 1972 Inhaber einer H4-Stelle (ad personam) für Audiologie in Essen, † 1972).

Johannes Koch stammte aus Halle/Saale. Unter seiner Leitung entstand aus der städtischen HNO-Klinik eine neuzeitlich ausgerichtete und leistungsfähige Universitäts-Klinik, die schließlich 1967 zusammen mit der Augenklinik in einen modernen Hochhaus-Neubau einziehen konnte. Dieser Neubau bot für den Klinikbetrieb großzügige Platzverhältnisse, moderne Operationsräume und gut ausgestattete Labors. Als langjähriger ärztlicher Direktor des Essener Klinikums war J. Koch zudem nach dem 2. Weltkrieg am Wiederaufbau des gesamten Klinikums wesentlich beteiligt. In seine Amtszeit fielen auch die mehrfachen Zuordnungs-Änderungen, die dem Klinikum Essen von politischer Seite zugemutet wurden (siehe oben).

Die wissenschaftlichen Interessen von Koch lagen auf den Gebieten der Erforschung und Behandlung der Tumoren, der fachspezifischen Röntgen-Diagnostik, der aktuellen Anästhesie-Verfahren, der Vestibularis-Pathologie und der Begutachtung. Dazu kam die endonasale Nebenhöhlen-Chirurgie. Die mit H. Loebell herausgegebene Monographie „Das Gutachten des Hals-Nasen-Ohrenarztes" war lange Jahre und in 3 Auflagen ein Standard- und Referenzwerk.

Der durch den Tod von J. Koch vakant gewordene Lehrstuhl wurde
1969/70 1969/70 von dem Oberarzt der Klinik, N. K. W. Wagemann kommissarisch geführt.

1970 Als Nachfolger von J. Koch wurde 1970 Bernhard Minnigerode berufen.

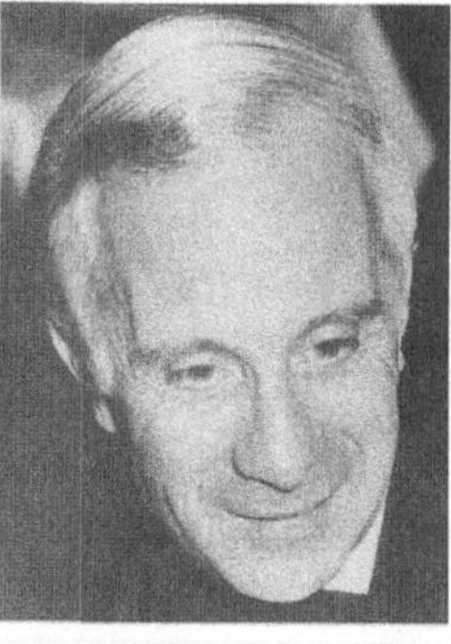

***Bernhard Minnigerode** (* 1923)*
Amtszeit: 1971–1988
1960 Habilitation bei H. Frenzel in Göttingen
1970 Ruf nach Essen
1988 Emeritierung

Unter Minnigerode habilitierte Schüler: Axel Karduck (später Chefarzt in Bad Ems); Wilfried Bartholomé (später Chefarzt in Gladbeck).

Weiterer habilitierter Mitarbeiter: Rolf Grohmann (habilitiert in Göttingen); Wilm Wagemann (siehe oben).

Bernhard Minnigerode wurde in Potsdam geboren. Dieser Stadt und ihrer Tradition blieb er immer sehr bewußt treu. Seine Fachausbildung erhielt er bei H. Frenzel in Göttingen.

In der Essener Klinik konnte Minnigerode die diagnostischen und klinischen Möglichkeiten durch Ergänzung bzw. Neugestaltung der röntgenologischen, audiologischen, neuropyhsiologischen und allergologischen Einrichtungen und Räumlichkeiten erweitern und verbessern.

Seine Forschungsschwerpunkte bildeten die Pathophysiologie der Stenosen von Kehlkopf und Luftröhre sowie konstruktions- und funktionsmorphologische Untersuchungen am Kehlkopf der Hominiden und des Menschen. Dazu kamen die Vestibularis-Diagnostik und die Erforschung des Vestibularsystems und besonders auch neue technische und methodische Verfahren bei der Endoskopie der Luft- und Speisewege beim Neugeborenen und Säugling. Bei der Frühbehandlung des Kehlkopf-Karzinoms setzte er sich besonders für die Radiumtherapie und Radio-Kobalt-Behandlung ein. Außerdem befaßte er sich mit der Wiederherstellung der Stimme nach totaler Laryngektomie, wobei er zur Bildung einer Neoglottis eine Modifikation des Verfahrens von Asai einsetzte.

Nach der Emeritierung von B. Minnigerode leitete zunächst der Oberarzt der Klinik in Münster, W. Stoll, kommissarisch die Essener Klinik. **1988/89**

Zum neuen Fachvertreter in Essen wurde 1989 Klaus Jahnke bestellt, der als Oberarzt der Tübinger Klinik von 1987–98 die Gießener Klinik kommissarisch geleitet hatte. **1989**

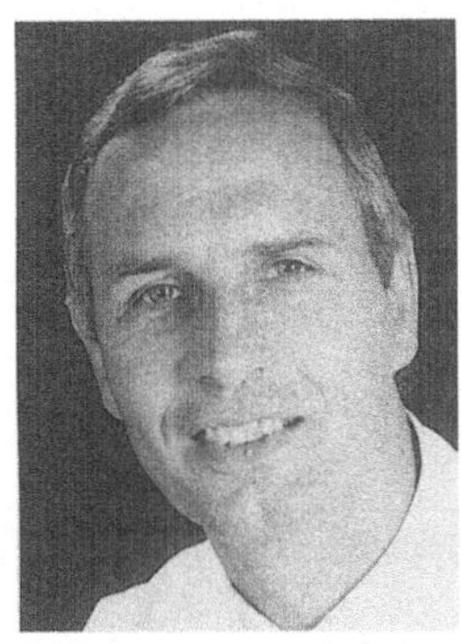

Klaus Jahnke *(* 1941)*
Amtszeit seit 1989
1977 Wechsel als Oberarzt nach Tübingen
1987–1989 Kommissarischer Leiter der Klinik in Gießen
1976 Habilitation bei F. Wustrow in Köln
1989 Ablehnung eines Rufes nach Gießen
1989 Ruf nach Essen

Unter Klaus Jahnke habilitierter Schüler: Martin Schrader.

Vorübergehend weiterer habilitierter Mitarbeiter: Wolfgang Stoll (siehe unter Münster).

Klaus Jahnke stammt aus Stettin, wuchs aber in Berlin auf. Seine Fachausbildung erhielt er bei Fritz Wustrow in Köln. Als Oberarzt wechselte er 1977 von Köln nach Tübingen zu Dietrich Plester. In Essen konnt er bisher neben der Neueinrichtung einer audiologischen Abteilung auch den Laborbereich der Klinik erweitern. Seine eigenen Forschungsschwerpunkte betreffen die Elektronen-Mikroskopie am Innenohr sowie den Einsatz von Biomaterialien im Mittelohr und an der Schädelbasis. Weitere Forschungs-Themen der Klinik sind die Immunhistologie des Mittelohres und in Verbindung mit dem Tumorzentrum Essen das molekularbiologische Grading der Tumoren des Kopf-Hals-Bereichs.

Der gegenwärtige Bettenstand der Klinik beträgt 78 Betten. Die Zahl der ärztlichen und sonstigen akademischen Mitarbeiter ist 20.

(N)

Literatur:

Festschrift der Medizinischen Fakultät der Universität - Gesamthochschule Essen 1963–1988
Jahnke K, Persönliche Mitteilungen
Minnigerode B, Persönliche Mitteilungen
Wagemann W (1969) In memoriam J. Koch. Laryng Rhinol Otol 48:253

Frankfurt/Main

Johann Wolfgang Goethe Universität Frankfurt/Main

Zentrum der Hals-Nasen-Ohrenheilkunde

Im Benehmen mit der Stiftung Carolinum wurde 1905 von der Stadt Frankfurt der Bau einer Augen-, einer Ohren- und einer Zahnklinik geplant. Als erste „Leitende Ärzte" wurden Otto Voss für die Ohren-Klinik und Gustav Spiess für die Hals-Nasen-Klinik vorgesehen. **1905**

Otto Voss begann 1907 seine Arbeit in der im Carolinum untergebrachten Städtischen Ohren-Klinik mit 45 Betten. **1907**

Gustav Spiess übernahm 1910 im gleichen Gebäude die Leitung der Städtischen Hals-Nasen-Klinik, die mit zunächst 38, später ebenfalls 45 Betten ausgestattet war. **1910**

Im Jahr 1914 erfolgte die Gründung der Universität Frankfurt/Main. Otto Voss wurde dabei zum Ordinarius für Otologie, Gustav Spiess zum Ordinarius für Rhino-Laryngologie ernannt. Beide Kliniken waren unter einem Dach, aber mit getrennter Leitung untergebracht. **1914**

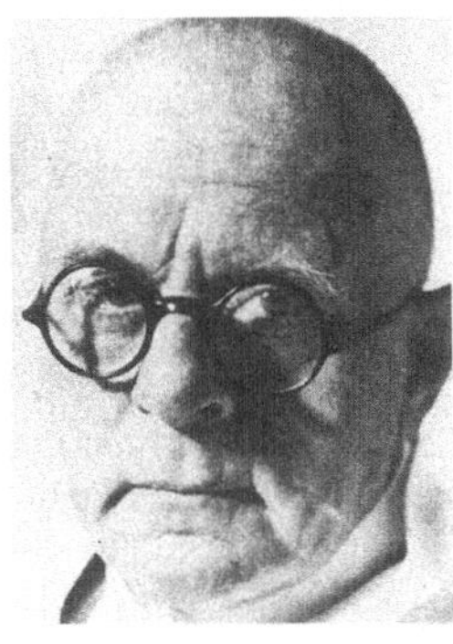

***Otto Voss** (1869–1959)*
Amtszeit (als Ordinarius): 1914–1937
1906 Habilitation bei A. Passow in Berlin
1907 Chefarzt in Frankfurt/M.
1914 Ernennung zum Ordinarius am gleichen Platz
1928 Ablehnung eines Rufes nach München
1937 Emeritierung
1959 verstorben in Berchtesgaden

Unter Otto Voss habilitierte Schüler und/oder Mitarbeiter: Josef Berberich (später Berufung nach Bonn, die wegen der Rassengesetze nicht realisiert werden konnte. Danach Emigration nach England und später nach New York. 2 Rufe nach dem 2. Weltkrieg nach Hamburg und nach Frankfurt/M. wurden von B. abgelehnt; B. wurde jedoch 1952 wieder in den Lehrkörper der Fakultät in Frankfurt aufgenommen und 1963 emeritiert; verstorben 1969 in New York); Otto Fleischmann; Karl Grahe (später Chefarzt am Katharinenhospital in Stuttgart); Carl R. Griebel (später bekannt geworden mit seiner Monographie „Die Mund- und Rachenkrankheiten"; 1954).

Otto Voss wurde in Glauchau geboren. Zu seinen akademischen Lehrern gehörten der Anatom Wilhelm Waldeyer sowie Moritz Trautmann als Otologe und dessen Nachfolger Adolf Passow, alle in Berlin.

Als hervorragender Organisator war Otto Voss sehr intensiv mit dem schrittweisen Auf- und Ausbau der neuen Ohrenklinik im Carolinum befaßt. Bei allen sich bietenden Gelegenheiten wurden Ergänzungen, Verbesserungen und Erweiterungen beantragt und erkämpft.

Mit Auszeichnungen, Ehrungen und akademischen und fachmedizinischen Funktionen überhäuft, betrachtete er doch die klinische Arbeit als den Mittelpunkt seiner Tätigkeit.

1929 Nach dem Ausscheiden von Gustav Spiess (siehe unten) übernahm Otto Voss auch die Leitung der rhino-laryngologischen Klinik und führte damit die HNO-Heilkunde in Frankfurt/Main auch institutionell zusammen.

Sein wissenschaftliches Werk hatte mehrere Schwerpunkte: Die klinische Otologie mit ihrer Infektologie, die eitrigen und septischen Verwicklungen (Hirnabszeß, Sinusthrombose) und die Traumatologie der Schädelbasis. Spätere Schwerpunkte waren dann die Vestibularisforschung, die Herdforschung und der Zusammenhang von Stoffwechsel- und Hörstörungen. Aus seiner Feder stammten zahlreiche gewichtige und grundsätzliche Publikationen, ferner Kongreß-Referate, Handbuchbeiträge und schließlich auch Monographien („Chirurgie der Schädelbasisfrakturen" (1936) sowie „Pyramideneiterung, deren Verhütung und Behandlung" (1949)).

Otto Voss besaß bis ins hohe Alter eine erstaunliche Spann- und Schaffenskraft. Nach seiner Emeritierung eröffnete er – nach dem Verlust seines Heimes durch Kriegseinwirkungen in Frankfurt – in Königssee bei Berchtesgaden eine Fachpraxis und veröffentlichte noch als 80jähriger seine Monographie über die Pyramidenspitzeneiterung. Otto Voss genoß im In- und Ausland ein sehr hohes Ansehen.

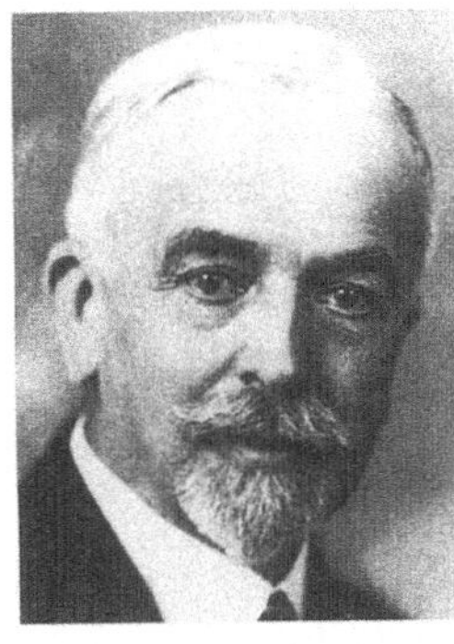

Gustav Spiess (1862–1948)
Amtszeit (als Ordinarius): 1914–1929
Habilitation (Ort und Datum nicht bekannt)
1910 Chefarzt der Hals-Nasen-Klinik in Frankfurt/M.
1914 Berufung als Ordinarius an gleicher Stelle
1929 Emeritierung
1948 verstorben in Kronberg bei Frankfurt/M.

Unter G. Spiess habilitierte Schüler: Hans Leicher (später Chefarzt am Marienhospital in Frankfurt und dann am Katharinenhospital in Stuttgart; seit 1953 Ordinarius in Mainz); Willy Pfeiffer.

Gustav Spiess wurde in Frankfurt am Main geboren. Seine fachliche Ausbildung erhielt er bei Moritz Schmidt, der ebenfalls in Frankfurt als sehr bekannter Laryngologe praktizierte. Spiess hatte mehrere wissenschaftliche Schwerpunkte: Er war ein hervorragender Operateur und dementsprechend standen die laryngologischen und rhinologischen Eingriffe auch im Vordergrund seiner Publikationen. Damit eng zusammen hing das Gebiet der Stimmstörungen und ihrer Behandlungsmöglichkeiten. Auch die Tuberkulose der oberen Luftwege war ein naheliegendes und von ihm intensiv bearbeitetes Thema. Ein drittes Arbeitsgebiet umfaßte die Lokalanästhesie und die Schmerzbekämpfung allgemein und im Zusammenhang damit auch die sog. Heilanästhesie. Dazu kamen andere Publiktionen mit rein praktisch-klinischer Thematik.

Gustav Spiess besaß eine große technische und manuelle Begabung, so daß auch zahlreiche Operationsinstrumente und -geräte von ihm entwickelt wurden. Er war schon als relativ junger Arzt zu einer Kehlkopfoperation bei Kaiser Wilhelm II gerufen worden und hatte diese Aufgabe zur vollen Zufriedenheit des Patienten ausgeführt. Dies alles und besonders wohl seine sprichwörtliche operative Geschicklichkeit dürften dazu beigetragen haben, daß Spiess von sehr vielen Patienten aus aller Welt aufgesucht wurde und deshalb außerhalb der Klinik eine umfangreiche Praxis in einer Privatklinik zu versorgen hatte.

(Zur Fusion von Rhino-Laryngologischer und Otologischer Klinik siehe unter O. Voss.)

Nach der Emeritierung von O. Voss erhielt Max Schwarz, bis dahin **1937**
Oberarzt in Tübingen, den Ruf auf den Frankfurter Lehrstuhl.

***Max Schwarz** (1898–1990)*
Amtszeit in Frankfurt: 1937–1945
1929 Habilitation bei W. Albrecht in Tübingen
1937 Ruf nach Frankfurt/M.
1945 Entlassung durch die Militärregierung
(Weitere Angaben zur Person und Foto siehe unter Tübingen, S. 273)

Unter Max Schwarz in Frankfurt habilitierter Schüler: Hellmuth Uffenorde jun. (später Chefarzt in Göttingen).

Max Schwarz wurde in Freiburg/Brsg. geboren. Seine Lehrer waren der Anatom M. Heidenhain und W. Albrecht, beide in Tübingen. Schon rund 2 Jahre nach Übernahme der Frankfurter Klinik durch Schwarz brach der 2. Weltkrieg aus. Die Klinik wurde – wie viele andere auch – in ein Lazarett umgewandelt. Schwarz wurde – als Stabsarzt – Chef dieses Lazarettes bis Kriegsende.

Das Hauptgewicht der wissenschaftlichen Arbeit von Schwarz lag vor und in seiner Frankfurter Zeit auf dem Gebiet der Vererbungs- und Konstitutions-Forschung, der Zwillingsforschung (zusammen mit seinem Lehrer W. Albrecht) und der formalen Genese der Nasen-Nebenhöhlen und der pneumatischen Räume des Felsenbeins. „Anlage und Pneumatisation“, „Körperbau und Schleimhautcharakter“, die Lehre von den Schleimhaut-Typen und schließlich die „Bedeutung des Ganzheitsbegriffs für Forschung, Klinik und Unterricht“ waren Themen, mit denen er sich wiederholt, z.T. auch in Monographien äußerte. Seine Monographie „Ererbte Taubheit. Grundzüge zur Erkennung ererbter Hörstörungen ...“ bildete im sog. Dritten Reich eine der Grundlagen „zur Verhinderung erbkranken Nachwuchses“.

1945 In der Zeit zwischen dem Ausscheiden von M. Schwarz 1945 und der Berufung eines Nachfolgers im Jahre 1947 führte der frühere Assistent der Klinik Georg Scholz (später Chefarzt im Marienkrankenhaus in Frankfurt) kommissarisch die Klinik.

1947 1947 erhielt Artur Blohmke den Ruf nach Frankfurt/M.

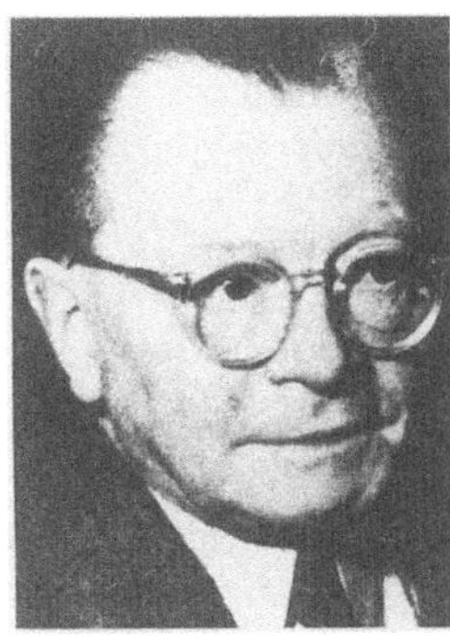

Artur Blohmke *(1888–1956)*
Amtszeit: 1947–1956
1918 Habilitation bei P. Stenger in Königsberg
1928–1945 Chefarzt am Krankenhaus der Barmherzigkeit in Königsberg (Opr.)
1945/46 kommissarischer Leiter der Erlanger Univ.-HNO-Klinik
1947 Chefarzt am Städt. Krankenhaus in Mannheim
1948 Ruf nach Frankfurt/M.
1956 verstorben in Frankfurt/M.

Habilitierter Mitarbeiter: Rudolf Link (Habilitation 1943 in Prag; später Ordinarius in West-Berlin und dann in Hamburg).

Artur Blohmke war gebürtiger Danziger. Seine Lehrer waren P. Stenger in Königsberg, A. de Kleyn und R. Magnus in Utrecht und R. Bárány in Stockholm. Blohmke hatte – unmittelbar und mittelbar bedingt durch die Ereignisse des 1. und 2. Weltkriegs – ein sehr unruhiges und auch zerrissenes berufliches Leben (s.o.). Seiner wissenschaftlichen Arbeit war dies kaum anzumerken. Sein Oeuvre war breit gestreut: Ein wichtiger Akzent lag auf der Vestibularisforschung. Dazu kamen Arbeiten über die eitrigen Komplikationen im Bereich des Ohres und der Nasen-Nebenhöhlen. Weitere Themen: Die Infektionskrankheiten im Fachgebiet und die Pathologie der Tonsillen. Auch die operative Behandlung der otogenen Meningitis und die Ausarbeitung der sog. „Zisternen-Drainage" bei basaler Meningitis waren von ihm bevorzugte Themen. Ein Handbuch-Beitrag über die Chirurgie des Ohres und weitere Artikel von ihm in monographischer Form verdienen hier Erwähnung.

Er starb an den Folgen eines Schlaganfalls nach langem Leiden. Während der Erkrankung von Blohmke leitete Alfred Becker (habilitierter Oberarzt in Marburg) für etwa 2 Jahre die Klinik kommissarisch.

Nach A. Blohmkes Tod erhielt Richard Mittermaier, zu dieser Zeit Ordinarius in Marburg/Lahn den Ruf nach Frankfurt am Main. **1956**

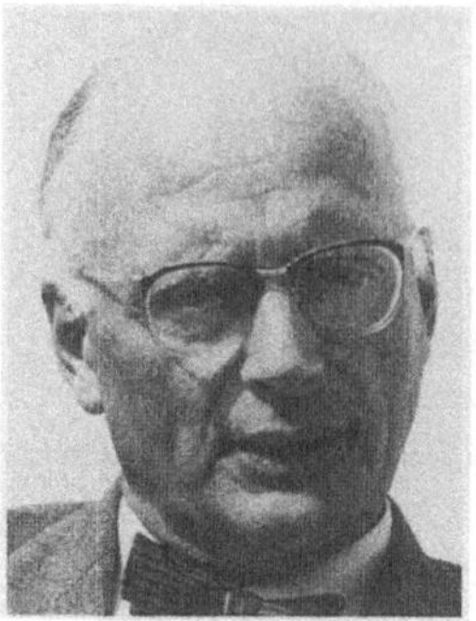

Richard Mittermaier (1897–1983)
Amtszeit in Frankfurt: 1956–1966
1930 Habilitation bei O. Kahler in Freiburg/Br.
1940–1946 Chefarzt in Erfurt
1946/1947 Chefarzt in Karlsruhe
1948 Ruf nach Marburg
1950 Ablehnung eines Rufes nach Wien
1956 Ruf nach Frankfurt/M.
1966 Emeritierung
1983 verstorben in Freiburg/Br.

Unter R. Mittermaier habilitierte Schüler: Hans-Georg Boenninghaus (Habilitation bereits in Marburg; später Chefarzt in Karlsruhe und dann Ordinarius in Heidelberg); Gerhard Rossberg (später Chefarzt im Krankenhaus St. Georg in Hamburg).

Weiterer habilitierter Mitarbeiter: Werner Ristow (habilitiert in Rostock).

Richard Mittermaier wurde in Hamburg geboren. Seine fachliche Ausbildung erhielt er bei dem Hygieniker Paul Uhlenhut, dem Chirurgen Erich Lexer und bei Otto Kahler, alle in Freiburg, sowie bei dem Pharmakologen Paul Trendelenburg in Berlin.

Die Arbeitsgebiete Richard Mittermaiers waren mehrere: In erster Linie ist die Vestibularisforschung (u.a. Elektronystagmographie) zu nennen, in der Mittermaier eine Autorität war. Zahlreiche Publikationen und ein umfassendes Handbuch-Kapitel betrafen dieses Thema. Ein anderer Schwerpunkt war die Röntgendiagnostik des Faches, zu der er eine umfangreiche, weit verbreitete und für die Weiterentwicklung des Faches bedeutungsvolle Monographie herausbrachte. Auf ähnlich hoher Fachkompetenz basierte sein Kongreßreferat über die „Ohrenärztliche Begutachtung“. Seine zahlreichen Publikationen beschäftigten sich aber noch mit vielen anderen – vorwiegend klinischen – Einzelthemen.

Seit 1947 gab Richard Mittermaier zusammen mit Hans Leicher und Max Meyer die Zschr. Laryngologie, Rhinologie und Otologie heraus und sorgte als zeitweiliger verantwortlicher Redakteur für hohes Niveau und Aktualität des Inhalts dieses Periodikums. Richard Mittermaier genoß als Mensch, Arzt und Wissenschaftler hohes Ansehen im In- und Ausland. Verantwortungsvolle Funktionen in der akademischen und beruflichen Selbstverwaltung und im sozialen Bereich (Lebenshilfe für geistig behinderte Kinder) wurden von ihm in selbstverständlicher Pflichterfüllung wahrgenommen. Er war für Kollegen und Patienten ein Vorbild persönlicher Einfachheit, Lauterkeit und Unbestechlichkeit und ein großer, beispielgebender Arzt.

Nach der Emeritierung Richard Mittermaiers wurde Karl-Heinz Vosteen, bislang Chefarzt am Krankenhaus St. Georg in Hamburg, auf den Frankfurter Lehrstuhl berufen. 1966

Karl-Heinz Vosteen *(* 1925)*
Amtszeit in Frankfurt: 1966–1977
1958 Habilitation bei O. Steurer in Hamburg
1962–66 Chefarzt am Krankenhaus St. Georg in Hamburg
1966 Ruf nach Frankfurt/M.
1977 Ruf nach Düsseldorf
(Weitere Details zur Person und Foto siehe unter Düsseldorf, S. 69)

Unter Karl-Heinz Vosteen in Frankfurt habilitierte Schüler: Wolfgang Arnold (später Chefarzt in Luzern und dann Ordinarius an der HNO-Klinik der TU München); Uwe Ganzer (später Ordinarius in Mannheim und dann in Düsseldorf); Christoph von Ilberg (später Ordinarius und Nachfolger Vosteens in Frankfurt); Hans Rudolf Nitze (später Chefarzt in Berlin-Neukölln); Heinrich Schaupp; Dietrich Röser (Leiter der Abteilung für Audiologie und Medizinische Akustik an der Frankfurter Klinik); Gerd Rosemann.

Weitere habilitierte Mitarbeiter: John Tung Chou; T. Yamashita (später Lehrstuhlinhaber in Osaka/Japan).

K. H. Vosteen baute in Frankfurt schwerpunktmäßig die wissenschaftlichen Labors für Elektronenmikroskopie, Mikrobiologie und Elektrophysiologie des Innenohres sowie ein Labor für die Grundlagenforschung auf dem Gebiet der Tumorbiologie auf. Ein klinisches besonderes Arbeitsfeld war zudem die konservierende Kehlkopf-Chirurgie. Anfang der siebziger Jahre wurden im Rahmen der bisherigen Klinik neben einer Abteilung für „Allgemeine HNO-Heilkunde" auch Abteilungen für Neurootologie sowie für Phoniatrie und Audiologie eingerichtet.

Eine in der Zeit der „Hochschulreform" angestrebte darüber hinausgehende weitere Aufsplitterung der Klinik konnte von Vosteen durch beständigen und festen Widerstand verhindert werden.

Nach dem Weggang von K.-H. Vosteen nach Düsseldorf wurde der Oberarzt der Klinik, Christoph von Ilberg, mit der kommissarischen Leitung der sog. „Klinischen Abteilung" der inzwischen durch die aktuelle „Hochschulreform"-Politik in mehrere selbständige Abteilungen zerstückelten Frankfurter Univ.-HNO-Klinik beauftragt. Diese kommissarische Phase dauerte von 1977 bis 1984. Erst dann wurde von Ilberg als Ordinarius für HNO-Heilkunde und geschäftsführender Direktor der Klinik berufen. 1977

1984

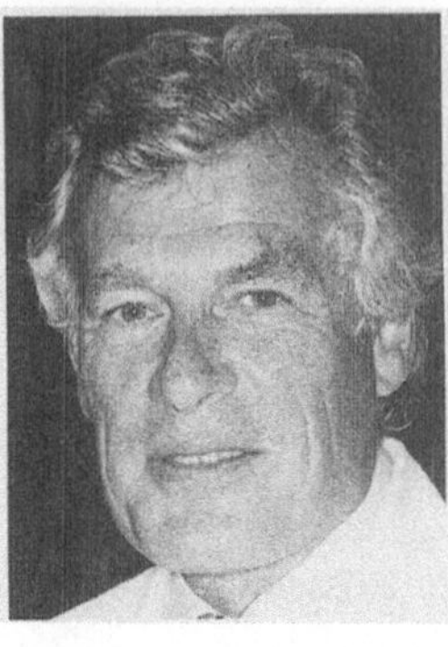

Christoph von Ilberg (1935)*
Beginn seiner Amtszeit: 1984
1969 Habilitation bei K. H. Vosteen in Frankfurt/M.
1977–1984 kommissarischer Leiter der „klinischen Abteilung" der Frankfurter Klinik
1984 Ruf auf den Lehrstuhl in Frankfurt

Unter Chr. von Ilberg habilitierte Schüler: Christian Desloovere (später Ordinarius für Neurootologie an der Universität Leuwen); Andreas Klima; Marco Lörz; Erhard Meyer-Breiting.

Weitere habilitierte Mitarbeiter: Dietrich Röser (Leiter der sog. „Abteilung 2 Audiologie" der Klinik); Gerd Rosemann; Heinrich Schaupp.

Christoph von Ilberg wurde in Frankfurt/M. geboren. Er erhielt auch seine Fachausbildung in Frankfurt bei R. Mittermaier und K. H. Vosteen, nachdem er vorher 2 Jahre bei E. Heinz (Biochemie), ebenfalls in Frankfurt, gearbeitet hatte. Ein zwischenzeitlicher Aufenthalt bei H. Spoendlin in Zürich diente der Einarbeitung in das Gebiet der Elektronenmikroskopie.

Forschungsschwerpunkte v. Ilbergs sind die Morphologie und Pathophysiologie des Innenohres sowie morphologische und physiologische Studien an der Trachea. Auf dem klinischen Sektor stehen die Chirurgie der laryngo-trachealen Stenosen, die Mikrochirurgie im Bereich der Nasen-Nebenhöhlen und der Einsatz des Lasers im Fachgebiet im Mittelpunkt des Interesses.

In den Jahren seit seiner definitiven Berufung konnte v. Ilberg das sog. Zentrum der HNO-Heilkunde teilweise wieder umstrukturieren in eine HNO-Klinik und eine Abteilung für Phoniatrie und Pädaudiologie.

In der Amtszeit von v. Ilberg konnte auch die Klinik durch einen Neubau des Operationstraktes erweitert werden.

Der Bettenbestand der Klinik liegt derzeit bei 73 Betten. Die Zahl der ärztlichen und sonstigen akademischen Mitarbeiter beträgt 21.

Phoniatrie

In der Amtszeit Mittermaiers und Vosteens wurden die phoniatrischen Aufgaben in der Klinik nebenamtlich von Günther Habermann (habilitiert in Leipzig; später Chefarzt in Frankfurt/M.-Höchst) wahrgenommen.

Eine „Abteilung für Phoniatrie und Pädaudiologie im Zentrum der Hals-Nasen-Ohren-Heilkunde“ wurde 1990 von v. Ilberg eingerichtet **1990**
und bis 1993 kommissarisch von ihm geleitet.

Seit 1993 steht die Abteilung unter der Leitung von

> **Volker Gall** (* 1943)
> 1984 Habilitation bei W. Pfau in Halle
> 1993 Ruf auf den Lehrstuhl für Phoniatrie und Pädaudiologie in Frankfurt/M.

Arbeitsgebiete von Gall sind die Glottiskymographie und die objektive elektroakustische Stimmdiagnostik, in jüngster Zeit sind es u.a. die otoakustischen Emissionen, die frequenzspezifische Hirnstamm-Audiometrie und die Chochlea-Implant-Habituation im frühen Kindesalter.

(N)

Literatur:

Boenninghaus H-G (1984) Richard Mittermaier. Laryng Rhinol Otol 63:1

Boenninghaus H-G (1991) Erinnerung an Richard Mittermaier. HNO-Informationen Heft 2:49

Boenninghaus H-G, Persönliche Mitteilungen

Ilberg Chr v, Persönliche Mitteilungen

Leicher H (1948) Gustav Spiess zum Gedächtnis. Laryng Rhinol Otol 27:229

Leicher H (1960) Otto Voss zum Gedächtnis. Laryng Rhinol Otol 39:125

Link R (1956) Artur Blohmke. Laryng Rhinol Otol 35:457

Loew St (1986) Die Entwicklung der Frankfurter HNO-Klinik von ihren Anfängen bis 1945. Dissertation Frankfurt/M

Freiburg im Breisgau

Albert-Ludwigs-Universität Freiburg

Klinik und Poliklinik für Hals-Nasen-Ohrenheilkunde

Vor 1900

Die Otologie wurde Ende des vergangenen Jahrhunderts in Freiburg durch Carl Rudolph Thiry (1831–1892) vertreten, der als Schüler von Adam Politzer (Wien) und Ignaz Gruber (Wien) seit 1872 Ohrenheilkunde unterrichtete und eine kleine Poliklinik für Ohrenkranke leitete. Von der Medizinischen Fakultät Freiburg wurde ihm die Ehrendoktorwürde verliehen. Sein Schüler war Emil Bloch (siehe unten).

Vertreter der Laryngologie in Freiburg war seit 1879 Wilhelm Hack (1851–1887). Er habilitierte sich 1879 bei dem Chirurgen Hermann Maas für Dermatologie und Laryngologie, nachdem er bei den Laryngologen Leopold Schrötter (von Kristelli) und Johann Schnitzler in Wien hospitiert hatte.

Um 1900

Eine neue otologische Poliklinik war 1892, eine otologische Klinik mit 20 Betten 1899 errichtet worden. Deren Leiter war seit 1882 Emil Bloch. Parallel dazu entstanden 1892 eine Rhino-Laryngologische Poliklinik und 1899 eine kleine Rhino-Laryngologische Klinik, denen Gustav Killian vorstand.

Beide, der Otologische und der Rhino-Laryngologische Poliklinik/Klinik-Komplex, waren im gleichen Gebäude untergebracht. Sie hatten jedoch getrennte Leitung, Personal und Verwaltung.

Emil Bloch *(1847–1920)*
Amtszeit: 1892–1919
1892 Habilitation bei von Kries (Physiologie) in Freiburg/Br.
1892 Berufung als Nachfolger von Thiry in Freiburg/Br.
1919 Emeritierung
1920 verstorben in Freiburg/Br.

Emil Bloch stammte aus Emmendingen/Baden. Zu seinen Lehrern zählten Thiry und Hack, aber wahrscheinlich auch A. Politzer in Wien und H. Gutzmann sen. in Berlin.

Gründung und Aufbau der ersten Freiburger Ohrenklinik sind das Verdienst von Emil Bloch. Dessen wissenschaftlicher Schwerpunkt lag auf dem Gebiet der Ohr-Physiologie und der klinischen Otologie. Eine Monographie „Die Pathologie und Therapie der Mundatmung" und ein Handbuchbeitrag zu Semiotik und Therapie der Nasen- und Rachen-Krankheiten zeigt aber bereits, daß Bloch sein Fach nicht in engen Grenzen, sondern als Teil der erst später zu einer klinischen Einheit verschmelzenden Oto-Rhino-Larnygologie sah. Für diese Verschmelzung hat sich Bloch nachhaltig eingesetzt. Auch mit der in den Anfängen stehenden Phoniatrie hat er sich in mehreren Publikationen befaßt.

***Gustav Killian** (1860–1921)*
Amtszeit in Freiburg: 1888–1911
1888 Habilitation in Freiburg und Ruf auf den Freiburger Lehrstuhl
1911 Ruf nach Berlin
(Weitere Einzelheiten zum Lebenslauf und Foto s. unter Berlin, S. 19)

Unter Gustav Killian in Freiburg habilitierte Schüler: Walther Albrecht (später Ordinarius in Tübingen); Wilhelm Brünings (später Ordinarius in Greifswald, dann in Jena und schließlich in München); Carl von Eicken (später Ordinarius in Giessen, dann Nachfolger Killians in Berlin).

Weiterer habilitierter Mitarbeiter: Maximilian Weingärtner (später Chef der Ohren-Klinik im Klinikum Ziegelstraße, Berlin).

Weiterer erwähnenswerter Mitarbeiter: Ino Kubo (später Ordinarius in Fukuoka und später in Tokyo).

Gustav Killian wurde in Mainz geboren. Seine Lehrer im Fach waren Arthur Hartmann, Hermann Krause und Bernhard Fränkel, alle in Berlin.

Killian hatte zunächst in Mannheim eine Praxis eröffnet. Nachdem Hack 1887 tödlich verunglückt war, übersiedelte Killian nach Freiburg, wo ihm zunächst provisorisch die Leitung der Hack'schen Poliklinik im Rahmen der Inneren Klinik (unter Bäumler) übertragen wurde, bis er sich 1888 für Rhinologie und Laryngologie habilitierte und dann auch offiziell die Nachfolge Hacks antreten konnte.

Gustav Killians wissenschaftliches und klinisches Arbeitsfeld war die Rhino-Laryngologie. Er hat deren Entwicklung entscheidend mitbestimmt. Mit seinem Namen sind u.a. verbunden eine Methode der submukösen Septumresektion, ein Operationsverfahren zur Stirnhöhlen-Radikaloperation, die Entwicklung der direkten Bronchoskopie (1898) und die Einführung der Schwebe-Laryngoskopie (1909). Freiburg wurde während der Zeit Gustav Killians zu einem Mekka der Laryngologie.

Nachdem Killian 1911 einem Ruf nach Berlin gefolgt war, wurde Otto Kahler sein Nachfolger auf dem Freiburger Lehrstuhl. 1911

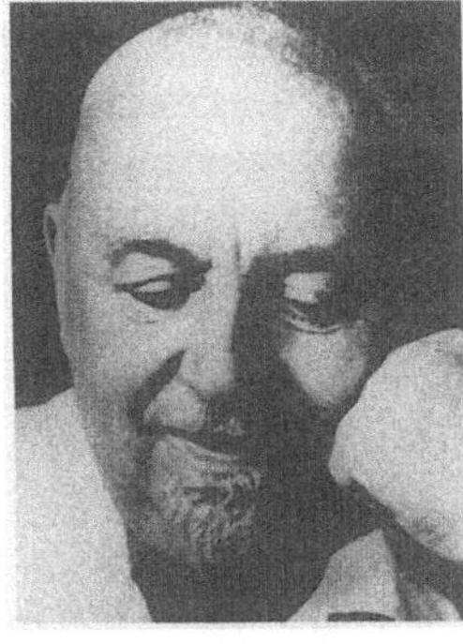

Otto Kahler *(1878–1946)*
Amtszeit 1911–1946
1910 Habilitation bei O. von Chiari in Wien
1911 Ruf nach Freiburg/Br.
1946 verstorben in Freiburg

Unter Otto Kahler habilitierte Schüler und/oder Mitarbeiter: Karl Amersbach (später Ordinarius in Prag und dann in Düsseldorf); Richard Mittermaier (später Chefarzt in Erfurt, dann Ordinarius in Marburg und später in Frankfurt/M.); Otto Erich Riecker (später Chefarzt in Wuppertal); Camillo Ruf (später Chefarzt in Stuttgart); Rudolf Schilling (später Abteilungsleiter für Phoniatrie an der HNO-Klinik in Freiburg/Br.; siehe weiter unten).

Otto Kahler stammte aus Prag. Zu seinen Lehrern gehörten der Chirurg Gussenbauer und der Rhino-Laryngologe v. Chiari, beide in Wien.

Otto Kahler war eine sehr markante Persönlichkeit. Nach einer längeren Vorbereitungszeit in Anatomie, Pathologie und Chirurgie begann er in Wien seine Fachausbildung und konnte schon bald mit eigener wissenschaftlicher Arbeit auf sich aufmerksam machen, wobei die Pathologie und Klinik der Erkrankungen der oberen Luftwege und dabei die endoskopischen Untersuchungs- und Behandlungsmethoden im Vordergrund standen. Tracheo-, Broncho- und Ösophagoskopie erhielten von ihm entscheidende Impulse. Der Ruf nach Freiburg traf für den erst 34jährigen Kahler völlig überraschend ein. Er sollte für noch einmal 34 Jahre dann dort ein international hochgeschätzter Fachvertreter sein.

Die wissenschaftliche und klinische Arbeit Otto Kahlers umfaßte das gesamte Fach. Schwerpunkte waren die Rhino-Laryngologie und die verschiedenen dort einsetzbaren Endoskopie-Verfahren. Praktisch-klinische Fragestellungen standen im Vordergrund, so z.B. die Diagnostik und Therapie der gut- und bösartigen Geschwülste der oberen Luftwege. Aber auch die Möglichkeiten der photographischen Dokumentation krankhafter Befunde im schwer zugängigen Fachgebiet und später die neuen technisch-pyhsikalischen Methoden der Audiologie („Otoaudion") beschäftigten ihn sehr. Ganz besonders ist Kahlers Name mit einer herausragenden literarisch-wissenschaftlichen Leistung verbunden, der mit A. Denker (Halle) zusammen konzipierten Herausgabe des klassischen 9bändigen Handbuchs der HNO-Heilkunde, dessen 1. Band 1927 und dessen letzter Band bereits 1930 erschien. Mehrere Kapitel darin stammen zudem aus der Feder Kahlers. Dieses Handbuch, das eine umfassende Sichtung und Sammlung des zeitgenössischen internationalen Fachwissens enthielt, wurde Grundlage und Kompaß für die Ausbildung, wissenschaftliche und klinische Arbeit mehrerer Generationen von Oto-Rhino-Larnygologen.

1919 Nach dem Ausscheiden des Otologen Emil Bloch erfolgte – wie nach Ende des 1. Weltkriegs auch an vielen anderen Universitäten – die Vereinigung der Otologischen mit der Rhino-Laryngologischen Klinik und zugleich eine bauliche Erweiterung der nunmehr neu gegründeten Gesamtklinik.

1932 1932 konnte dann eine längst geplante neue, modern eingerichtete und sehr leistungsfähige HNO-Klinik mit 95 Betten in Betrieb genommen werden.

1944 1944 wurde Ende des Krieges diese Klinik durch einen Bombenangriff völlig zerstört; Patienten und Mitarbeiter kamen in jener Nacht ums Leben.

In einer Notunterkunft in einem Freiburger Vorort konnte schon nach wenigen Tagen dank der Tatkraft Kahlers und seiner Mitarbeiter die ärztliche Versorgung behelfsmäßig weitergeführt werden.

Trotz stark angeschlagener Gesundheit setzte sich Kahler rastlos und energisch für den Wiederaufbau einer voll arbeitsfähigen Klinik und die Fortführung des klinischen Unterrichts bis zuletzt ein, ohne sich zu schonen. Aber schon 1946 erlag er einem Herzversagen. Otto Kahler war eine lebensfrohe, großzügige und sehr vitale Persönlichkeit, die die Einfachheit liebte, den Dingen rasch auf den Grund ging und international hohe Anerkennung genoß.

1947 Nach dem Ableben Otto Kahlers wurde der ehemalige Oberarzt der Zange'schen Klinik in Jena, Fritz Zöllner, auf den Freiburger Lehrstuhl berufen.

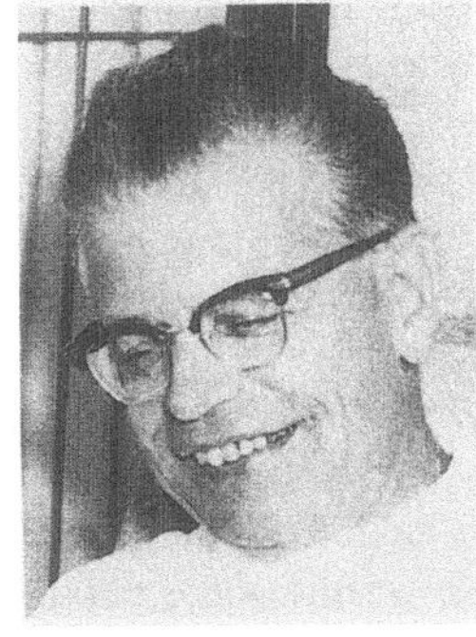

Fritz Zöllner (1901–1986)
Amtszeit: 1947–1970
1934 Habilitation bei J. Zange in Jena
1947 Ruf nach Freiburg
1970 Emeritierung
1986 verstorben in Freiburg/Br.

Unter Fritz Zöllner habilitierte Schüler: Chlodwig Beck (später Nachfolger Zöllners und Ordinarius in Freiburg); Paul Beickert (später Chefarzt in Karlsruhe); Karl-Heinz Hahlbrock (später Chefarzt in Koblenz); Gert Lange (später Chefarzt in Wuppertal); Günter Stange (später Chefarzt in Karlsruhe); Alfred Thullen (später Chefarzt in Heidenheim).

Fritz Zöllner war Wiener. Sein Lehrer im Fach war Johannes Zange in Jena.

Zöllner mußte bei Amtsantritt zunächst ein Klinikrudiment in der Wiederaufbauphase übernehmen. Die beschränkten Arbeitsbedingungen
waren erst 1964 überwunden, als für Oto-Rhino-Larnygologie und 1964
Ophthalmologie ein Klinikneubau in Betrieb genommen werden konnte. Die neue HNO-Klinik hatte 130 Betten und war großzügig und modern in Räumlichkeiten und Einrichtungen ausgestattet, so daß nun optimale Arbeitsbedingungen für Zöllner und seine Mitarbeiter verfügbar waren. Die Klinik erhielt als Sonderbereiche Abteilungen für Audiologie, für Phoniatrie und Pädaudiologie sowie für elektronenoptische Histologie. Auch ein Zentrum für schwerhörige Kinder in der Nachbarschaft Freiburgs wurde auf Initiative F. Zöllners gegründet.

Schwerpunkt der wissenschaftlichen und klinischen Arbeit Zöllners war die Otologie. Untersuchungen über die Funktion der Ohrtrompete (niedergelegt in einer Monographie) gingen seiner klinischen Beschäftigung mit der funktionsverbessernden bzw. -erhaltenden Ohrchirurgie voraus.

F. Zöllner war mit H. L. Wullstein und W. Moritz einer der Väter der Tympanoplastik und somit ein Mitbegründer der modernen Mikrochirurgie des Ohres. Dies führte ihn folgerichtig auch zu einer intensiven Beschäftigung mit der Audiologie und dem Hörgerätewesen, zu welchen er zusammen mit seinen Mitarbeitern Hahlbrock und Keller (siehe unten) wichtige Erkenntnisse und Entwicklungsschritte beisteuerte – z.B. den „Freiburger Sprachtest“ bei der Sprachaudiometrie.

Zusammen mit J. Berendes und R. Link übernahm er 1963 Planung und Herausgabe eines neuen Handbuches des Fachgebietes in 6 Bänden, das den aktuellen Wissensstand neu ordnete und zusammenstellte. Dieses sehr bekannte Instrument klinischer und wissenschaftlicher Arbeit auf dem Gesamtgebiet des Faches erlebte in den Jahren 1977 bis 1980 eine aktualisierte 2. Auflage, wobei F. Zöllner jeweils die Darstellung der Otologie als Herausgeber gestaltete. Außerdem verfaßte er ein Lehrbuch für Studenten in Taschenbuchformat.

Auch nach seiner Emeritierung 1970 bewahrte sich F. Zöllner seine Spannkraft, wobei seine Liebe zur Musik und Kunst und seine redaktionellen und fachwissenschaftlichen Verpflichtungen noch überreichlich Beschäftigung mit sich brachten.

1970 Nach der Emeritierung Fritz Zöllners übernahm dessen Schüler und langjähriger Oberarzt Chlodwig Beck die Leitung der Freiburger Klinik.

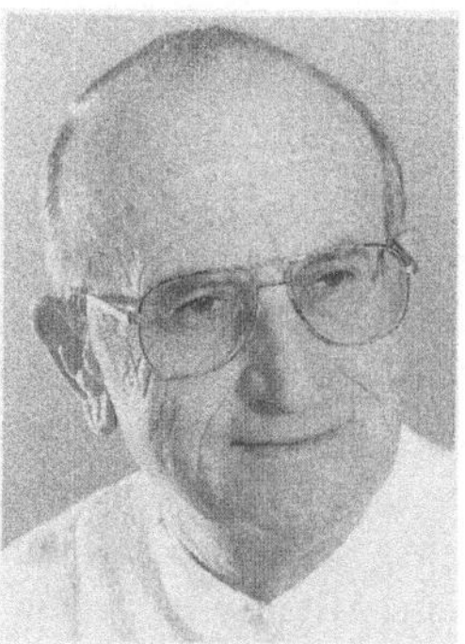

Chlodwig Beck *(* 1924)*
Amtszeit 1970–1993
1959 Habilitation bei F. Zöllner in Freiburg
1970 Ruf auf den Freiburger Lehrstuhl
1993 Emeritierung

Unter Chlodwig Beck habilitierte Schüler: Wolf Mann (später Ordinarius in Mainz); Gerd Münker (später Chefarzt in Ludwigshafen); Wolfgang Schlenter (später Chefarzt in Frankfurt/M.); Klaus Schumann (später Chefarzt in Ulm); Jürgen Strutz (später Ordinarius in Regensburg); Hilko Weerda (später Ordinarius in Lübeck); Friedrich Keller (Leiter der Audiologischen Abteilung der Freiburger Klinik); Klaus Holm (später Leiter der Abteilung für Phoniatrie und Pädaudiologie der Klinik († 1970)); Erwin Löhle (später Nachfolger K. Holms als Leiter der Sektion für Phoniatrie und Pädaudiologie der Freiburger Klinik); Waldemar Merck; Eberhard Müller-Herrmann; Rolf Hauser; Christoph Zöllner.

Weitere habilitierte Mitarbeiter: Gert Lange (siehe oben); Günter Stange (siehe oben).

C. Beck wurde in Karlsruhe geboren. Seine Fachausbildung erhielt er bei F. Zöllner.

Chlodwig Becks besonderes wissenschaftliches Interesse galt der Pathophysiologie des Innenohres. Auf diesem Gebiet stammen wichtige Arbeiten und Handbuch-Artikel aus seiner Feder. Er ist auch Autor einer Differentialdiagnose der HNO-Heilkunde. Klinische und wissenschaftliche weitere Schwerpunkte sind die Mikrochirurgie des Ohres und die funktionelle Kehlkopf- und Luftröhren-Chirurgie. Beck verstand es darüber hinaus, für spezielle Arbeitsgebiete und Schwerpunkte der Klinik wie etwa Sonographie, Audiologie und Hörgerätewesen, wie auch Phoniatrie und Pädaudiologie vielversprechende Mitarbeiter heranzuziehen und ihnen gute Arbeitsbedingungen zu bieten. Unter seiner Initiative entstanden neue Abteilungen für Neurootologie, Allergologie und klinische Elektrophysiologie.

Wie auch schon sein Amtsvorgänger hat Chlodwig Beck großen Wert darauf gelegt, enge wissenschaftliche Kontakte zu den benachbarten HNO-Kliniken im Dreiländereck und zu entfernteren internationalen Forschungszentren des Faches aufzubauen und zu pflegen.

Nach der Emeritierung Chlodwig Becks wurde zu seinem Nachfolger  1993
Roland Laszig ernannt, bis dahin Oberarzt an der Klinik der Medizinischen Hochschule in Hannover.

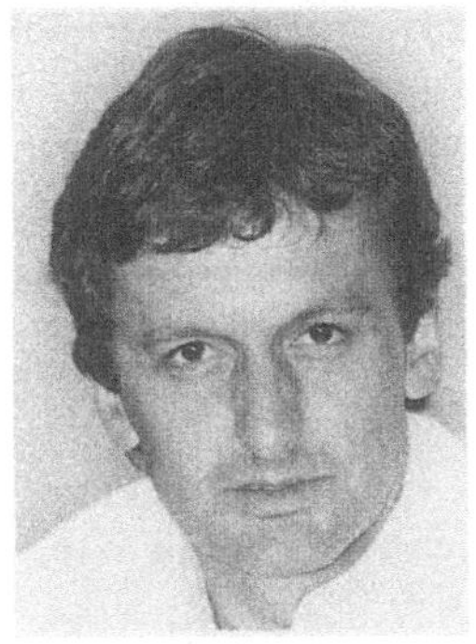

Roland Laszig *(* 1951)*
Beginn der Amtszeit 1993
1989 Habilitation bei Ernst Lehnhardt in Hannover
1993 Ruf nach Freiburg/Br.

Habilitierte Mitarbeiter: Armin Laubert (umhabilitiert von Hannover; später Chefarzt der HNO-Abteilung im St. Marien-Hospital in Hagen); Erwin Löhle (siehe oben); Friedrich Keller (siehe oben); Robert Illing.

Roland Laszig wurde in Greifswald geboren. Seine Lehrer im Fach waren Georg Neumann in Hamburg und Ernst Lehnhardt in Hannover. Die bisherigen Schwerpunkte seiner wissenschaftlichen Arbeit sind die Audiologie, die Physiologie und Pathophysiologie des Hörorgans und besonders die Versorgung und Rehabilitation von ertaubten und gehörlosen Patienten mit Hilfe von Cochlear Implants. Er ist beschäftigt auch mit der Entwicklung einer auditorischen Hirnstammprothese zur Überwindung der neuralen Schwerhörigkeit.

Inzwischen wurde unter seiner Initiative der Freiburger Klinik auch ein Cochlear-Implant-Rehabilitationszentrum angegliedert. Zum Zeitpunkt der Niederschrift dieser Übersicht wird das Klinikgebäude von Grund auf durch „Entkernung“ und Rekonstruktion erneuert.

Die Klinik verfügt derzeit über einen Bettenbestand von 100 Betten. Ihr gehören 28 ärztliche oder sonstige akademische Mitarbeiter an.

Phoniatrie

1925 Die Phoniatrie erhielt erstmals unter Otto Kahler in Freiburg eine Heimstatt. In seinem Schüler Rudolf Schilling fand er eine Persönlichkeit, die mit großem persönlichem Einsatz, pädagogischem Talent und schließlich auch großem Erfolg in Freiburg eine weltweit angesehene phoniatrische Abteilung aufbaute.

Rudolf Schilling (1876–1964)
1922 Habilitation bei Otto Kahler in Freiburg
1925 a.o. Professur in Freiburg

Die Lehrer von R. Schilling waren Emil Bloch in Freiburg, V. Hinsberg in Breslau, H. Gutzmann sen. und Th. S. Flatau, beide in Berlin.

Zusammen mit H. Gutzmann sen. in Berlin und M. Nadoleczny in München gehörte Schilling zu dem sog. „Dreigestirn der deutschen Phoniatrie“ (J. Berendes). Er konnte auf die Entwicklung seines Faches in Wissenschaft und Praxis großen Einfluß nehmen.

1966 Nach dem Tode seines Vaters (1964) wollte sein Sohn Anton Schilling die Leitung der Abteilung übernehmen. Er wechselte von Berlin nach Freiburg, verstarb aber dort noch im gleichen Jahr (siehe unter Berlin, S. 46).

1969 Als Nachfolger von Vater und Sohn Schilling übernahm 1969

Klaus Holm (1929–1979),
habilitiert bei Chl. Beck in Freiburg,

die Leitung der Abteilung für Phoniatrie und Pädaudiologie der Klinik. Holm befaßte sich wissenschaftlich u.a. mit Problemen der Lautbildung. Er verstarb bereits 1979.

1994 Sein Nachfolger, nunmehr als Leiter der „Sektion“ für Phoniatrie und Pädaudiologie (in Verbindung mit einer C3-Professur und eingebunden in die Gesamt-HNO-Klinik) wurde 1994

Erwin Löhle (* 1949),
habilitiert bei Chl. Beck in Freiburg.

Löhle hatte einen gleichzeitigen Ruf auf eine ordentliche Professur für HNO-Heilkunde mit Schwerpunkt Phoniatrie in Innsbruck abgelehnt.

Themen seiner bisherigen wissenschaftlichen Arbeit sind u.a.: Vitamin A und Zink im Innenohr; Gastrooesophagealer Reflux und Kontaktgranulome; Langzeit-Intubationsschäden; Die Anwendung von Botulinustoxin bei laryngealen und orofazialen Dystonien sowie die Indikationsstellung und Rehabilitation nach der Cochlear-Implantatation bei resthörigen Kindern.

(N)

Literatur:

Amersbach K (1948) Otto Kahler. HNO 1:95
Beck Chl (1971) Fritz Zöllner zum 70. Geburtstag. Laryng Rhinol Otol 50:499
Beck Chl (1986) Fritz Zöllner. HNO-Informationen Heft 3:11
Beck Chl, Persönliche Mitteilungen
Berendes J (1956) Rudolf Schilling zum Gedächtnis. Laryng Rhinol Otol 35:743
Berendes J (1965) In memoriam Rudolf Schilling. HNO 13:152
Killian H (1958) Gustav Killian – sein Leben, sein Werk. Dustri, Remscheid-Lennep
Löhle E, Persönliche Mitteilungen
Laszig R, Persönliche Mitteilungen
Mittermaier R (1948) Otto Kahler zum Gedächtnis. Laryng Rhinol Otol 27:72
Riecker OE (1978) Otto Kahler zum 100. Geburtstag. HNO-Informationen Heft 1:33

Gießen

Justus-Liebig-Universität Gießen (Bis 1945 Ludwigs-Universität)

Hals-, Nasen-, Ohrenklinik

Erster Fachvertreter für die Ohrenheilkunde an der Universität war Hermann Steinbrügge.

Hermann Steinbrügge *(1831–1901)*
Amtszeit: 1889–1901
1885 Habilitation in Gießen
1891 Berufung in Gießen
1901 verstorben

Steinbrügge, ein gebürtiger Hamburger, war bei Samuel Moos in Heidelberg otologisch ausgebildet worden und hatte sich dort auch habilitiert. Mit Moos hat er von 1877 an zahlreiche otologische Arbeiten ver- **Vor 1900** öffentlicht. Dann ließ er sich zunächst privatärztlich in Gießen nieder. Dort habilitierte er sich 1885 erneut. 1889 erhielt er einen Lehrauftrag für Ohrenheilkunde. 1891 wurde eine staatliche Ohrenpoliklinik eingerichtet, zu deren Leiter Steinbrügge berufen wurde. Es standen dafür im akademischen Hospital 3 Räume zur Verfügung, in begrenztem Umfang konnten Betten in der chirurgischen Klinik in Anspruch genommen werden. Steinbrügge erhielt keine Vergütung und mußte für Einrichtung und Unterhaltung selbst aufkommen, auch hatte er keinen etatmäßigen ärztlichen Mitarbeiter. Die Laryngologie wurde internistisch wahrgenommen.

Steinbrügges wissenschaftliche Arbeiten hatten vorwiegend Fragen zur pathologischen Anatomie des Ohres zum Thema. Eine diesbezügliche Monographie erschien 1891, ferner ein Atlas mit Darstellungen des Labyrinths sowie ein histologischer Beitrag über Hörnerv und Labyrinth in Schwartzes „Handbuch der Ohrenheilkunde". Auch mehrere Beiträge in „Blaus Enzyklopädie" sind zu erwähnen.

Steinbrügge wurde 1898 etatmäßiger außerordentlicher Professor, drei Jahre später starb er. Als Nachfolger wurde Emil Leutert berufen. **1901**

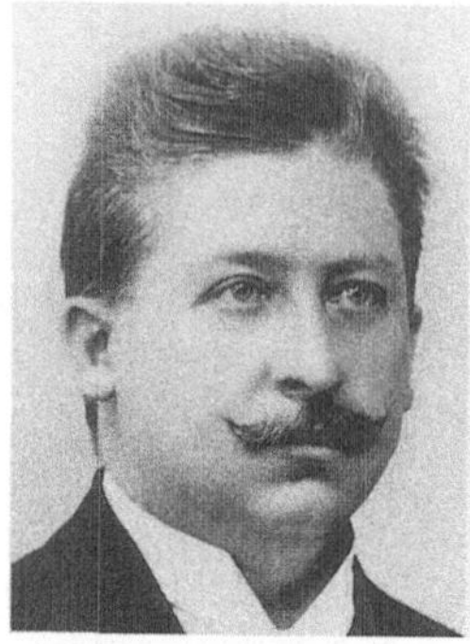

Emil Leutert (1862–1928)
Amtszeit 1901–1910
1897 Habilitation in Königsberg
1901 Berufung nach Gießen
1906 u. 1908 Rufe nach Königsberg und München abgelehnt
1910 Amtsniederlegung
1928 in Gießen verstorben

Habilitierter Schüler: Franz Nuernbergk (später Erfurt).

Leutert wurde in Halle geboren. Er war durch Besitzungen der Familie im Rheinland wirtschaftlich weitgehend unabhängig. Nach einer Ausbildung in Pathologie und Bakteriologie in Rostock wurde er für mehr als drei Jahre Schüler und Mitarbeiter von Hermann Schwartze in Halle. Weil in Halle ein Weiterkommen nicht möglich schien, ging Leutert nach Königsberg und richtete eine Privatklinik für Ohrenkranke ein.

Leutert fand in Gießen höchst unzulängliche Verhältnisse vor. Lediglich eine Assistentenstelle wurde ihm zugebilligt, die ab 1905 Franz Nuernbergk einnahm. Dieser habilitierte sich und erhielt einen Lehrauftrag für Rhinologie-Laryngologie. 1911 ging Nuernbergk nach Erfurt und wurde dort später Nachfolger von Ludwig Stacke (s. Erfurt).

Leutert bemühte sich in seiner 9jährigen Amtszeit hartnäckig um einen schon 1889 vom Vorgänger beantragten Neubau. Alle Eingaben wurden jedoch abgelehnt, wofür neben Einwänden des Großherzoglichen Ministeriums in Darmstadt wohl auch gegenläufige Interessen innerhalb der Fakultät verantwortlich zu machen waren. 1910 – Leutert war inzwischen außeretatmäßiger ordentlicher Professor geworden – resignierte er schließlich. Er beantragte und erhielt die Entlassung aus dem Staatsdienst ohne Pension und zog sich, erst 48jährig, in das Privatleben zurück. Nur einmal noch war er ohrenärztlich tätig, als sein Nachfolger in den ersten beiden Jahren des Krieges vertreten werden mußte. Da leitete er die Klinik, deren Bau dieser sogleich erreicht hatte (s. S. 113).

Leuterts wissenschaftliche Arbeiten galten der otogenen Sepsis, deren Pathogenese er klarstellte. Er propagierte die damals in der Otologie noch wenig geübte Lumbalpunktion und hob die Bedeutung der Bakteriologie für die otologische Diagnostik hervor.

1910 Noch im Jahr von Leuterts Amtsverzicht nahm der als Nachfolger berufene Carl Otto von Eicken die Arbeit in Gießen auf.

***Carl Otto von Eicken** (1873–1960)*
Amtszeit: 1910–1922
1903 Habilitation in Freiburg
1910 Berufung nach Gießen
1920/21 Rektor der Universität
1922 Nach Berlin berufen
(Weitere Lebensdaten und Foto siehe Berlin-Charité)

Unter v. Eicken habilitierte Schüler: Alfred Brüggemann (Lehrstuhl in Dorpat und später in Gießen).

Von Eicken wurde nach vorbereitender Ausbildung in der Chirurgie in Heidelberg (Czerny) langjähriger Assistent von Gustav Killian in Freiburg (Laryngologie) und zeitweise von Friedrich Siebenmann in Basel und Werner Kümmel in Heidelberg (Otologie). Er erhielt den Ruf auf den Lehrstuhl in Gießen für das ganze HNO-Fach. Ihm gelang es schon nach kurzer Zeit, den seinem Vorgänger verwehrten Neubau einer Hals-Nasen-Ohrenklinik durchzusetzen, wobei eine Rufablehnung 1911 nach Erlangen hilfreich war. Auch wurde er persönlicher Ordinarius mit Sitz und Stimme in der Fakultät. Eine solche Position war für HNO-Fachvertreter bis dahin nur in Berlin, Rostock und Halle erreicht worden.

Die 1913 eingeweihte Klinik war mit 50 Betten und reichlichen Neben- **1913**
räumen nach den damaligen Maßstäben ein großzügiger Bau. Er steht noch heute nach Beseitigung schwerer, 1944 entstandener Bombenschäden und nach begrenzten baulichen Erweiterungen.

v. Eickens Arbeiten in Gießen beschäftigten sich mit der Laryngo-Bronchoskopie. Eine von ihm projektierte Spezialheilstätte für Kranke mit einer Kehlkopftuberkulose wurde unter seinem Schüler und Nachfolger A. Brüggemann errichtet.

1922 nahm v. Eicken, der in den Nachkriegsjahren auch Rektor der Uni- **1922**
versität geworden war, einen Ruf nach Berlin auf den Lehrstuhl seines Lehrers Gustav Killian an. Sein Nachfolger wurde Alfred Brüggemann.

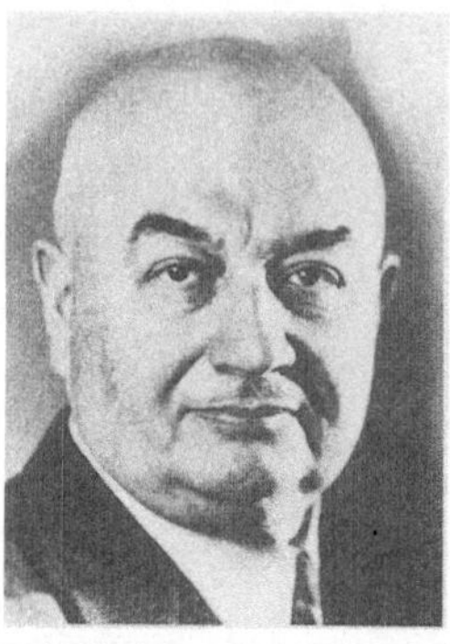

Alfred Brüggemann (1882–1971)
Amtszeit 1922–1945
1914 Habilitation in Gießen
1917 Berufung nach Dorpat (bis 1918)
1922 Berufung nach Gießen
1923 und 1943–1945 Rektor der Universität
1945 Amtsenthebung
1954 Rehabilitierung und Emeritierung
1971 in Gießen verstorben

Unter Brüggemann habilitierte Schüler: Fritz von der Hütten; Alexander Herrmann (später Chefarzt in Erfurt und Ordinarius in Greifswald, dann in Mainz und zuletzt in München); Walter Moritz (Chefarzt in Hannover); Conrad Arold (Chefarzt der Gießener Tuberkuloseheilstätte).

Brüggemann, in der Nähe von Essen geboren, wurde nach vorbereitender Ausbildung in der Pathologie (Lubarsch, Düsseldorf) und der Chirurgie (Anschütz, Kiel) 1912 Schüler von Carl v. Eicken in Gießen. Ein Ruf (1917) an die damals deutsch geführte Universität in Dorpat hatte, bedingt durch den Ausgang des ersten Weltkrieges, nur eine kurze Tätigkeit im Baltikum zur Folge. Brüggemann kehrte nach Gießen zurück und wurde 1922 dann Nachfolger seines Lehrers.

Brüggemanns fachliche Interessen waren kriegsbedingt die Kehlkopfverletzungen. Er entwickelte zur Behandlung der Kehlkopf- und Trachealstenosen die sogenannte „Bolzenkanüle". In weiteren Arbeiten befaßte er sich mit der Kehlkopftuberkulose. Er erstattete ein Kongreßreferat über die Lupuserkrankung.

1930 1930 wurde der Neubau einer modernen Spezialklinik zur zentralen Behandlung der Kehlkopftuberkulose in Deutschland in unmittelbarer Nähe der HNO-Klinik eröffnet („Klinik Seltersberg"). Sie wurde bis 1945 in Personalunion vom Direktor der Universitäts-HNO-Klinik geleitet. Als pulmologisch ausgebildeten Mitarbeiter gewann Brüggemann Conrad Arold, der später die Klinik selbständig führte. Nach 1945 verlor die Heilstätte durch die Wirkung der tuberkulostatischen Therapie ihre Bedeutung für die Laryngologie und wurde eine allgemeine pulmologische Klinik.

Brüggemann, ein umgänglicher, immer auf Ausgleich bedachter und allseits geschätzter Mann, wurde schon 1929 zum Rektor der Universität gewählt. Er, der wohl ein national gesinnter, aber nicht fanatisch-politischer Mensch war, ließ sich vor dem Ende des zweiten Weltkrieges, 1943, überreden, in dieser für die Universitätsführung schwierigen Zeit das exponierte Amt des Rektors ein zweites Mal zu übernehmen. Das führte dazu, daß Brüggemann politische Entscheidungen vertreten mußte und 1945 von der Militärregierung abgesetzt wurde.

Ende 1944 war die Klinik bis zum ersten Stockwerk niedergebrannt und **1944**
nicht mehr benutzbar. Für längere Zeit war nur ein Notbetrieb in einer ländlichen Ausweichstelle möglich.

1947 wurde der Oberarzt der Marburger HNO-Klinik, Gerhard Eigler, **1947**
mit der zunächst kommissarischen Klinikleitung beauftragt und 1950 **1950**
berufen.

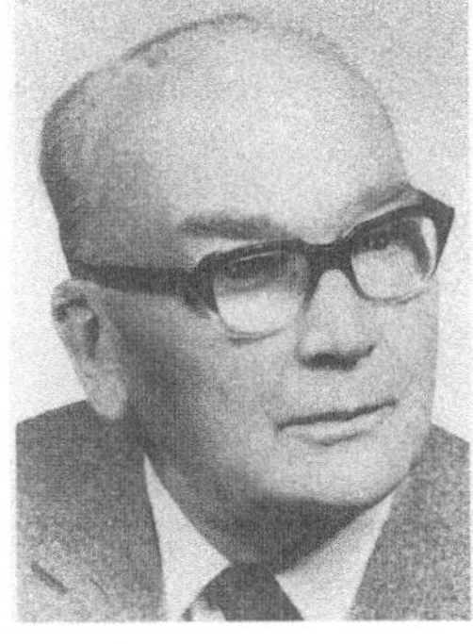

***Gerhard Eigler** (1900–1975)*
Amtszeit: 1950–1970
1934 Habilitation in Halle
1950 Berufung nach Gießen
1961/1962 Rektor der Universität
1970 Emeritierung
1975 in Gießen verstorben

Unter Eigler habilitierte Schüler: Joachim Drabe (später Chefarzt in Lüdenscheid); Rudolf Schröer (Chefarzt am Bundeswehrkrankenhaus Gießen).

Eigler stammte aus Pommern. Nach einer bakteriologischen Ausbildung in Hamburg wurde er 1930 Assistent in Halle bei Adolf Eckert-Möbius, wo er sich habilitierte. 1936/37 war er Oberarzt in Königsberg bei Wilhelm Berger, ließ sich dann aber dort in eigener Praxis nieder. Eigler, der schon bei Kriegsbeginn zum Sanitätsdienst einberufen wurde, wurde 1944 an die Marburger Klinik unter Walther Uffenorde dienstverpflichtet und löste den dortigen Oberarzt Paul Falk (später Ordinarius in Homburg/Saar) ab, der nun seinerseits zum Kriegsdienst eingezogen wurde (und später in russische Gefangenschaft geriet). Eigler mußte 1945 nach der Entlassung Walther Uffenordes kommissarisch die Marburger Klinik leiten, 1947 wechselte er mit der gleichen Aufgabe nach Gießen, wo nach der Entlassung Brüggemanns auch ein Interregnum entstanden war. 1950 übernahm er dann den Lehrstuhl.

Er erreichte bald, daß die schwer beschädigte Klinik wieder funktionsfähig wurde. Auch bei der Wiedererrichtung der zunächst noch in Teilen geschlossenen Universität erwarb er sich Verdienste. Eiglers Erfahrungen im Umgang mit Behörden und Verbänden hatten zur Folge, daß er in hochschulpolitischen Fragen immer wieder tätig werden mußte. Eigler, ein auf den ersten Eindruck verschlossen erscheinender Mensch, erwies sich als überaus warmherzig und hilfsbereit. Ihn zeichnete ein hohes Pflichtgefühl aus.

Seine wissenschaftlichen Arbeiten in Halle und Gießen beschäftigten sich mit den bakteriellen Erkrankungen des Ohres und mit dem Cholesteatom. Daneben arbeitete er über den lymphatischen Rachenring und referierte darüber vor nationalen und internationalen Versammlungen. Von Eigler stammen mehrere Bücher und zahlreiche Buch- und Handbuchbeiträge. Er legte eine Neufassung des von Knick, Leipzig, verfaßten, vor dem Krieg sehr verbreiteten Lehrbuches vor.

1970 Nach Eiglers Emeritierung wurde der in Hamburg tätige Chefarzt, Konrad Fleischer, als Nachfolger berufen.

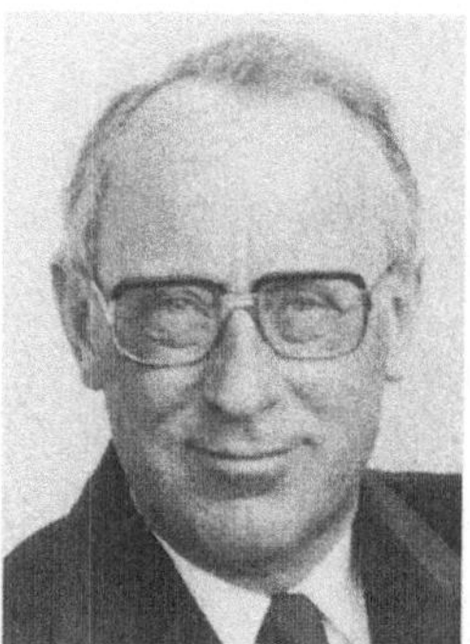

Konrad Fleischer *(* 1920)*
Amtszeit: 1970–1986
1952 Habilitation in Leipzig bei W. Lange
1957 Berufung an die Medizinische Akademie Erfurt
1959 Berufung an die Univ.-HNO-Klinik in Berlin (Charité)
1961 Übersiedlung in die Bundesrepublik und apl. Professur in Gießen
1963–1970 Chefarzt am Krankenhaus Hamburg-Heidberg
1970 Berufung nach Gießen
1986 Emeritierung

Unter Fleischer erfolgte Habilitationen: Alexander Sokolovski; Jürgen Kießling (Audiologie).

Weiterer habilitierter Mitarbeiter: Berthelm Maass (habilitiert in Düsseldorf, an der Klinik als C3-Professor tätig, später Chefarzt in Bad Lippspringe).

Fleischer stammt aus Eisenach. Nach vorbereitender internistischer und chirurgischer Ausbildung wurde er Schüler von Wilhelm Lange und später Woldemar Tonndorf an der Leipziger Klinik. Er erhielt 1957 einen Ruf nach Erfurt. 1959 wurde er als Nachfolger von Alfred Schulz van Treeck an die HNO-Klinik der Berliner Charité berufen. Als 1961 die damalige DDR mit Ostberlin abgeriegelt wurde, kehrte er aus einem Urlaub nicht mehr dorthin zurück. Er fand eine provisorische Anstellung an der Universität Gießen. 1963 übernahm er eine Chefarztstelle am Krankenhaus Hamburg-Heidberg. 1970 schließlich wurde er als Nachfolger Eiglers nach Gießen berufen.

Fleischer hat sich unter dem Einfluß seines Lehrers Lange besonders mit histologischen Untersuchungen am Schläfenbein befaßt. Er verfaßte Einzelarbeiten und Handbuchbeiträge über die entzündlichen Erkrankungen des Mittelohres und die Entstehung und Behandlung der otogenen endokraniellen Komplikationen. Weitere Arbeiten behandelten die Ohrmißbildungen, die Otosklerose, das Cholesteatom, die Altersschwerhörigkeit u.a. Mitteilungen mit chirurgischer Thematik galten u.a. der osteoplastischen Stirnhöhlenchirurgie. Fleischer hat sich besonders um die Fortbildung der niedergelassenen HNO-Ärzte sowie des Pflegepersonals bemüht und hierzu Buchbeiträge verfaßt.

In Fleischers Amtszeit konnte die beengte Klinik in begrenztem Umfang baulich umgestaltet und erweitert werden. Die Audiologie an der Klinik wurde ausgebaut und mit Jürgen Kießling wissenschaftlich produktiv.

Fleischers Nachfolger, Hagen Weidauer, kam aus Heidelberg. **1986**

***Hagen Weidauer** (* 1939)*
Amtszeit 1986–1987
1974 Habilitation in Heidelberg bei H. G. Boenninghaus
1986 Berufung nach Gießen
1987 Berufung nach Heidelberg
(Weitere Angaben und Foto siehe Heidelberg)

Weidauer, ausgebildet in Heidelberg bei Hans-Georg Boenninghaus, blieb nur kurze Zeit auf dem Gießener Lehrstuhl. Dann folgte er einem Ruf an seine Herkunftsuniversität. Seine Arbeit in Gießen galt der Tumorbehandlung unter besonderer Berücksichtigung der Chemotherapie, ferner auch den Speicheldrüsenerkrankungen.

1987–1990 wurde die Klinik kommissarisch geleitet, zuerst von Klaus Jahnke (Oberarzt in Tübingen, später Ordinarius in Essen) und sodann von Alexander Sokolowski (Oberarzt in Gießen), bis dann 1990 Frau Hiltrud Glanz, zuletzt Chefärztin in Frankfurt, berufen wurde. **1987–1990**

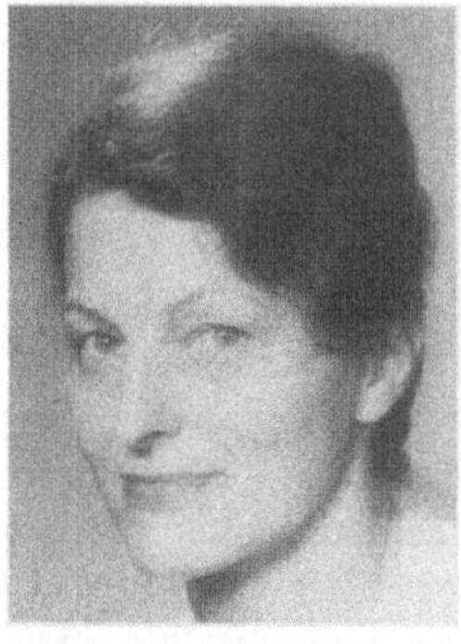

Hiltrud Glanz (1944)*
1982 Habilitation in Marburg bei O. Kleinsasser
1989 Chefärztin der HNO-Klinik des Marienkrankenhauses in Frankfurt
1990 Berufung nach Gießen

1990 Frau Glanz begann ihre Ausbildung an der Universitäts-HNO-Klinik in Köln bei Leonhard Seiferth und Fritz Wustrow. Als der Oberarzt der Kölner Klinik, Oskar Kleinsasser, 1973 einem Ruf nach Marburg folgte, wurde sie dort seine Mitarbeiterin. Sie übernahm dann in Frankfurt eine Chefarztposition, blieb dort aber nur ein Jahr und folgte dann dem Ruf nach Gießen.

Ihr wissenschaftliches Arbeitsgebiet ist die Patho-Histologie des Kehlkopf- und des Hypopharynxkarzinoms und deren Wachstumsformen, der Präkanzerosen am Kehlkopf und der Metastasierung in die regionalen Lymphknoten. Sie schlug eine besondere Klassifikation der Kehlkopftumoren vor. Das Kehlkopfkarzinom und die Möglichkeiten einer funktionserhaltenden Chirurgie, dazu die osteoplastischen Operationen am Gesichtsschädel sind ihre klinischen Schwerpunkte.

Die Klinik konnte 1995 dadurch erheblich erweitert werden, daß nun alle stationären Patienten in einem mit der Klinik verbundenen Neubau untergebracht sind und daß das bisher genutzte Gebäude neben der Poliklinik den Funktionsaufgaben, der Forschung und dem Unterricht dienen kann. Die Klinik hat gegenwärtig 56 Betten und 14 ärztliche und sonstige wissenschaftliche Mitarbeiter.

(F)

Literatur:

Arold C, Alfred Brüggemann, s.o.
Benedum J, Ernst Leutert (1982) ibid. In: Gießener Gelehrte in der ersten Hälfte des 20. Jahrhunderts. Verl. Elwert, Marburg
Fleischer K, Carl von Eicken, ibid.
Schröer R (1971) Gerhard Eigler. Z Laryng Rhinol Otol 50:81
Schwartze H (1902) Nekrolog H. Steinbrügge. Arch Ohr 54:165

Göttingen

Georg-August-Universität Göttingen

Klinik und Poliklinik für Hals-Nasen-Ohrenkrankheiten

1884 wurde Kurd Bürkner, Assistent bei A. v. Tröltsch in Würzburg, als erster Vertreter des Faches Otologie nach Göttingen berufen. 1884

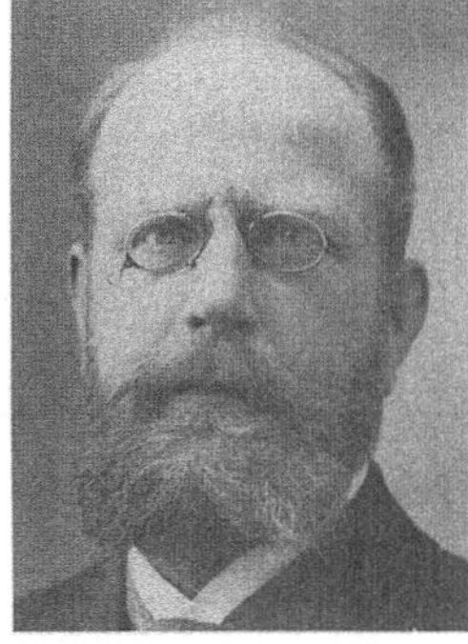

***Kurd Bürkner** (1853–1913)*
Amtszeit 1884–1913
1877 Habilitation in Göttingen
1884 Direktor einer als Staatsinstitut anerkannten Poliklinik
1907 Erweiterung zur „Poliklinik für Ohren-Nasen-Halskrankheiten"
1913 in Tirol verstorben

Habilitiert: Walther Uffenorde (später Lehrstuhlinhaber in Marburg).

Bürkner wurde in Dresden geboren. Seine otologische Ausbildung erhielt er bei Adam Politzer in Wien, Hermann Schwartze in Halle und bei Anton v. Tröltsch in Würzburg. Nach seiner Niederlassung 1877 in Göttingen und nach seiner Habilitation richtete er eine zunächst private Poliklinik für Ohrenkranke ein, die dann 6 Jahre später als Staatsinstitut anerkannt und 1907 zur „Poliklinik für Ohren-Nasen-Halskrankheiten" erweitert wurde. 1907 Sie war im Ernst-August-Hospital in der Geiststraße untergebracht. Die Behandlung stationärer Patienten erfolgte im Stift Maria-Hilf. Hier war Walther Uffenorde tätig. Er betrieb eine eigene Fachpraxis und arbeitete zugleich unbesoldet am Universitätsinstitut unter Bürkner.

Arbeitsgebiete Bürkners waren die normale und pathologische Anatomie des Schläfenbeins. Es erschienen neben zahlreichen Einzelarbeiten klinischen Inhaltes ein Lehrbuch der Ohrenheilkunde und ein Atlas der Trommelfellbilder. Bürker war auch Mitarbeiter am Schwartzeschen Handbuch. In seiner Amtszeit entstand die Monographie seines Mitarbeiters Uffenorde über die Siebbeinerkrankungen.

1913 Nachfolger Bürkners, der im Alter von 60 Jahren verstarb, wurde der Greifswalder Fachvertreter Wilhelm Lange.

***Wilhelm Lange** (1875–1954)*
Amtszeit 1913–1922
1808 Habilitation in Berlin bei A. Passow
1808 Berufung nach Greifswald
1913 Berufung nach Göttingen
1922 Berufung nach Bonn
(Weitere Einzelheiten und Foto siehe Leipzig)

Habilitierter Mitarbeiter: Alois Esch.

Lange, ein Schüler Adolf Passows an der Berliner Universitäts-Ohren-Klinik (Charité), kam aus Greifswald, wo er bereits Lehrstuhlinhaber für das Gesamtfach war. Er setzte seine in Berlin begonnenen und in Greifswald weitergeführten histologischen Untersuchungen der Schläfenbeinerkrankungen fort. Es erschienen wichtige Veröffentlichungen über die Histologie der Otosklerose und über das Cholesteatom. Hier und später in Bonn entstand auch das mit Paul Manasse und Karl Grünberg verfaßte „Handbuch der pathologischen Anatomie des menschlichen Ohres", das zu einer unverzichtbaren Grundlage für die weitere Entwicklung der Otologie wurde.

Der erste Weltkrieg brachte beträchtliche Einschränkungen der wissenschaftlichen und klinischen Arbeit in Göttingen mit sich. Auch ließen die räumlichen Gegebenheiten sehr zu wünschen übrig. Lange nahm 1922 einen Ruf auf den Lehrstuhl in Bonn an.

1922 Nun wurde der Fachvertreter in Marburg, Oskar Wagener, berufen.

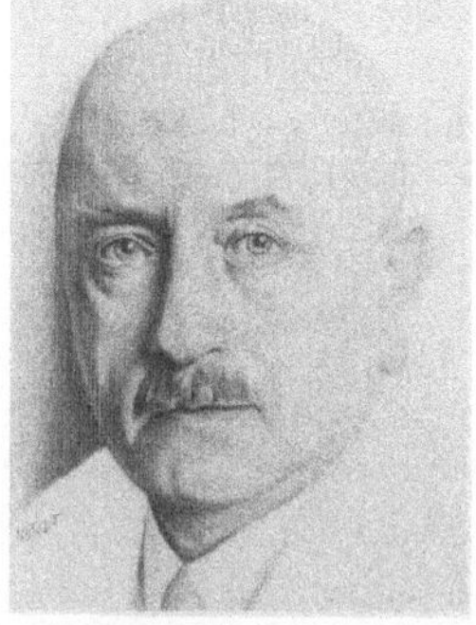

***Oskar Wagener** (1878–1942)*
Amtszeit 1922–1941
1910 Habilitation in Berlin bei A. Passow
1913 Berufung nach Greifswald
1917 Berufung nach Marburg
1922 Übernahme des Lehrstuhls in Göttingen
1941 Emeritierung
1942 in Göttingen verstorben

Unter Wagener habilitierte Schüler: Woldemar Tonndorf (später Chefarzt in Dresden und dann Ordinarius in Leipzig); Alfred Tobeck (später Chefarzt in Dortmund).

Wagener, in Bremen geboren, wurde nach einer Ausbildung in Pathologie und innerer Medizin Schüler von Adolf Passow an der Ohrenklinik der Charité in Berlin. Die otologische Ausbildung ergänzte er durch Hospitationen in Gießen bei Carl von Eicken, wo er Erfahrungen auf rhino-laryngologischem Gebiet sammelte. So konnte er mit seiner ersten Berufung nach Greifswald (1914) dort das Gesamtfach vertreten. Dann wurde er nach Marburg berufen (1917). Schließlich übernahm er 1922 den Lehrstuhl in Göttingen.

Wagener publizierte in zahlreichen Einzelarbeiten und in Handbuchbeiträgen besonders über otologische Fragen, speziell über die bakteriellen Mittelohrerkrankungen, ihre Komplikationen und über otochirurgische Verfahren. Später befaßte er sich auch mit rhinologischen Themen, so mit der Siebbeintopographie. Mit seinem Namen verbunden ist die Schüttelvertäubung des Ohres bei der Hörprüfung. Mehrere auch heute noch viel benutzte Instrumente tragen ebenfalls seinen Namen. Wagener war ein Kliniker mit ausgeprägten praktischen Befähigungen. Auch konnte er sich in Göttingen mit seinen Forderungen
nach baulichen Erweiterungen der Klinik durchsetzen. Er erreichte 1929 **1929**
den Neubau einer Poliklinik. Sie wurde gegenüber dem Hauptbau an der Geiststraße errichtet und nahm später auch Laboratorien, die Bibliothek und andere Funktionsräume auf, während der Hauptbau umgebaut und zur eigentlichen Klinik mit der Bettenabteilung wurde.

Als Wagener 1941 krankheitshalber vorzeitig emertiert wurde, erging **1941**
der Ruf an den Dortmunder Chefarzt Hermann Frenzel.

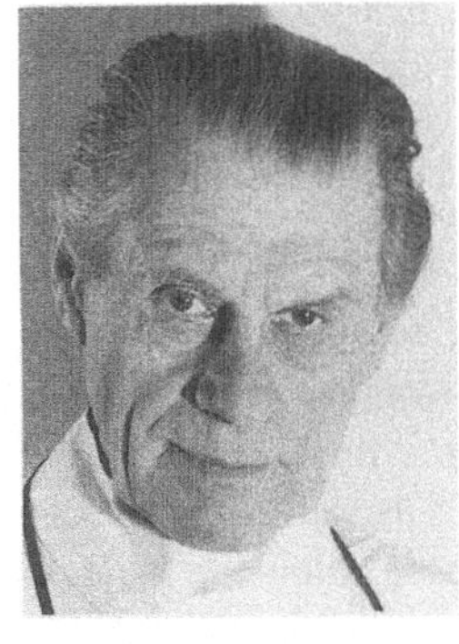

***Hermann Frenzel** (1895–1967)*
Amtszeit: 1942–1963
1925 Habilitation in Greifswald bei W. Brünings
1928 Mitarbeiter von A. Güttich in Köln
1935 Chefarzt in Dortmund
1942 Berufung auf den Lehrstuhl in Göttingen
1950 Rufablehnung nach Köln
1952 Rufablehnung nach Heidelberg
1963 Emeritierung
1967 in Göttingen verstorben

Unter Frenzel habilitierte Schüler: Richard Kirstein (später Chefarzt in Stuttgart), Bernhard Minnigerode (später Ordinarius in Essen); Friedrich Pfander (später Chefarzt in Bremen); Hans-Heinrich Stenger (später Chefarzt in Braunschweig).

Frenzel war Berliner. Nach dem Medizinstudium und einer chirurgischen Grundausbildung in Greifswald erlebte er den damals dort wirkenden Wilhelm Brünings. Er geriet in den Bann dieser vielseitigen und anregenden Persönlichkeit und wurde sein Schüler. Seine vermutlich von Brünings angeregte und geförderte Habilitationsarbeit befaßte sich mit der thermischen Erregbarkeitsprüfung des Labyrinthes. Dabei wurde auch die Leuchtbrille angegeben, die als unverzichtbare diagnostische Hilfe nun Frenzels Namen trägt. Es folgten weitere wichtige Arbeiten zur Vestibularisforschung. Als Brünings im Jahr darauf Greifswald verließ und einen Ruf nach Jena annahm, blieb Frenzel Oberarzt unter dessen Nachfolger Alfred Güttich. Mit Güttich ging er dann 1929 nach Köln. 1935 übernahm er die Chefarztposition in Dortmund. Dort wie schon in Köln beschäftigte ihn weiterhin das Vestibularorgan, nun auch im Zusammenhang mit der Flugmedizin. 1942 erhielt er dann den Ruf auf den Lehrstuhl in Göttingen und blieb dort bis zur Emeritierung.

Frenzel, der nun durch sein Arbeiten über das Vestibularissystem weltweit bekannt geworden war, ordnete und systematisierte das Erarbeitete in Göttingen im kritischen Dialog mit seinen Mitarbeitern. Seine Empfehlungen für den Untersuchungsgang bei der Suche nach Vestibularisstörungen und die Erkenntnisse über die aus den Befunden zu schließende Lokalisation einer Störung fanden breite Anerkennung. In zwei Monographien und zahlreichen Einzelpublikationen wurden sie niedergelegt. In der Göttinger Klinik wurden ferner Methoden der Radiumkontaktbestrahlung beim Stimmlippenkarzinom entwickelt.

Frenzel hat sich nach dem Krieg durch seine Tätigkeit als Mitbegründer und Schriftleiter von Fachzeitschriften sowie bei der Neugründung der deutschen Fachgesellschaft große Verdienste erworben. Durch Bleibeverhandlungen nach zwei Rufen an auswärtige Universitäten erreichte er einen weiteren Ausbau der Klinik und deren Forschungseinrichtungen.

Frenzel war eine der prägenden Gestalten des Faches in der Nachkriegszeit mit großem Einfluß auf die nachwachsenden Ärzte an den Kliniken, ein Mann mit hohem Intellekt und einer überaus kritischen und strengen Einstellung zur klinischen und wissenschaftlichen Arbeit. Strenge Kritik kennzeichnet auch seine Haltung zur Publikationstätigkeit und sein Wirken in der Fachpresse. Er hat sich erfolgreich um ein hohes Niveau in den von ihm redigierten Zeitschriften bemüht.

1963 Nach Frenzels Emeritierung erhielt Adolf Miehlke, Oberarzt in Homburg/Saar, den Ruf als Nachfolger.

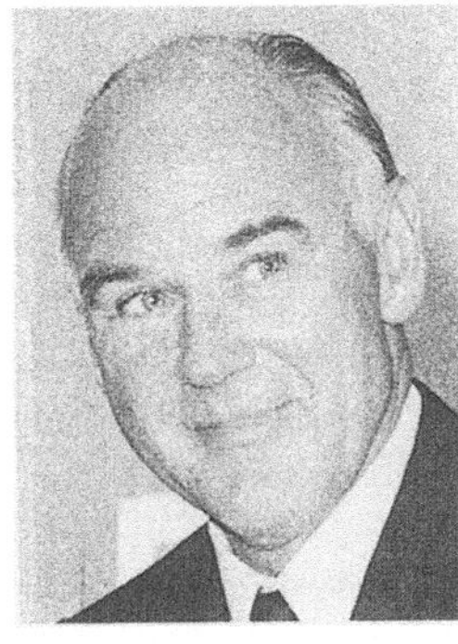

Adolf Miehlke (1917)*
Amtszeit 1964–1985
1953 Habilitation in Homburg/Saar bei P. Falk
1963 Ruf auf den Lehrstuhl in Göttingen
1985 Emeritierung

Habilitierte Schüler: Rolf Arold (später Leiter der phoniatrisch-pädaudiologischen Abteilung in Tübingen); Reinhard Chilla (später Chefarzt in Bremen); Ulrich Eysholdt (später Leiter der Abteilung für Phoniatrie und Pädaudiologie in Erlangen); Jörg Haubrich (später Chefarzt in Krefeld); Michael Schröder (später Chefarzt in Kassel); Eberhard Stennert (später Ordinarius in Köln); Michael Vollrath (später Chefarzt in Mönchengladbach); Tilo B. v. Westernhagen (später Chefarzt in Oldenburg).

Übernommene bzw. hinzugekommene habilitierte Mitarbeiter: B. Minnigerode (später Ordinarius in Essen), W. Schätzle (habilitiert in Homburg, später dort Ordinarius).

Miehlke, geboren in Berlin, hatte zunächst eine chirurgische Ausbildung bei H. Krauss in Göppingen erhalten, ehe er sich, angeregt durch seinen Onkel A. Eckert-Möbius in Halle, der Hals-Nasen-Ohrenheilkunde zuwandte. Er wurde zunächst Assistent bei Gerhard Eigler in Gießen. Dort war der aus der Kriegsgefangenschaft heimgekehrte Paul Falk untergekommen. Als dieser 1950 den Ruf nach Homburg/Saar erhielt, schloß sich ihm Miehlke an und wurde sein Schüler. Mit Falk zusammen leistete er die Aufbauarbeit bei der Gründung einer Universitäts-Hals-Nasen-Ohrenklinik in Homburg/Saar aus bescheidenen Anfängen.

Schon bald machte er durch Publikationen auf sich aufmerksam, die vorwiegend die Erkrankungen des Gesichtsnerven zum Gegenstand hatten. Es entstand eine große Monographie, die später erweitert in neuer Auflage und auch in englischer Sprache ein Standardwerk wurde.

Mit der Berufung auf den Lehrstuhl in Göttingen 1963 konnte er sich diesem seinem Lieblingsthema nun mit Mitarbeitern, dem Apparat einer großen Klinik und den Kontakten zu Nachbardisziplinen voll zuwenden.

Tierexperimentelle Arbeiten, histologische und neurophysiologische Studien über den Gesichtsnerv, ebenso dann auch über die Kehlkopfnerven kamen in großer Zahl aus der Göttinger Klinik. Die Beschäftigung mit dem Gesichtsnerv brachte es mit sich, daß auch die in der Fazialischirurgie involvierten Speicheldrüsen zu einem weiteren Arbeitsschwerpunkt der Klinik wurden. So entstanden in Gemeinschaftsarbeit Miehlkes mit seinen Schülern Kongreßreferate und Handbuchbeiträge über beide Gebiete. Ein Sammelwerk über die Speicheldrüsenerkrankungen (mit dem Pathologen Gerhard Seifert) kam hinzu, ebenso auch ein Lehrbuch für Studenten. Verdienste hat sich Miehlke zudem als Schriftleiter einer Fachzeitschrift erworben.

Die schon in Homburg angebahnten internationalen Verbindungen hat Miehlke in Göttingen weiterentwickelt und dort wiederholt eine Runde bekannter HNO-Wissenschaftler aus aller Welt zu Fachdiskussionen bei sich versammelt. Mit seiner gewinnenden, heiteren Art half er zu seinem Teil mit, die Isolierung deutscher Wissenschaftler in der Nachkriegszeit zu überwinden.

In Miehlkes Amtszeit wurde eine phoniatrische Abteilung eingerichtet (s. unten).

1986 Nachfolger Miehlkes wurde 1986 der Erlanger Oberarzt Wolfgang Steiner.

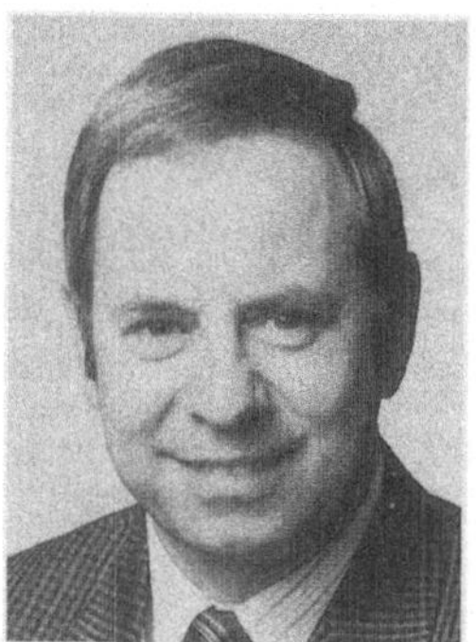

Wolfgang Steiner *(* 1942)*
Amtszeit ab 1986
1979 Habilitation in Erlangen bei M. E. Wigand
1986 Berufung nach Göttingen

Habilitationen: Eberhard Kruse (Phoniatrie), Rainer Laskawi.

Übernommene habilitierte Mitarbeiter: Ulrich Eyshold (später Phoniatrie in Erlangen); Michael Schröder (später Chefarzt in Kassel; Ralf Reck (habilitiert in Mainz, später Chefarzt in Darmstadt); Ch. Hommerich (habilitiert in Düsseldorf).

Steiner ist Franke. Er erhielt seine Fachausbildung in Erlangen bei Gerhard Theissing und Malte E. Wigand. Er wurde bekannt durch endoskopische Feldstudien zur Krebsfrüherkennung beim Kehlkopf- und Hypopharynxkarzinom. An der Erlanger Klinik baute er die endoskopische

Diagnostik aus. Seine klinisch-operativen Interessen gelten der organ- und funktionserhaltenden Lasermikrochirurgie bei Tumoren der oberen Luft- und Speisewege, für die er erweiterte Indikationen angab und hierzu in Göttingen Konferenzen und Kurse abhielt.

1988 erfolgte der Umzug der Klinik von der für die HNO-Heilkunde in Göttingen so traditionsträchtigen Geiststraße in ein neues Klinikum am Rande der Stadt. Ende 1995 stehen der Hals-Nasen-Ohrenheilkunde in Göttingen 60 Betten zur Verfügung, es werden 16 Ärzte und andere akademisch ausgebildete Mitarbeiter beschäftigt. **1988**

Phoniatrie

Die phoniatrische Abteilung der Klinik, eingerichtet in Adolf Miehlkes Amtszeit, und später als „Abteilung für Phoniatrie und Pädaudiologie" bezeichnet, leitete zunächst

Rolf Arold (* 1938),
habilitiert in Göttingen bei A. Miehlke.

Als Arold 1986 zur Übernahme einer phoniatrischen Abteilung nach Tübingen berufen wurde, wurde die Leitung übertragen an

Ulrich Eysholdt (* 1949),
gleichfalls habilitiert in Göttingen bei A. Miehlke.

Eysholdt wurde 1990 in gleicher Funktion nach Erlangen berufen. Sein Nachfolger in Göttingen wurde

Eberhard Kruse (* 1942),
habilitiert in Göttingen bei W. Steiner.

Kruse befaßt sich mit Rehabilitationsaufgaben nach Kehlkopfoperationen, mit der funktionellen Dysphonie und mit der Hörgeräte-Frühanpassung bei Kleinkindern.

Mit der Abteilung ist eine Logopäden-Lehranstalt verbunden.

(F)

Literatur:

Frenzel H (1991) Die Hals-Nasen-Ohren-Klinik der Universität Göttingen, Darstellung ihrer baulichen Entwicklung. Priv.-Druck, Gebr. Wurm KG, Göttingen

Richter W (1986) Die Geschichte und Entwicklung der HNO-Heilkunde in Göttingen von 1737–1963. Dissertation, Universität Göttingen

Stenger HH (1968) Nachruf Prof. Frenzel. Z Laryng Rhinol Otol 47:657

Steiner W, Laskawi R, Tröhler U (1993) (Hrsg.) Die Hals-Nasen-Ohrenheilkunde in Göttingen. Vorgeschichte, Lehrer und Klinikleiter 1877–1986, Priv.-Druck, HNO-Klinik u. Abt. Gesch. d. Medizin, Göttingen

Greifswald

Ernst-Moritz-Arndt-Universität Greifswald

Klinik und Poliklinik für Hals-Nasen-Ohrenkrankheiten, Kopf- und Halschirurgie

In den letzten Jahrzehnten des vorigen Jahrhunderts wurden in Greifswald Ohrenkranke von Assistenten der chirurgischen Klinik behandelt. Auch im akademischen Unterricht wurde die Otologie im Rahmen der Chirurgie gelehrt. Für die Rhino-Laryngologie war der Internist P. Strübing zuständig.

Dann entschloß man sich in der Medizinischen Fakultät, zunächst die
Otologie als klinisches Spezialfach einzuführen. 1905 wurde als erster 1905
Fachvertreter Karl Wittmaack berufen.

Karl Wittmaack *(1876–1972)*
Amtszeit 1905–1908
1905 Habilitation in Greifswald
1905 Berufung für Otologie nach Greifswald
1908 Berufung nach Jena
(Weitere Lebensdaten und Foto siehe Hamburg)

Wittmaack hatte eine otologische und eine rhino-laryngologische Ausbildung bei Ernst Paul Friedrich in Kiel und bei Werner Kümmel in Breslau und Heidelberg erhalten. 1904 kam er nach Greifswald, wo er zunächst noch in unselbständiger Stellung an der chirurgischen Klinik als Otologe tätig war. Nach seiner Habilitation wurde er dann als Leiter einer Universitäts-Poliklinik für Ohrenkranke berufen. Betten standen ihm in eigener Zuständigkeit nicht zur Verfügung.

Wittmaacks für die Otologie so bedeutendes wissenschaftliches Werk über die Pneumatisation des Schläfenbeins und die daraus sich ergebenden klinischen Bezüge nahm in Greifswald seinen Anfang. Er beschrieb weiterhin das klinische Bild der Mukosusotitis und ihrer Komplikationen und veröffentlichte histologische Studien über die Hörnervenatrophie.

In Wittmaacks Amtszeit wurde die Rhino-Laryngologie weiterhin von dem für Laryngologie habilitierten Internisten und späterem Direktor der Medizinischen Universitäts-Poliklinik Paul Strübing (1852–1916) vertreten. Er behandelte Kehlkopfkranke in gesonderten Räumen der Medizinischen Klinik.

1908 Schon 1908 folgte Wittmaack einem Ruf nach Jena. Sein Nachfolger wurde Wilhelm Lange.

Wilhelm Lange *(1875–1954)*
Amtszeit 1908–1913
1908 Habilitation in Berlin bei A. Passow
1908 Berufung nach Greifswald
1913 Berufung nach Göttingen
(Weitere Angaben und Foto siehe bei Leipzig)

Mit dem Amtsantritt Langes wurde die Betreuung der Hals-Nasen-Kranken ebenso wie der rhino-laryngologische Unterricht dem otologischen Fachvertreter zugeordnet, so daß ab 1908 in Greifswald die Vereinigung zum Gesamtfach erfolgte.

Lange stand in seiner Amtszeit lediglich einer Poliklinik mit beschränkten Möglichkeiten zur Krankenbehandlung vor. Stationäre Patienten mußten von Fall zu Fall in anderen Kliniken untergebracht werden. Erst unter Langes Nachfolger konnte eine eigene Bettenstation eingerichtet werden.

Lange, der als ausgebildeter Pathologe zu Adolf Passow nach Heidelberg gekommen war und der dann mit diesem an die Berliner Charité wechselte, hatte sich dort einen Namen mit histologischen Felsenbeinuntersuchungen gemacht. Er arbeitete auch in Greifswald vorwiegend auf diesem Gebiet. Es erschienen unter anderem Beiträge über die Entstehung tief gelegener Extraduralabszesse, über die tuberkulöse Labyrinthitis und über die Tumoren des Kleinhirn-Brückenwinkels.

1913 Als Lange 1913 einen Ruf nach Göttingen erhielt und annahm, wurde der gleichfalls aus der Passowschen Klinik kommende Oskar Wagener sein Nachfolger.

Oskar Wagener *(1878–1942)*
Amtszeit 1913–1917
1910 Habilitation in Berlin bei A. Passow
1913 Berufung nach Greifswald
1917 Berufung nach Marburg
(Weitere Angaben und Foto siehe Göttingen)

Wagener war in Berlin im wesentlichen otologisch tätig gewesen, hatte sich jedoch auch um eine laryngologische Ausbildung bei Carl v. Eicken in Gießen bemüht. Er konnte so in Greifswald das Gesamtfach vertreten. Allerdings brachte der bald nach seinem Dienstantritt ausgebrochene erste Weltkrieg, in dem er militärärztliche Aufgaben übernehmen mußte, erhebliche Einschränkungen, ja sogar zeitweilig völlige Unterbrechungen der klinischen Tätigkeit mit sich. Die wissenschaftliche Arbeit mußte ruhen.

Noch im Kriege wechselte die Klinikleitung. Wagener ging 1917 nach 1917
Marburg, aus Freiburg kam Wilhelm Brünings.

Wilhelm Brünings *(1876–1958)*
Amtszeit 1917–1926
1904 Habilitation für Physiologie in Zürich
1908 Habilitation für Laryngologie in Freiburg bei G. Killian
1917 Berufung nach Greifswald
1926 Berufung nach Jena
(Weitere Einzelheiten und Foto siehe München)

Habilitierte Schüler in Greifswald: Reinhard Perwitzschky (später Lehrstuhl in Breslau) und Hermann Frenzel (später Lehrstuhl in Göttingen).

Brünings war in Freiburg Schüler von Gustav Killian. Er hatte sich dort mit ihm um die Entwicklung der Laryngo-Broncho-Ösophagoskopie große Verdienste erworben. Dank seiner eminenten technischen Begabung war die Konstruktion des endoskopischen Instrumentariums hauptsächlich sein Werk. In Greifswald entstanden neben Veröffentlichungen mit endoskopischer Thematik wichtige Arbeiten aus vielen Gebieten des Faches. Sein Schüler Frenzel wurde zu Untersuchungen zur Labyrinthdiagnostik angeregt, Perwitzschky arbeitete über die Filterfunktion der Nase. Brünings schuf auch neue Operationsinstrumente. Mit Alfred Denker brachte er ein bekanntes Lehrbuch heraus.

Es kennzeichnet die Vielseitigkeit Brünings, auf dessen Persönlichkeit bei der Besprechung seines letzten Lebensabschnittes in München eingegangen wird, daß er in Greifswald sich neben seinen wissenschaftlichen Arbeiten auch „fachfremd" betätigte. Er arbeitete in freien Stunden als Tischler und stattete seine Junggesellenwohnung mit selbst verfertigten Möbeln aus, deren Qualität von Besuchern gerühmt wurde. Wie es hieß, wurde er durch die Greifswalder Tischlerinnung geehrt. Als

1926 er 1926 dem Ruf nach Jena folgte, nahm er Perwitzschky mit. Die Klinik wurde kommissarisch von Frenzel geleitet, bis Alfred Güttich, nun wiederum ein Passow-Schüler, die Leitung übernahm.

Alfred Güttich *(1883–1948)*
Amtszeit 1926–1927
1917 Habilitation in Berlin bei A. Passow
1926 Berufung nach Greifswald
1927 Berufung nach Köln
(Weitere Einzelheiten und Foto siehe Köln)

Güttich blieb nur kurze Zeit in Greifswald. Als Oberarzt stand ihm Hermann Frenzel zur Seite, der dann mit ihm nach Köln ging. In seiner Amtszeit befaßte sich Güttich mit oto-neurologischen Fragen, einem Arbeitsgebiet, das er später in Köln ausbaute und zu dem er bedeutende Beiträge lieferte.

1927 Als Nachfolger wurde 1927 der Oberarzt der Königsberger Klinik, Alfred Linck, berufen.

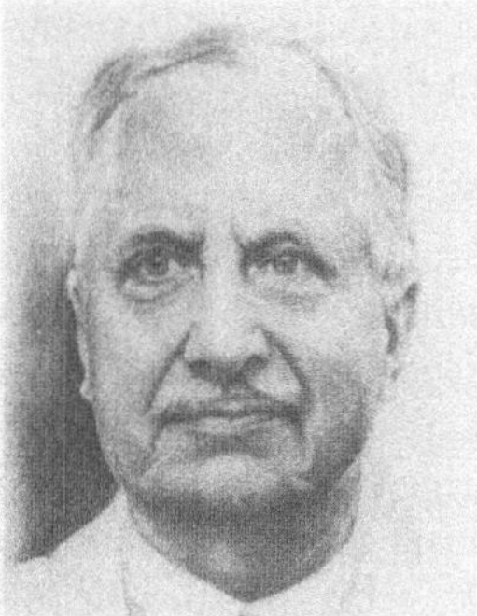

Alfred Linck *(1875–1939)*
Amtszeit 1927–1939
Habilitation in Königsberg bei P. Stenger
1927 Berufung nach Greifswald
1939 in Greifswald verstorben

Habilitierter Schüler: Johannes Schubel (später Ordinarius in Greifswald).

Linck kam aus Königsberg. Nach vorbereitender Tätigkeit auf dem Gebiet der Pathologie und nach einer chirurgischen Ausbildung wurde er Schüler von Paul Stenger an der Königsberger Klinik. In Greifswald beschäftigte er sich besonders mit der bakteriellen Tonsillitis, ihren Komplikationen und deren pathologisch-anatomischer Grundlage. Linck wurde ein kompromißloser Verfechter der Abszeßtonsillektomie. Weiterhin veröffentlichte er Mitteilungen zu traumatologischen Fragen, zu denen er durch seine Erfahrungen als Arzt im ersten Weltkrieg angeregt wurde. Schließlich behandelte er in einem Handbuchbeitrag die Beziehungen von Nebenhöhlenerkrankungen zum Auge.

Ein weiteres Verdienst Lincks war die Planung und Durchsetzung eines Klinikneubaus. Dieser wurde 1935 eingeweiht. Er galt als vorbildlich. 1935
1939 starb Linck unerwartet.

Sein Nachfolger, Alexander Herrmann, kam aus einer Chefarztposition 1939
in Erfurt.

Alexander Herrmann *(1900–1981)*
Amtszeit 1939–1945
1929 Habilitation in Gießen bei A. Brüggemann
1934–1939 Chefarzt in Erfurt
1939 Berufung nach Greifswald
1945 Amtsaufgabe
(Weitere Einzelheiten und Foto siehe München)

Als Herrmann sein Amt antrat, war der zweite Weltkrieg ausgebrochen. Es entstanden große Schwierigkeiten, den Klinik- und Lehrbetrieb aufrecht zu halten, da viele Mitarbeiter zum Militär eingezogen wurden. Die wissenschaftliche Arbeit mußte zurückstehen. Herrmann veröffentlichte dennoch mehrere Arbeiten, vornehmlich solche, die chirurgischen Behandlungsverfahren galten, so u.a. über die Maßnahmen bei der Trachealstenose und bei Kopfverletzungen. Er entwickelte ein Röntgen-Kontrastverfahren zur Abklärung von zystischen Veränderungen und Abszessen am Hals.

Vor der Eroberung Greifswalds durch die Sowjetarmee 1945 gab Herrmann die Klinikführung auf. Die zunächst kommissarische Leitung der Klinik und die baldige Nachfolge Herrmanns wurde dem Oberarzt der Klinik, Johannes Schubel, übertragen. 1945

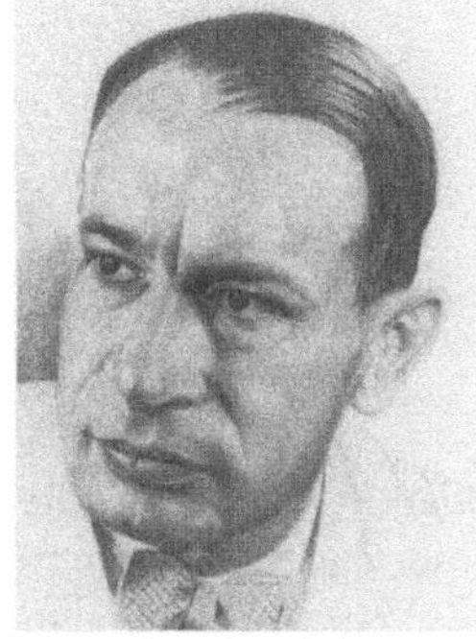

Johannes Schubel *(1904–1950)*
Amtszeit 1945–1950
1942 Habilitation in Greifswald bei A. Herrmann
1945 Berufung auf den Greifswalder Lehrstuhl
1950 verstorben

Schubel, der noch aus der Schule von Linck hervorgegangen war, übernahm die Klinik bei Kriegsende unter dramatisch erschwerten Bedingungen. Mit dem Einmarsch der Russen entstanden existentielle Gefährdungen und schwerste Versorgungsengpässe auf allen Gebieten. Nur mit ständigen Improvisationen konnten die wenigen verbliebenen

Mitarbeiter die Versorgung der Kranken einigermaßen sicherstellen. Zu bewundern ist, daß dennoch in den ersten Fachzeitschriften nach dem Krieg bereits Publikationen Schubels, u.a. über die endoskopische Schwellendurchtrennung beim Zenkerschen Divertikel erschienen.

Schubel starb 1950 mit erst 45 Jahren.

1951 1950/51 leitete der Oberarzt der Klinik, N. Evers, kommissarisch die Klinik, bis Fritz Moser aus Erfurt berufen wurde.

***Fritz Moser** (1909–1986)*
Amtszeit 1951–1958
1944 Habilitation in Jena bei J. Zange
1946–1951 Chefarzt in Erfurt
1951 Berufung nach Greifswald
1958 Berufung nach Leipzig
(Weitere Angaben und Foto siehe Leipzig)

Unter Moser habilitiert: Siegfried Mehmke.

Moser entstammte der Schule von Johannes Zange in Jena. In seiner Greifswalder Amtszeit hat er sich erfolgreich bemüht, den durch den Krieg verlorenen Anschluß an den internationalen Standard zu erreichen. Er führte die hörverbessernde Chirurgie ein sowie die onkologische Chirurgie an Kopf und Hals. Ein neues Verfahren zur Behandlung der Rekurrenslähmung am Kehlkopf, die „Postikusraffung", entwickelte er in dieser Zeit.

1958 1958 wurde er auf den Lehrstuhl in Leipzig berufen. Von dort kam sein Nachfolger, Kurt Dietzel.

***Kurt Dietzel** (* 1912)*
Amtszeit 1958–1961
1956 Habilitation in Leipzig bei W. Tonndorf
1958 Berufung nach Greifswald
1961 Berufung nach Rostock
(Weitere Angaben und Foto siehe Rostock)

Dietzel war in Leipzig 1957 nach dem Tode Woldemar Tonndorfs kommissarischer Klinikleiter geworden. Nun, als Moser nach Leipzig berufen worden war, übernahm er den Greifswalder Lehrstuhl. Er blieb dort nur 3 Jahre. In dieser Zeit entstanden u.a. Veröffentlichungen über die Histologie der Otosklerose und über traumatologische Fragen.

Dietzels Nachfolger wurde der Jenaer Oberarzt, Rudolf Zippel.

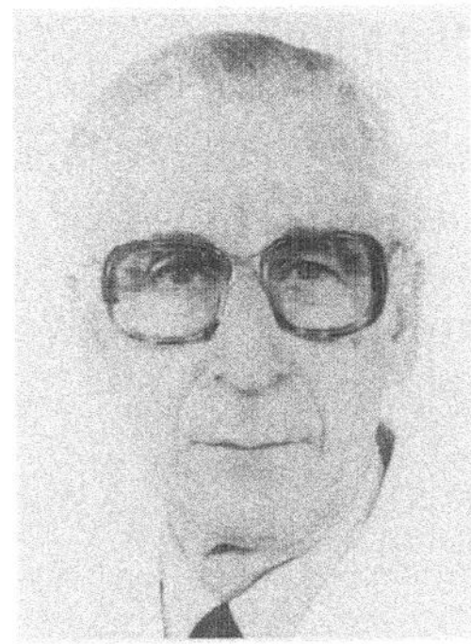

Rudolf Zippel *(* 1918)*
Amtszeit 1961–1983 **1961**
1959 Habilitation in Jena bei J. Zange
1961 Berufung nach Greifswald
1983 Ruhestand

Von Zippel habilitierte Schüler: Horst Gundermann (Phoniatrie, später Rehabilitationszentrum Heidelberg und Chefarzt in Bad Rappenau); Günter Mlynski; Eberhard Werner (später Ordinarius in Greifswald).

Zippel stammt aus Westthüringen. Er war Schüler von Johannes Zange in Jena. Sein wissenschaftliches Interesse galt den pathophysiologischen Grundlagen verschiedener Schleimhautveränderungen und dem Infektgeschehen im oberen Respirationstrakt. Von ihm stammt eine Monographie über die Grippeotitis. Klinisch war Zippel auf dem Gebiet der funktionell-korrektiven Rhinochirurgie besonders hervorgetreten. Er veranstaltete in Greifswald rhinochirurgische Operationskurse.

Zippel konnte umfangreiche bauliche Verbesserungen durchsetzen und die Ausstattung der Laboratorien modernisieren. Auch entstand ein phoniatrisches Zentrum (Gundermann).

Als Zippel ausschied, wurde 1983 Klaus-Dieter Kuhl berufen. **1983**

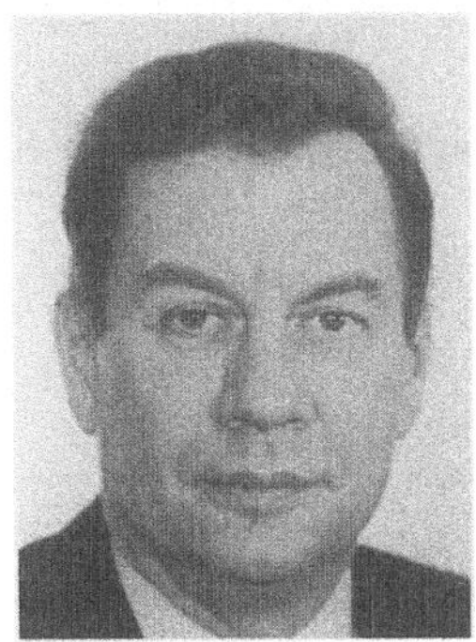

Klaus-Dieter Kuhl *(* 1936)*
Amtszeit 1983–1991
1975 habilitiert in Halle bei H. Jakobi
1983 Berufung nach Greifswald
1991 Amtsverlust

Unter Kuhl habilitierte (bzw. Promotion B): Hellmuth Baumann.

Weitere Habilitierte: Eberhard Werner und Günter Mlynski.

Kuhl, ein Schüler von H. Jakobi in Halle, hatte schon dort über die Innenohr-Pathophysiologie gearbeitet. Mit dieser Thematik beschäftigte er sich auch in Greifswald und legte einschlägige Publikationen vor. Im Zuge der bei der Wiedervereinigung entstandenen personellen Veränderungen an der Universität verlor Kuhl sein Amt.

1991 Nachfolger wurde der langjährige Oberarzt der Klinik, Eberhard Werner.

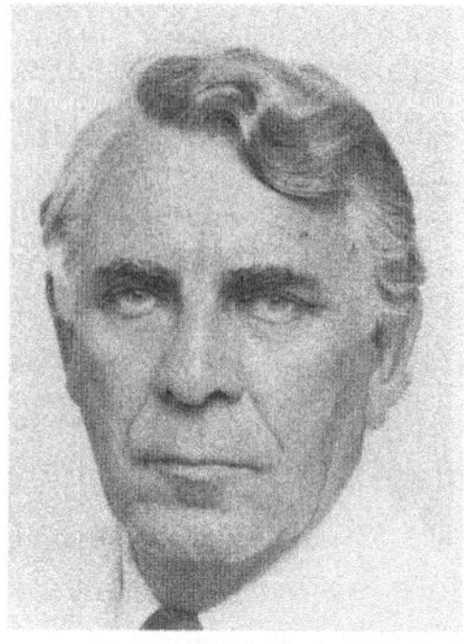

Eberhard Werner *(* 1933)*
Amtszeit ab 1991
1970 habilitiert in Greifswald unter R. Zippel
1991 Berufung in Greifswald

Werner, ein Schüler Zippels, hat sich besonders mit der Morphologie und Pathophysiologie des oberen Respirationstraktes befaßt und über die Speicheldrüsenkrankheiten gearbeitet. Regelmäßig werden an der Klinik rhinochirurgische Operationskurse abgehalten.

Die Klinik hatte Ende 1995 80 Betten. An ihr arbeiten 15 Ärzte und weitere akademisch ausgebildete Personen.

(F)

Literatur:

Festschrift zur 500-Jahr-Feier der Universität Greifswald 1956 und Festschrift zur 525-Jahr-Feier der Universität Greifswald (1981). (Univ.-Veröffentlichung)

Werner E, Persönliche Mitteilung

Zange J (1940) Nachruf auf A. Linck, Arch Ohren- usw Heilk 146:396

Halle

Martin-Luther-Universität Halle-Wittenberg

Klinik für Hals-Nasen-Ohrenkrankheiten, Gesichts- und Halschirurgie

Der erste Vertreter des Faches Otologie an der Universität Halle war Hermann Schwartze. **Vor 1900**

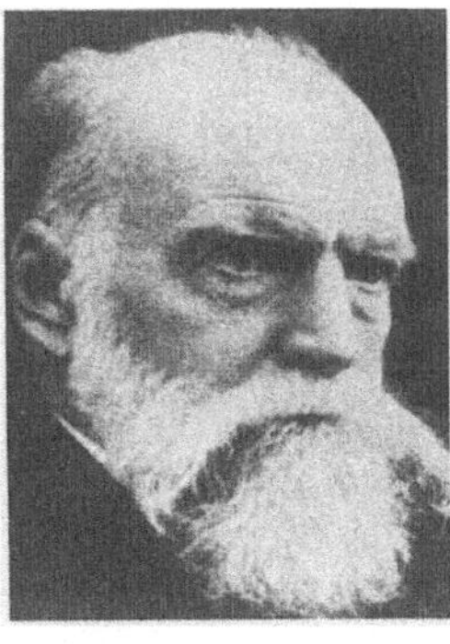

Hermann Schwartze (1837–1910)
Amstzeit 1884–1910
1863 Habilitation in Halle
1863 private Poliklinik in Halle
1884 Eröffnung einer stationären Ohrenklinik
1910 verstorben

Schwartze, auf Gut Neuhof bei Penkun in Pommern geboren, lernte während des Medizinstudiums in Würzburg Anton v. Tröltsch kennen und erhielt durch ihn erste Anregungen, sich mit der Otologie zu beschäftigen. Später kam er während seines Militärdienstes mit August Lucae in Berlin zusammen, mit dem er lebenslang im Erfahrungsaustausch blieb. Als praktischer Arzt in Düben befaßte er sich dann autodidaktisch mit otologischen Fragen. 1863 übersiedelte Schwartze nach Halle, habilitierte sich dort mit einer otologischen Arbeit und richtete neben der Medizinischen Klinik eine zunächst private Poliklinik mit 2 Räumen ein, die später staatlich gefördert wurde. 1884 konnte eine Universitäts-Ohrenklinik in einem Gebäude, in dem auch eine Augenklinik untergebracht war, eröffnet werden. Sie hatte schließlich 25 Betten. Wegen des großen Zulaufs von Ohrenkranken wurden dazu noch zahlreiche Betten in Halleschen Privatkliniken belegt. Schwartze, der 1903 ordentlicher Professor geworden war, starb 1910 in Halle.

Schwartze hatte erkannt, daß die damals meist tödlich verlaufenden Warzenfortsatzeiterungen nur durch ein den anatomischen Gegebenheiten angepaßtes chirurgisches Vorgehen geheilt werden können. Er arbeitete Anzeige und Technik der Eröffnung des Warzenfortsatzes aus und wurde so zu einem Pionier der Ohrchirurgie und zu einem der führenden Otologen in der zweiten Hälfte des vorigen Jahrhunderts. Die meisten der später in leitenden Positionen tätigen Otologen dieser Zeit hatten bei ihm gearbeitet oder hospitiert.

Schwartze hinterließ ein umfangreiches wissenschaftliches Werk, neben über 100 Einzelveröffentlichungen und einem Lehrbuch insbesondere das von ihm 1892/93 herausgegebene „Handbuch der Ohrenheilkunde“ in 2 Bänden. Gemeinsam mit Anton v. Tröltsch und Adam Politzer begründete er schon 1864 das „Archiv für Ohrenheilkunde“, das er dann jahrzehntelang auch redigierte und zu hohem Ansehen brachte.

1911 Nach Schwartzes Tod wurde 1911 Alfred Denker, Erlangen, als Vertreter nun des gesamten HNO-Faches berufen.

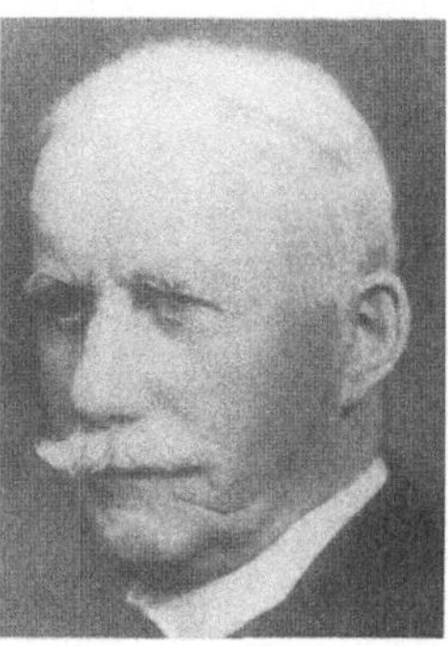

Alfred Denker *(1863–1941)*
Amtszeit 1911–1928
1902 Berufung nach Erlangen
1911 Berufung nach Halle
1928 Emeritierung
1941 in München verstorben

Habilitierte Schüler: Adolf Eckert-Möbius (später Nachfolger in Halle); Theodor Nühsmann (später Ordinarius in Bonn und dann in Straßburg); Alfred Zimmermann (später Ordinarius in Kiel).

Denker stammte aus Rendsburg und war Schüler von Friedrich Bezold in München. Er war zunächst in Hagen als Spezialarzt für Hals-Nasen-Ohrenkranke tätig. Dort erreichte ihn 1902 der Ruf nach Erlangen, wo er dann bereits das Gesamtfach vertrat. Bei seiner Berufung 1911 nach Halle erreichte er, daß er auch dort für die ganze Oto-Rhino-Laryngologie zuständig wurde. Da die Schwartzesche Ohrenklinik den gewachsenen Anforderungen keineswegs mehr entsprach, konnte er erreichen,
1915 daß eine neue HNO-Klinik gebaut wurde. Sie wurde 1915 eröffnet. Mit 56 Betten und reichlichen Funktionsräumen war sie seinerzeit vorbildlich, auch wenn des Krieges wegen nicht alle weitergehenden Planungen erfüllbar waren.

Denker hat sich wissenschaftlich mit der Otosklerose und der Ätiologie der Taubstummheit beschäftigt. Sein Hauptarbeitsgebiet wurde jedoch die Rhino-Laryngologie. Eine Variante der Radikaloperation der Kieferhöhle ist mit seinem Namen verbunden. Zusammen mit Otto Kahler gab er mit eigenen Beiträgen das 9-bändige Handbuch der Hals-Nasen-Ohrenheilkunde (1927 bis 1930) heraus, eine für die weitere Entwicklung des Faches überaus wichtige Leistung. Sehr verbreitet war sein zusammen mit Wilhelm Brünings und in der 2. Auflage mit Walther Albrecht verfaßtes Lehrbuch. In der Nachfolge Schwartzes war er 20 Jahre lang Schriftleiter für das „Archiv für HNO-Heilkunde". Seine Studien über die Gehörorgane der Säugetiere und das Hörvermögen der Fische, die er nach seiner Emeritierung in München betrieb, zeigen seine großen naturwissenschaftlichen Interessen und Kenntnisse.

Nachfolger A. Denkers in Halle wurde 1928 dessen langjähriger Mitarbeiter und Schüler Adolf Eckert-Möbius. 1928

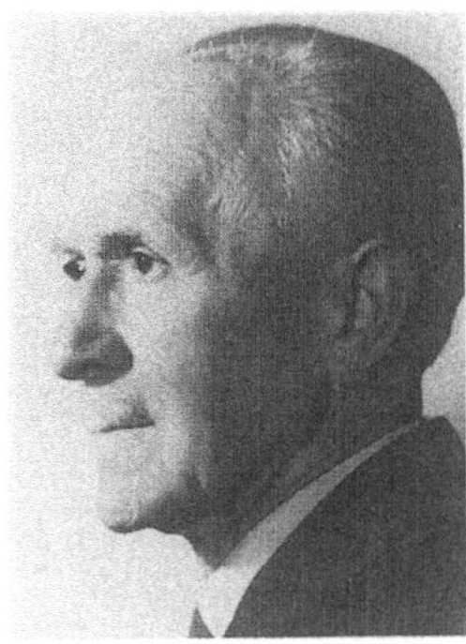

Adolf Eckert-Möbius *(1889–1976)*
Amtszeit 1928–1958
1924 Habilitation in Halle bei A. Denker
1928 Berufung auf den HNO-Lehrstuhl in Halle
1958 Emeritierung
1976 in Halle verstorben

Bei A. Eckert-Möbius habilitierte Schüler: Gerhard Eigler (später Ordinariusin Gießen); Fredo Günnel (später Ordinarius in Dresden); Harry Jakobi (später Nachfolger als Ordinarius in Halle); Johannes Koch (später Chefarzt und dann Ordinarius in Essen).

Eckert-Möbius stammte aus Breslau. Er nahm als Arzt am ersten Weltkrieg teil und begann erst spät seine Laufbahn. Zunächst bildete er sich in Hamburg in der Physiologie und Pathologie aus und wurde dann 1920 Assistent von K. Wittmaack in Jena. 1923 ging er dann zu A. Denker nach Halle. In dessen Nachfolge führte er die Klinik 30 Jahre lang bis zu seiner Emeritierung.

Eckert-Möbius hatte vielseitige fachliche Interessen. Zuerst hat er sich unter dem Einfluß Wittmaacks mit histologischen Untersuchungen am Schläfenbein befaßt und über die Otosklerose gearbeitet. Dann entstand ein Beitrag im Handbuch von Denker und Kahler sowie im Pathologie-Handbuch von Henke-Lubarsch über die Technik der histologischen Felsenbeinverarbeitung. Später galt der Mukosusotitis, dann der Ozaena und weiterhin der chronischen Tonsillitis sein wissenschaftliches Interesse. In enger Zusammenarbeit mit dem Hallenser Kieferchirurgen E. Reichenbach widmete er sich dann dem oft vernachlässigten Grenzgebiet zwischen der Rhinologie und der Zahn- und Kieferheilkunde.

Nach dem zweiten Weltkrieg führte Eckert-Möbius schon früh in Halle die damals noch neuen otochirurgischen Verfahren zur Behandlung der Otosklerose und der chronischen Mittelohrentzündungen ein. Bei der Behandlung mancher fortgeschrittener Kehlkopfkrebse war er ein Verfechter der Halbseitenresektion. Zu erwähnen ist auch ein didaktisch gelungenes Lehrbuch für Studierende aus seiner Feder.

Eckert-Möbius war ein beeindruckender, temperamentvoller Redner, der sein Anliegen überzeugend zu vertreten wußte. Auch war er ein tatkräftiger Kliniker, der auch in der schwierigen Nachkriegszeit eine hervorragend arbeitende Klinik leitete. Die von Denker übernommene Klinik erhielt den schon seinerzeit geplanten Erweiterungsbau und verfügte schließlich über 120 Betten.

1953 entstand eine phoniatrische Abteilung (s.u.).

1958 Als Nachfolger von Eckert-Möbius wurde 1958 sein Schüler Harry Jakobi berufen.

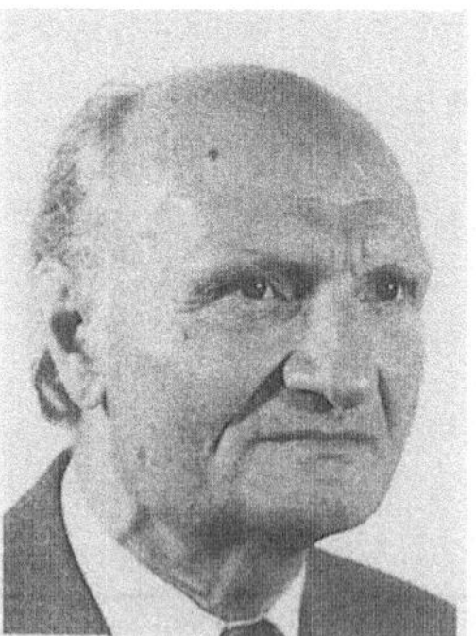

Harry Jakobi *(* 1916)*
Amtszeit 1958–1982
1954 Habilitation in Halle bei A. Eckert-Möbius
1958 Berufung auf den Lehrstuhl nach Halle
1982 Ruhestand

Unter H. Jakobi erfolgte Habilitationen (bzw. „Promotion B"): Werner Bruchmüller (später Chefarzt in Schwerin); Rüdiger Fikentscher; Gerd Eggemann; Hans Gollmitz; Jürg Hanson (später Chefarzt in Dessau und dann Phoniatrie in Jena); Klaus-Dieter Kuhl (später Lehrstuhlinhaber in Greifswald); Wolfgang Lorenz; Peter Lotz; Dietrich Müller; Eva-Maria Pfau (Phoniatrie an der Klinik); Wolfgang Pfau (Phoniatrie an der Klinik); Bernhard Roseburg (später Chefarzt in Potsdam); Wieslav Skurczynski (später Chefarzt in Zörbig bei Halle); Jürgen Wendler (später Leiter der phoniatrischen Abteilung an der HNO-Klinik der Charité in Berlin).

Jakobi stammt aus Lodsch (jetzt Lodz). Er kam nach Studium und Kriegsteilnahme 1945 an die Hallesche Klinik zu A. Eckert-Möbius und erhielt bei ihm seine Ausbildung. Er wurde dann Oberarzt und schließlich Nachfolger seines Lehrers. Jakobi leitete die Klinik fast 25 Jahre in einer Zeit, in der es schwer war, die klinisch-wissenschaftliche Arbeit von fachfremden Einflüssen freizuhalten und mit der weltweiten Fortentwicklung des Faches Schritt zu halten. Das ist ihm gelungen. Mit vielen international besetzten Symposien über Innenohrfragen seit 1965, die einen starken Zulauf hatten und über welche dann Tagungsberichte vorgelegt wurden, wirkte Jakobi erfolgreich einer durch die politischen Gegebenheiten drohenden Isolierung entgegen.

Jakobi selbst hat schon früh an der Klinik die Kinderaudiometrie mit der Entwicklung spezieller Tests gefördert. Dann galt sein besonderes Interesse dem Ausbau der hörverbessernden Chirurgie und der kombinierten Krebstherapie. Von Jakobi stammen sechs Handbuchbeiträge. Von 1960–1989 war er Herausgeber der „Zwanglosen Schriftenreihe für Hals-Nasen-Ohrenheilkunde". Weiterhin konnte er erreichen, daß 1958 in Halle eine zunächst „Audiologieschule" genannte Einrichtung entstand, die beispielgebend für die Ausbildung von Audiologie- und dann auch von Phoniatrie-Assistenten als medizinische Hilfskräfte in der DDR wurde. An der Klinik wurden mehrere Spezialabteilungen eingerichtet, an denen zeitweise bis zu 38 Ärzte und Naturwissenschaftler arbeiteten.

Als Nachfolger Jakobis wurde 1982 Lutz-Peter Löbe berufen. **1982**

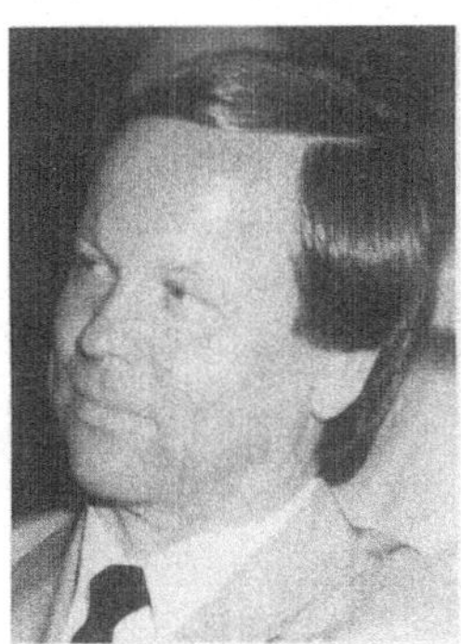

Lutz-Peter Löbe *(* 1943)*
Amtszeit 1982–1992
1978 Habilitation in Jena bei R. Albrecht
1982 Berufung nach Halle
1992 Amtsverlust

Habilitationen (bzw. „Promotion B") in der Amtszeit Löbes: Volker Gall (Phoniatrie; später Phoniatrie-Professur (C 4) in Frankfurt/M.); Hans-Jürgen Neumann (später Chefarzt in Halle); Ernst-Jürgen Haberland (Physiker an der Klinik).

Löbe stammt aus Liegnitz und verbrachte seine Jugend in Thüringen. Er wurde Schüler von Rosemarie Albrecht in Jena. 1982 erhielt er die Berufung nach Halle. Sein bevorzugtes wissenschaftliches Arbeitsgebiet war die Onkologie unter besonderer Berücksichtigung der Chemotherapie, einschließlich einer photodynamischen Tumorbehandlung.

Bei den Personalveränderungen an den Universitäten im Zuge der Wiedervereinigung verlor Löbe sein Amt.

1993 Nach dem Ausscheiden Löbes 1992 leitete kurze Zeit Wieslaw Skurczynski kommissarisch die Klinik, nach ihm dann Alexander Berghaus, Oberarzt am Klinikum Steglitz der Freien Universität in Berlin. Er wurde dann 1993 auf den Lehrstuhl berufen.

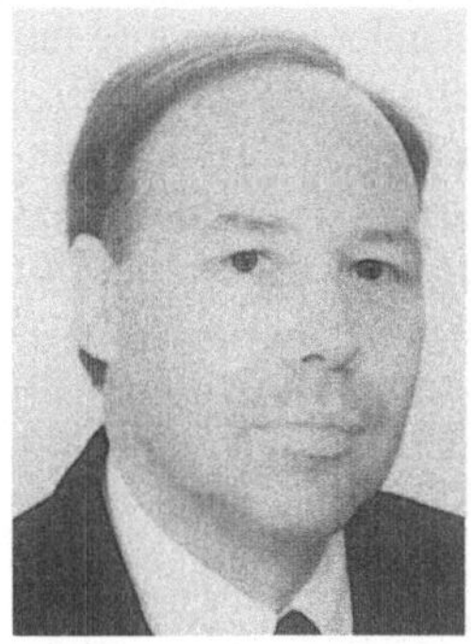

***Alexander Berghaus** (* 1952)*
Amtszeit ab 1993
1986 Habilitation in Berlin (FU)
1993 Berufung nach Halle

Übernommene habilitierte Mitarbeiter: Wieslav Skurczynski (später Chefarzt in Halle); Ernst-Jürgen Haberland; Rüdiger Fikentscher.

Berghaus stammt aus Leverkusen, er erhielt seine Ausbildung am Klinikum Steglitz der FU in Berlin unter Dietmar Zühlke sowie dann unter Michael Handrock in der Zeit, in der dieser kommissarischer Leiter war. Berghaus wurde nach H. Scherers Amtsübernahme leitender Oberarzt. Sein bevorzugtes Arbeitsgebiet ist die plastisch-rekonstruktive Chirurgie im HNO-Fach, ferner die Trachealchirurgie und die Chirurgie der Schädelbasis. Er ist mit einschlägigen Kongreßreferaten und einem Handbuchbeitrag hervorgetreten.

In Berlin hat er sich zusammen mit Hans Scherer um den Aufbau einer HNO-Videothek verdient gemacht.

Die Klinik verfügt derzeit (1995) über 60 Betten, an ihr sind 23 Ärzte und sonstige akademische Mitarbeiter tätig.

Phoniatrie

Unter Adolf Eckert-Möbius wurde 1953 eine phoniatrische Abteilung gegründet. Ihr Leiter wurde

Wolfgang Pfau (1920–1989),
habilitiert in Halle unter H. Jakobi.

Pfau war Physiologe, HNO-Arzt und ausgebildeter Sänger. Er leitete die Abteilung bis zum Eintritt in den Ruhestand 1985 und wirkte mit bei der Gründung und Führung einer audiometrisch-phoniatrischen Schule für medizinisch-technische Helfer. Als habilitierte Mitarbeiterin sind zu nennen: Eva-Maria Pfau (weiter an der Abteilung tätig); Jürgen Wendler (später Leiter der phoniatrischen Abteilung an der Berliner HNO-Klinik der Charité) und Volker Gall.

1985 wurde nach dem Ausscheiden von Wolfgang Pfau **1985**

Volker Gall (* 1943),
1984 habilitiert in Halle bei W. Pfau, mit der Führung der Abteilung beauftragt.

Gall wurde 1993 auf den Lehrstuhl für Phoniatrie an der Universität Frankfurt berufen. **1993**

Die Abteilung in Halle wird gegenwärtig als „Sektion für Phoniatrie und Pädaudiologie“ kommissarisch geführt.

(F)

Literatur:

Berendes J (1974) Adolf Eckert-Möbius 85 Jahre alt. HNO 22:348
Eckert-Möbius (1959) Drei Generationen Ohrenheilkunde in Halle. Z Laryng Rhinol Otol 38:713
Jakobi H, Hermann Schwartze. Wiss Z Univ Halle XXV 76 M.H. 2:109
Jakobi H. Zur Entwicklung der Hals, Nasen, Ohren-Heilkunde in Halle. Wiss Z Univ Halle XVI 67M H.3:385

Hamburg

Universität Hamburg

Hals-, Nasen-, Ohrenklinik

Um die Jahrhundertwende stand in Hamburg der Bevölkerung eine 1894 gegründete HNO-Abteilung im Krankenhaus St. Georg zur Verfügung. 1900 wurde zusätzlich im Allg. Krankenhaus Eppendorf ein Ambulatorium für HNO-Kranke eröffnet, das allerdings zunächst nur die Patienten dieses Krankenhauses versorgte. Neu war dabei, daß in Hamburg damit erstmals Otologie und Rhino-Laryngologie in einer Einheit zusammengefaßt wurden. Neben der genannten Krankenhausabteilung gab es jedoch in Hamburg zu diesem Zeitpunkt noch einige andere Einrichtungen, die mehr otologisch oder mehr rhino-laryngologisch ausgerichtet waren. **Um 1900**

Erst nach dem 1. Weltkrieg wurde in Hamburg eine Universität gegründet. Erster Vertreter der HNO-Heilkunde in dieser Körperschaft wurde im Range eines Extraordinarius Hermann Arthur Thost.

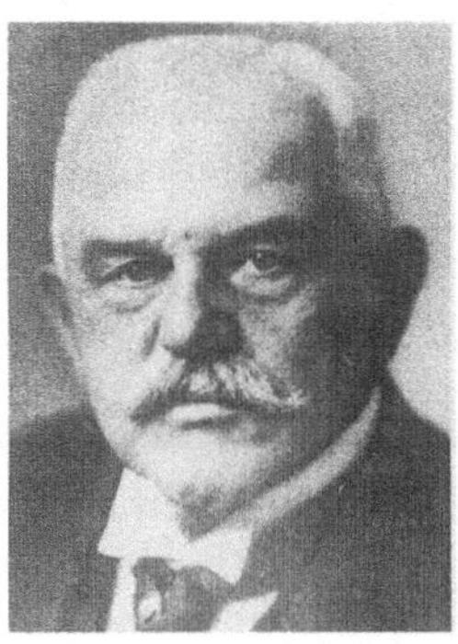

Hermann Arthur Thost *(1954–1937)*
Amtszeit als Extraordinarius: 1919–1923
1919 Umwandlung der bisherigen Krankenhaus-Abteilung in Eppendorf in eine Klinik und Ernennung von A. Thost zu deren Leiter
1924 Emeritierung
1937 verstorben in Hamburg

H. Thost kam aus Zwickau. Er hatte in Wien u.a. bei Schnitzler, Politzer, Gruber, Urbantschitsch, und von Schrötter eine gründliche oto-laryngologische Ausbildung erhalten und ließ sich dann in Hamburg nieder. Bald hatte er eine sehr große Praxis zu versorgen. Er erwarb sich einen hervorragenden Ruf – in erster Linie als Laryngologe, aber auch als Oto-Rhinologe.

Vom Allgemeinen Krankenhaus Eppendorf war Thost seit 1899 als Konsultierender Oto-Laryngologe verpflichtet worden. Er konnte dort schon bald eine kleine Ambulanz einrichten, die dann um 1910 in eine stationäre Abteilung umgebaut wurde.

1914 wurde A. Thost vom Hamburger Senat zum Professor ernannt.

Die Arbeitsbedingungen in der erwähnten Abteilung waren aber offen-
1919 bar schlimm. In einer Presse-Verlautbarung 1919 stand u.a. zu lesen: „... Die HNO-Abteilung besitzt keine eigenen Arbeitsräume ... Der Oberarzt Dr. Th. ist gezwungen, in **einem** Raum zu untersuchen und zu operieren, welcher von direkt von der Straße kommenden Patienten angefüllt ist. Gleichzeitig nimmt man dort die Verabreichung von Höhensonne unter 3 Apparaten vor. Der Arzt ist gezwungen, trotz Unterhaltung der Patienten ... Gehörprüfungen vorzunehmen ...; wichtige Krankenunterlagen sind manchmal spurlos verschwunden."

1921 1921 erfolgte die Errichtung eines eigenen „Pavillons" für die HNO-Klinik in Eppendorf, der jedoch für die große Zahl von Patienten nicht ausreichte.

Das bevorzugte Arbeitsgebiet von A. Thost waren die Stenosen von Larynx und Trachea und andererseits die Röntgenologie des Kehlkopfs, über die auch eine Monographie von ihm erschien. Zahlreiche praktisch-klinische Themen und eigene Beobachtungen über die Caisson-Krankheit wurden von ihm publiziert. Sein hervorragender Ruf vor allem als führender Laryngologe war in Hamburg und zunehmend dann in ganz Norddeutschland unbestritten.

Nach seiner Emeritierung führte A. Thost zunächst die Klinik und die Lehre weiter, bis sein Nachfolger ernannt war.

1924 Nach dem offiziellen Ausscheiden Thosts wurde in Hamburg 1924 ein ordentlicher Lehrstuhl für HNO-Heilkunde geschaffen. Die Besetzung dieses Ordinariats machte erhebliche Schwierigkeiten und zog sich über 2 Jahre hin. Karl Wittmaack, der Ordinarius in Jena, wollte den an ihn ergangenen Ruf nur dann annehmen, wenn ihm ein Klinikneubau bewilligt würde. Dies wurde vom Hamburger Senat aber abgelehnt.
Dann erhielt J. Zange, der Ordinarius in Graz, den Ruf. Zange sagte jedoch ebenfalls ab, nachdem auch seine Forderung nach einem Klinikneubau nicht akzeptiert worden war. Daraufhin erging an Wittmaack ein 2. Ruf mit der festen Zusicherung eines Neubaus mit 120 Betten. Wittmaack nahm diesmal an. Kurz nach seinem Amtsantritt in Hamburg zog allerdings der dortige Senat seine ursprüngliche Zusage zurück. Diesen Vertrauensbruch hat Wittmaak Zeit seines Lebens nicht verwunden.

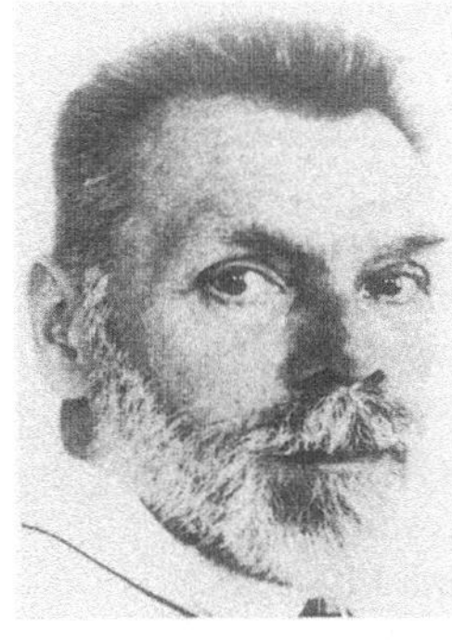

Karl Wittmaack (1876–1972)
Amtszeit: 1926–1945/46
1905 Habilitation in Greifswald
1908 Ruf nach Jena
1926 Ruf nach Hamburg
1945/46 Emeritierung
1972 verstorben in Garmisch

Unter Wittmaack habilitierte Schüler und/oder Mitarbeiter: Eberhard Meyer; Panagiotis Nassuphis (später Chefarzt in Athen); Heinz Rollin (sen.) (später Chefarzt in Hamburg St. Georg, dann in Hamburg-Heidberg); Hermann Gustav Runge (habilitiert bei Wittmaack schon in Jena); Hans Eberhard Zangemeister (später Belegarzt in Hamburg mit besonderen Verdiensten um die Steigbügel-Chirurgie).

K. Wittmaack wurde geboren in Berlin. Seine Lehrer im Fach waren Ernst-Paul Friedrich in Kiel und vor allem Werner Kümmel in Breslau.

Wittmaack war eine wissenschaftlich außergewöhnlich aktive und erfolgreiche Persönlichkeit, die geniale Ideen entwickelte, diese nüchtern auf ihren Wahrheitsgehalt prüfte und dann, wenn er von ihnen überzeugt war, auch mit kämpferischer Überzeugung für sie eintrat. Über 4 Jahrzehnte lang hat er wissenschaftlich in erster Linie die Otologie durch Kombination von Histologie, Tierexperiment und klinischer Beobachtung richtunggebend befruchtet. Herausragende Themen seiner theoretischen und klinischen wissenschaftlichen Arbeit waren die Otosklerose, seine Pneumatisationslehre und seine Lehre vom „Tonus" im Labyrinth. Dazu kamen Beiträge zur speziellen pathologischen Anatomie des Ohres im Handbuch von Henke-Lubarsch und schließlich sein letztes großes Werk „Die Ortho- und Patho-Biologie des Innenohres" (verkürzter Titel), das bisher nur in einer gekürzten Fassung erschienen ist. Seine wissenschaftlichen Ideen und Impulse beschäftigen auch heute noch die internationale Wissenschaft in unserem Fach.

Auf K. Wittmaack folgte der Ordinarius in Rostock, Otto Steurer. **1945**

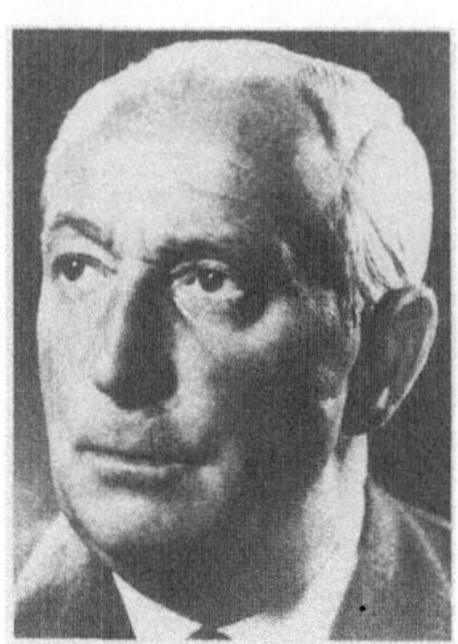

Otto Steurer (1893–1959)
Amtszeit: 1945–1959
1923 Habilitation bei W. Albrecht in Thüringen
1926 kommissarische Leitung der Klinik in Jena im Sommersemester
1929 Ruf nach Rostock als Nachfolger von O. Körner
1941 Ablehnung eines Rufes nach Bonn
1941–1945 Rektor in Rostock
1945/46 Ruf nach Hamburg
1950 Ablehnung eines Rufes nach Tübingen
1959 verstorben in Hamburg

Unter Otto Steurer in Hamburg habilitierte Schüler: Burhkard Schloßhauer (später Chefarzt in Bremen); Karl-Heinz Vosteen (später Ordinarius in Frankfurt/M. und dann in Düsseldorf).

Weiterer habilitierter Mitarbeiter: Panagiotis Nassuphis (siehe oben).

Otto Steurer wurde in Freudenstadt/Schwarzwald geboren. Seine Fachausbildung erhielt er bei dem Pathologen Borst in München und dann zunächst bei Wittmaack in Jena. Sein eigentlicher klinischer Lehrer wurde jedoch W. Albrecht in Tübingen.

Über Steurers Tätigkeit in Rostock siehe S. 265.

Sein Wechsel von Rostock nach Hamburg fiel praktisch mit dem Kriegsende zusammen. Angesichts seiner mehrjährigen Tätigkeit als Rektor in Rostock in schwieriger Zeit bekam er zunächst in Hamburg politische Schwierigkeiten, die jedoch mit seiner vollständigen Rehabilitierung beigelegt wurden.

Otto Steurer war eine mit hohem Organisationstalent und einem beeindruckenden Charisma ausgezeichnete Persönlichkeit. Vor dem Hintergrund seiner sehr großen klinischen und operativen Erfahrung und mit seiner beispielhaften persönlichen Bescheidenheit und Einfachheit, vermochte er in seiner Klinik ein harmonisches Arbeitsklima herzustellen und damit auch seine Mitarbeiter zu vollem Einsatz zu stimulieren.

Was seinen Vorgängern im Amt nicht gelungen war, konnte Steurer erreichen: Einen großzügigen, wenn auch nur schrittweisen Um- und Neubau der Hamburger HNO-Klinik. Mit großer Zähigkeit trieb er die einzelnen Bauabschnitte voran, so daß schließlich 110 Betten in zeitgemäßen 2–3-Bett-Zimmern samt modernen Operationsräumen, Labors und einer eigenen Röntgenabteilung zur Verfügung standen. Den eigentlichen Abschluß dieser großen Aufgabe durfte Steurer allerdings nicht mehr erleben.

Seine bevorzugten Forschungsgebiete waren die pathologische Histologie und die Röngenologie des Fachgebietes. Zahlreiche Einzelpublikationen befaßten sich mit histologischen Befunden im Bereich von Mittel- und Innenohr. Durch seine langjährige Tätigkeit mit W. Albrecht einerseits und K. Wittmaack andererseits lernte er aus unmittelbarer Nähe die gegensätzlichen Lehrmeinungen zur sog. Pneumatisationslehre kennen, die vor allem in der ersten Hälfte unseres Jahrhunderts die Otologie beschäftigte und auch in unseren Tagen – wenn auch nur noch von marginaler klinischer Bedeutung – nicht entschieden ist. In diesem Zusammenhang ist auch die Monographie Steurers „Das Röntgenbild des Warzenfortsatzes und seine klinische Bedeutung" zu sehen. Der aktuelle klinische Bezug und die für die Klinik wichtigen Folgerungen waren für die Publikationen Steurers, deren Thematik breit gestreut war, kennzeichnend.

Besonderer Resonanz und Verbreitung erfreute sich das ursprünglich von Körner herausgegebene, später dann von Steurer fortgeführte und schließlich in mehreren Auflagen zum „Steurer" umgeformte Lehrbuch, das viele Studentengenerationen in die HNO-Heilkunde einführte.

Mitten aus der täglichen klinischen Arbeit wurde Steurer durch einen Herzschlag abberufen. Damit starb vorzeitig ein beispielhafter und unermüdlicher Kliniker, ein sehr erfahrener Operatuer, ein beliebter akademischer Lehrer und eine sehr liebenswürdige Persönlichkeit.

Nach dem Ableben Steurers 1959 führte der Oberarzt B. Schloßhauer 1959
kommissarisch die Klinik, bis er selbst die Chefarztposition an der
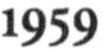
HNO-Klinik des Zentralkrankenhauses in Bremen übernahm und
Rudolf Link, bis dahin Ordinarius in West-Berlin, 1961 nach Hamburg 1961
berufen wurde.

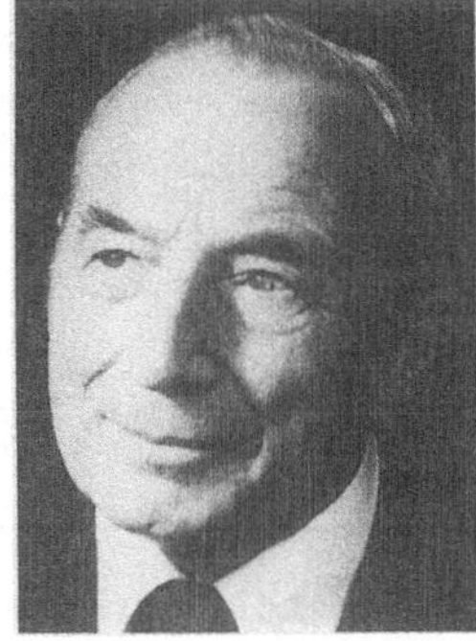

***Rudolf Link** (1910–1988)*
Amtszeit in Hamburg: 1961–1978
1943 Habilitation bei L. Kraus in Prag
1954 Ruf an die Freie Universität in West-Berlin
1961 Ruf nach Hamburg
1978 Emeritierung
1988 verstorben in Weißenburg/Ofr.

Unter Rudolf Link in Hamburg habilitierte Schüler: Helge Johannsen (später Leiter der Sektion Phoniatrie und Pädaudiologie in Ulm); Georg Neumann (später Chefarzt am Marienhospital in Hamburg); Hans-Jürgen Nickol (später Chefarzt in Hamburg-Altona); Wolfgang Pascher (später Leiter der phoniatrischen Abteilung der Eppendorfer Klinik); Reinhard Pfalz (später Ordinarius in Ulm); Wolfgang Pirsig (später Abteilungsleiter in Ulm); Heinz Rollin jr.; Rudolf Tiedemann (später Chefarzt in Hamburg-Barmbeck).

Weiterer habilitierter Mitarbeiter: Ernst Lehnhardt (habilitiert in Rostock, später Fachvertreter in Hannover).

Weiterer erwähnenswerter Mitarbeiter: Hiroshi Tomita (später Professor und Direktor der HNO-Klinik der Nihon-Universität in Tokyo).

Rudolf Link wurde geboren in Gstom im Egerland. Seine Lehrer im Fach waren K. Amersbach in Prag und A. Blohmke in Frankfurt/M.

Links wissenschaftliche Schwerpunkte waren experimentelle und klinische Arbeiten über Erkrankungen des Ohres, später auch über die Erkrankungen der Trachea und der Bronchien. Eine große Zahl von Einzelpublikationen wurde ergänzt durch einen Atlas der Bronchologie, für den Link Mitherausgeber war, durch mehrere Handbuch-Beiträge und schließlich durch die Redaktion des Bandes „Obere und tiefe Luftwege" im Rahmen des mehrbändigen Handbuchs „Hals-Nasen-Ohren-Heilkunde", das er zusammen mit J. Berendes und F. Zöllner herausgab. Ein besonderes Anliegen Links war die Pflege der Kontakte mit ausländischen Kollegen, insbesondere mit der japanischen Oto-Rhino-Laryngologie.

1978 Nach der Emeritierung R. Links übernahm Claus Herberhold, bis dahin Oberarzt in Bonn, die Leitung der Klinik in Hamburg-Eppendorf.

Klaus Herberhold *(* 1938)*
Amtszeit in Hamburg: 1978–1985
1973 Habilitation bei H. Eickhoff in Aachen
1978 Ruf nach Hamburg
1985 Ruf nach Bonn
(Weitere Details zum Lebenslauf und Foto siehe unter Bonn)

Unter C. Herberhold in Hamburg habilitierte Schüler: Alexander Rauchfuss (später Chefarzt in Saarbrücken); Karl Hörmann (Einleitung des Habilitationsverfahrens).

Weiterer habilitierter Mitarbeiter: Wolfgang Pascher (siehe oben); Klaus Sesterhenn (habilitiert in Köln; später Chefarzt in Duisburg).

Wissenschaftliche und klinische Schwerpunkte Herberholds während seiner Hamburger Zeit waren u.a. die Entwicklung und die klinische Anwendung der objektiven Olfaktometrie, der Einsatz moderner neurootologischer diagnostischer Verfahren und andererseits die Entwicklung rekonstruktiver Techniken für die onkologische operative Therapie im Halsbereich sowie neue Möglichkeiten für die Trachealrekonstruktion bei Stenosen.

Nach dem Weggang C. Herberholds nach Bonn wurde in der Interimsphase 1986 die Habilitation von K. H. Hörmann (später Chefarzt in Kaiserslautern und dann Ordinarius am Klinikum Mannheim der Fakultät Mannheim/Heidelberg) abgeschlossen.

Bis zur Amtsübernahme des Nachfolgers führte der Oberarzt A. Rauchfuß kommissarisch die Klinik.

1986 wurde Ulrich Koch, bis dahin Oberarzt an der Bonner Klinik, als neuer Leiter der Hamburger Klinik berufen. **1986**

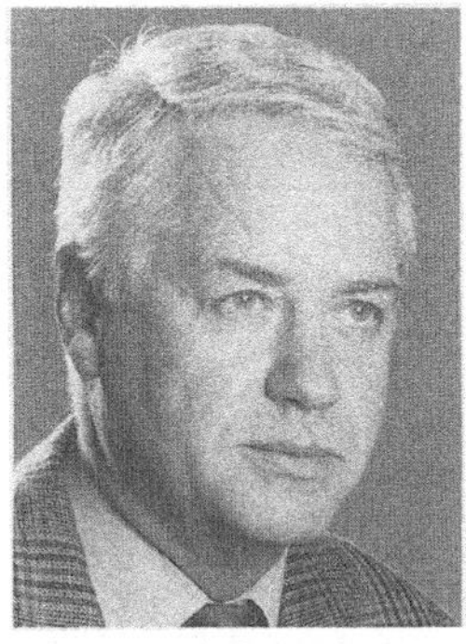

***Ulrich Koch** (* 1941)*
Beginn der Amtszeit 1986
1977 Habilitation bei W. Becker in Bonn
1986 Ruf nach Hamburg

Unter U. Koch habilitierte Schüler: Jörg Hartwein (später Chefarzt in Pforzheim); Martin Westhofen.

Weitere habilitierte Mitarbeiter: Karl Hörmann (siehe oben); Wolfgang Pascher (siehe oben); Hans Wilhelm Pau (habilitiert in Bonn, später Ordinarius in Rostock).

Ulrich Koch wurde in Münster/Westfalen geboren. Sein Lehrer im Fach war Walter Becker in Bonn.

Ein Neubau des OP-Traktes der Klinik wurde bereits unter Link geplant. Unter der Leitung von U. Koch wurden die Pläne für diesen Neubau neu erarbeitet und realisiert.

Wissenschaftlicher Schwerpunkt von U. Koch ist bislang die Pathophysiologie der Ohrtrompete und des Mittelohres, dabei auch die Cholesteatom-Entstehung. Klinisch sind die Ohr-Chirurgie und die Tumortherapie einschließlich der rekonstruktiven Maßnahmen seine bevorzugten Arbeitsgebiete.

Der derzeitige Bettenstand der Klinik sind 100 Betten. An der Klinik arbeiten 31 Ärzte und andere akademische Mitarbeiter.

Phoniatrie

1967 Eine Abteilung für Phoniatrie und Pädaudiologie wurde 1967 eröffnet. Sie wird seitdem von

Wolfgang Pascher,
habilitiert bei R. Link in Hamburg,

der C3-Professor und selbständiger Abteilungsleiter ist, geleitet.

1974 1974 konnte eine Logopäden-Lehranstalt in Hamburg eröffnet werden, die am Werner-Otto-Institut der Stiftung Alsterdorf untergebracht ist. Derzeit wird diese Lehranstalt nebenamtlich von W. Pascher geleitet.

(N)

Literatur:

Eckert-Möbius A (1936) Karl Wittmaack zum 60. Geburtstag. Arch Ohr usw Heilk 140:275
Eckert-Möbius (1956) Karl Wittmaack zum 80. Geburtstag. Laryng Rhinol Otol 35:1
Koch U, Persönliche Mitteilungen
Pascher W (1989) Nachruf auf Rudolf Link. HNO-Informationen Heft 2:35
Rauchfuss A, Persönliche Mitteilungen
Schloßhauer B (1959) Otto Steurer zum Gedächtnis. Laryng Rhinol Otol 38:649
Vosteen K-H (1993) Otto Steurer 1893–1957. HNO-Informationen Heft 4:37

Hannover

Medizinische Hochschule Hannover

Klinik und Poliklinik für Hals-Nasen-Ohrenheilunde

Die Medizinische Hochschule wurde 1965 gegründet. 1968 entstand die **1965**
Hals-Nasen-Ohrenklinik der Hochschule. Anfangs mußte in einem Provisorium in den städtischen Kliniken gearbeitet werden, bis dann 1970 die Klinik in den Baukomplex der Hochschule einbezogen werden konnte. Als erster Klinikdirektor und Lehrstuhlinhaber wurde 1969 **1969**
Ernst Lehnhardt berufen.

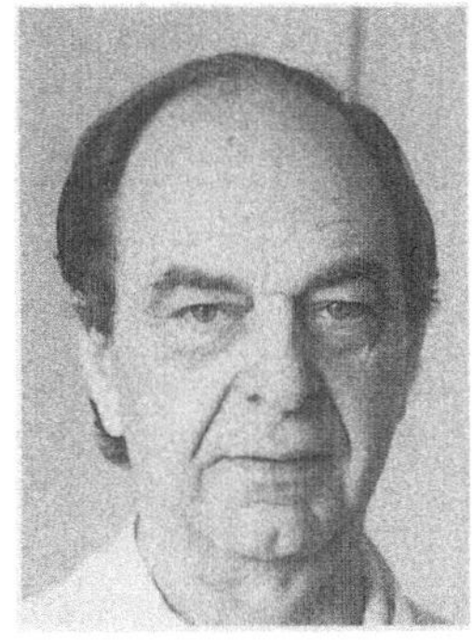

Ernst Lehnhardt (1924)*
Amtszeit 1969 bis 1993 **1969**
1959 Habilitation in Rostock bei W. Hesse
1968 Berufung nach Hannover
1993 Emeritierung

Habilitierte Schüler: Rolf-Dieter Battmer (Audiologie); Klaus-Dieter Franke (später Chefarzt in Bremen); Thomas Koch; Hans Lamm; Roland Laszig (später Ordinarius in Freiburg); Armin Laubert; Wolf Schmidt; Hans-J. Schultz-Coulon (später Chefarzt in Neuss); Ralf Steiner (später Chefarzt in Oldenburg).

Lehnhardt stammt aus Crivitz/Mecklenburg. Nach Studium der Human- und Zahnmedizin in Rostock wurde er dort Schüler von Walter Hesse. 1960 ging er als Oberarzt an die HNO-Klinik der Charité in Berlin zu K. Fleischer. 1961, im Zusammenhang mit der Abschließung Ostberlins und der DDR, wechselte er in gleicher Funktion zu Rudolf Link nach Hamburg. Dort erreichte ihn 1968 der Ruf an die neue Hochschule Hannover. 1969 trat er sein Amt an.

Lehnhardt hat in Hannover in kurzer Zeit eine Klinik aufgebaut, die einen hohen Leistungsstand aufweist und auch international bekannt geworden ist. Sie verfügt personell und räumlich über gute Arbeitsmöglichkeiten sowohl bei der Erfüllung klinischer Aufgaben, u.a. mit einer 6-Betten-Intensivstation, wie auch in der wissenschaftlichen Arbeit, deren Schwerpunkt die neuro-otologische und biochemische Innenohrforschung ist.

Die wissenschaftlichen Veröffentlichungen Lehnhardts umfassen weite Gebiete des Faches, haben aber erkennbar ihr besonderes Gewicht in der Audiologie mit deren klinischen Bezügen. Seine Audiologie-Monographie, ursprünglich von Bernhard Langenbeck als Lehrbuch konzipiert, wurde von ihm zu einem umfassenden Standardwerk mit mehreren Auflagen entwickelt. Er verfaßte 2 wichtige Kongreßreferate („Berufskrankheiten des Ohres" und „Klinik der Innenohrschwerhörigkeit"), mehrere Handbuchbeiträge, ein Lehrbuch für Zahnmediziner und eine Vielzahl von Einzelpublikationen. Auch war er über viele Jahre Schriftleiter einer Fachzeitschrift.

Das Cochlea-Implant-Verfahren wurde von Lehnhardt und seinen Schülern nachhaltig weiter entwickelt. So wurde die Klinik in Hannover zu einem bedeutenden Zentrum auf diesem Gebiet. Auch die postoperative logopädisch-pädagogische Betreuung fand folgerichtig eine intensive Förderung.

Lehnhardt gründete ein weltweit erstes „Cochlear-Implant-Centrum" zur Rehabilitation operierter Kinder, das nun Modellcharakter hat und von ihm weiter betreut wird.

1993 Nach der Emeritierung Lehnhardts wurde 1993 Thomas Lenarz aus Tübingen als Nachfolger berufen.

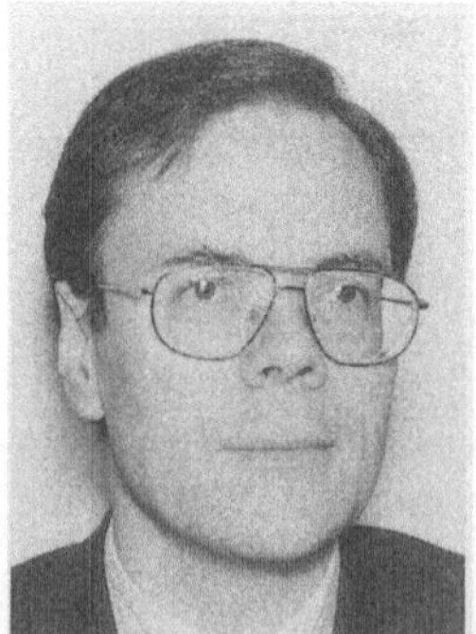

Thomas Lenarz (1956)*
1987 Habilitation in Heidelberg bei H. G. Boenninghaus
1993 Berufung nach Hannover

Habilitierte Mitarbeiter an der Klinik: Arne Ernst (in Tübingen Habilitation); Werner Heppt; Hans-Georg Kempf.

Übernommene weitere habilitierte Mitarbeiter: Rolf-Dieter Battmer, Thomas Koch, Hans Lamm und Armin Laubert (s.o.).

Lenarz stammt aus Darmstadt. Er erhielt seine HNO-Ausbildung bei Hans-Georg Boenninghaus in Heidelberg, wo er sich auch habilitierte. 1989 wechselte er an die Tübinger HNO-Klinik zu Hans-Peter Zenner. Er hat sich wissenschaftlich besonders mit der Innenohrforschung beschäftigt und Bücher bzw. Buchbeiträge über Cochlear-Implantate, otoakustische Emissionen, elektrische Reaktionsaudiometrie und den Tinnitus verfaßt. Klinische Schwerpunkte sind die Implantatchirurgie am Ohr, die Schädelbasis-Chirurgie und die Eingriffe am inneren Gehörgang.

1995 verfügt die Klinik über 93 Betten, es arbeiten dort 37 Ärzte und sonstige akademisch ausgebildete Mitarbeiter.

Phoniatrie

1980 wurde eine „Klinik und Poliklinik für Phoniatrie und Pädaudiolo- **1980**
gie" gegründet. Als Leiter wurde

> **Ernst Loebell** (* 1928),
> 1966 Habilitation in München,
> 1970–1980 Leiter der phoniatrischen Abteilung
> der Universität Bern,

berufen. Neben pädaudiologischen Arbeiten wurden unter Loebell besonders die Sprachentwicklungsrückstände erforscht und Methodisches (Stimmfeldmessung, Glottographie) gefördert.

Ende 1993 wurde Loebell emeritiert. Als Nachfolger wurde

> **Martin Ptok** (* 1955),
> Habilitation in Tübingen 1953 bei H. P. Zenner,

berufen. Er erhielt seine HNO-Ausbildung in Würzburg bei W. Kley und J. Helms, wechselte dann nach Tübingen zu H. P. Zenner und R. Arold. Auf seinem Arbeitsgebiet befaßt er sich bevorzugt mit der computergestützten Stimmschallanalyse.

Die von der Hals-Nasen-Ohrenklinik räumlich und organisatorisch getrennte Klinik verfügt 1995 über 4 Betten. Es arbeiten dort 4 akademisch ausgebildete Mitarbeiter. Auch besteht eine mit dieser Klinik verbundene Logopäden-Lehranstalt, die vom Direktor der Klinik geleitet wird.

(F)

Heidelberg

Ruprecht-Karls-Universität Heidelberg

Hals-Nasen-Ohrenklinik

Vor 1900

1873 erhielt Heidelberg eine vom Staat unterhaltene Ohren-Poliklinik, die von Samuel Moos (1873–1895) geleitet wurde. Die Rhino-Laryngologie wurde zunächst im Rahmen der Inneren Medizin auf Initiative von Nikolaus Friedreich und einigen seiner Assistenten gelehrt und ausgeübt. Unter letzteren verlagerte vor allem der Internist Anton Juracz mehr und mehr seine Arbeit auf das Gebiet der Rhino-Laryngologie.

1875 wurde in Heidelberg ein Ambulatorium für Rachen- und Kehlkopfkranke eröffnet und 1880 Anton Juracz zum Leiter dieses Ambulatoriums mit Lehrauftrag für Rhino-Laryngologie ernannt.

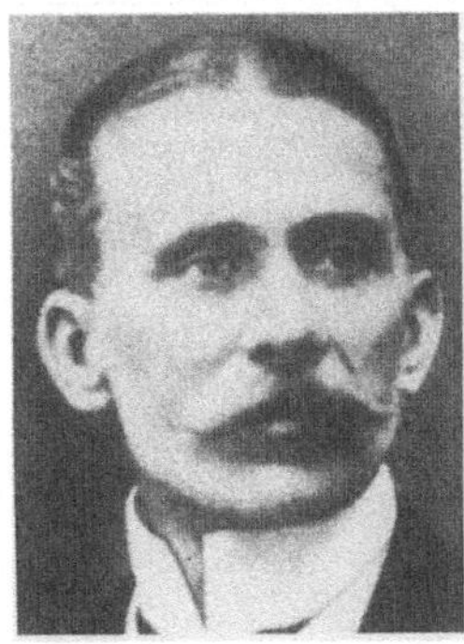

***Anton Juracz** (1847–1923)*
Amtszeit: 1877–1908
1877 Habilitation für Innere Medizin bei Th. von Dusch in Heidelberg
1899 planmäßiges Extraordinariat in Heidelberg
1908 Ruf nach Lemberg
1923 verstorben in Lemberg

Anton Juracz war in Szlawie (damalige Provinz Posen) geboren. Als Schüler der Internisten Theodor von Dusch und Nikolaus Friedreich hätte dieser tatkräftige und sehr ambitionierte Arzt und Dozent für Innere Medizin vermutlich berechtigterweise auch einen Lehrstuhl für Innere Medizin anstreben können. Das sich neu formierende Gebiet der Laryngologie zog ihn jedoch so an, daß er das Schwergewicht seiner Tätigkeit mehr und mehr auf die Laryngologie und Rhinologie verlagerte und sich hier einen hervorragenden Namen machte. Allerdings kostete es ihn erhebliche Kraft und den Einsatz auch seiner persönlichen finanziellen Mittel, für sein neues Arbeitsgebiet Schritt für Schritt auch den notwendigen offiziellen und amtlichen Support zu erkämpfen.

Es gelang ihm nicht, seine poliklinikische Abteilung in eine **echte** klinische Institution mit Krankenbetten umzuwandeln. Dies mag ein Grund gewesen sein, weshalb er 1908 einen Ruf auf das Ordinariat für HNO-Heilkunde in Lemberg (damals zur k.-und-k.-Monarchie gehörend) annahm.

Die wissenschaftliche und publizierende Tätigkeit von A. Juracz umfaßte das ganze damalige Fachgebiet der Rhino-Laryngologie und erstreckte sich vorwiegend auf klinische Themen, wie z.B. die Innervationsstörungen ders Larynx. Auch ein Handbuch-Artikel über die Neoplasmen im Kehlkopf stammt aus seiner Feder.

1896 Auf das Extraordinariat für Ohrenheilkunde wurde 1896 der Otologe Karl-Adolf Passow berufen.

Karl-Adolf Passow *(1859–1926)*
Amtszeit in Heidelberg: 1896–1902
1895 Habilitation in Berlin
1896 Ruf nach Heidelberg
1902 Ruf nach Berlin
(Weitere Einzelheiten zu A. Passow und Foto siehe Berlin, Charité, S. 16)

Der Ohrenklinik standen zu Passows Zeiten 14 Betten zur Verfügung. Unter Passow wurde der Bau einer Ohrenklinik geplant und begonnen, allerdings erst 1902 vollendet. Dieser Klinikbau war – mit entsprechenden zeitbedingten Veränderungen – bis 1987 in Benutzung!
1902 folgte Passow einem Ruf an die Charité in Berlin. Sein Mitarbeiter J. Hegener habilitierte sich 1901 in Heidelberg, war dann bis 1911 Mitarbeiter von Kümmel und wurde später Chefarzt der HNO-Abteilung am St. Georg-Krankenhaus in Hamburg.

1902 Auf A. Passow folgte der Otologe Werner Kümmel von der Ohrenklinik in Breslau auf das Extraordinariat in Heidelberg.

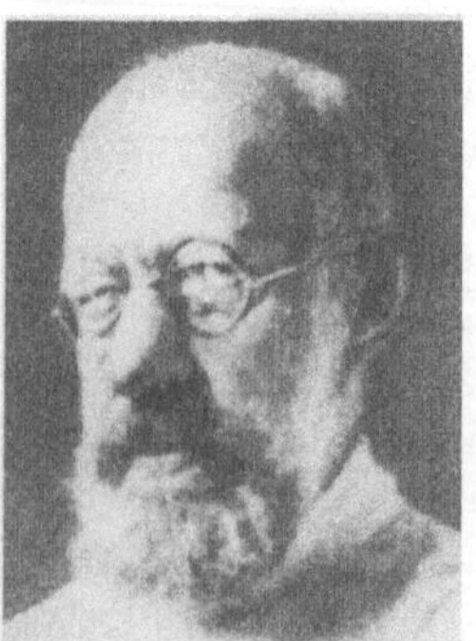

Werner Kümmel *(1866–1930)*
Amtszeit: 1902–1930
1895 Habilitation (für Chirurgie des Ohres und der oberen Luftwege) bei von Mikulicz in Breslau
1896 Übernahme der Breslauer Poliklinik für Ohrenkranke
1901 Ablehnung eines Rufes nach Straßburg
1902 Ruf nach Heidelberg (Extraordinariat)
1919 Ordinarius in Heidelberg
1930 verstorben in Heidelberg

Unter W. Kümmel in Heidelberg habilitierte Schüler: Karl Beck (später Ordinarius und Nachfolger Kümmels in Heidelberg); Hermann Marx (später Ordinarius in Münster und dann in Würzburg); Erich Wirth (siehe „Phoniatrie").

Weiterer habilitierter Mitarbeiter: Julius Hegener (später Chefarzt am St. Georg-Krankenhaus in Hamburg).

Sonstige erwähnenswerte Mitarbeiter: Kurzzeitig Carl von Eicken (später Ordinarius in Gießen und dann in Berlin); Ino Kubo (später Ordinarius in Japan).

Werner Kümmel wurde in Hildesheim geboren. Seine Lehrer waren der Pathologe F. D. von Recklinghausen und der Internist B. Naunyn in Straßburg und dann in Breslau der Chirurg J. von Mikulicz-Radecki, bei dem Kümmel seine chirurgische Ausbildung erhielt. Als Oberarzt von Mikulicz's begann er, sich zunehmend mit der Otologie zu beschäftigen. Werner Kümmel hat von Anfang an die Zusammengehörigkeit von Oto-, Rhino- und Laryngologie überzeugt und energisch vertreten.

1902 konnte er den von A. Passow begonnenen Klinik-Neubau mit 66 **1902**
Betten eröffnen und übernehmen.

Nach dem Weggang von Jurasz wurden 1908 die Otologische Klinik und **1908**
die Rhino-Laryngologische Klinik zu einer einheitlichen HNO-Klinik unter Leitung von W. Kümmel zusammengefaßt. In dieser neuen Klinik richtete er ein anatomisch-pathologisches und ein bakteriologisches Laboratorium ein. Ein anderes praktisches Interessengebiet Kümmels war die medizinische und organisatorische Beschäftigung mit dem Gehörlosenwesen in Baden, das ihm viel verdankte.

Werner Kümmel war ein kritischer und unbestechlich denkender Wissenschaftler, der eher schwieg, als Unausgegorenes zu sagen. Dementsprechend war er zurückhaltend mit der Veröffentlichung eigener Arbeiten.

Mit Werner Kümmel starb 1930 ein besonders angesehener, die Entwicklung der HNO-Heilkunde in Deutschland zu seiner Zeit besonders nachhaltig beeinflussender Gelehrter und Arzt.

1931 folgte Karl Beck seinem Lehrer Kümmel als Klinikchef nach. **1931**

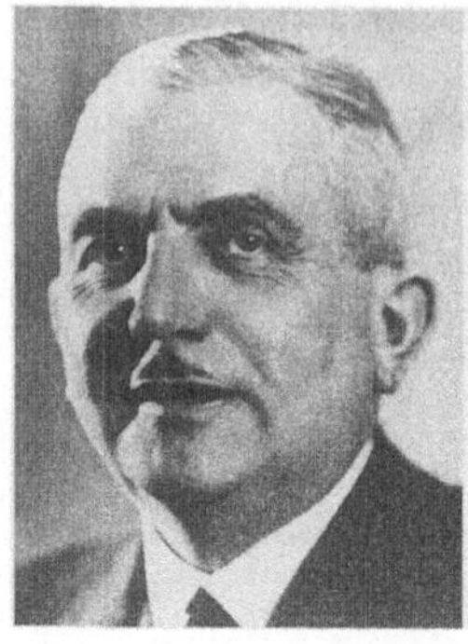

Karl Beck (1880–1942)
Amtszeit: 1931–1942
1913 Habilitation bei W. Kümmel in Heidelberg
1931 Ruf nach Heidelberg
1942 verstorben in Heidelberg

Unter Karl Beck habilitierter Schüler: Julius Berendes (später Chefarzt in Mannheim, dann Ordinarius in Marburg).

Weiterer habilitierter Mitarbeiter: Erich Wirth (siehe unten).

Der in Bonndorf im Schwarzwald geborene Karl Beck erhielt seine Ausbildung zunächst am German Hospital in London, dann bei Paul Ehrlich in Frankfurt und bei dem Pathologen Paul Ernst in Heidelberg; die eigentliche Fachausbildung erhielt er bei W. Kümmel, ebenfalls in Heidelberg. Dazu kamen Gastaufenthalte bei H. Gutzmann sen. in Berlin, wo Beck seine Kenntnisse in der Phoniatrie abrundete.

Karl Beck hat die Heidelberger Klinik in ihrer Einrichtung wesentlich verbessern können: Es entstand u.a. eine Röntgenabteilung, eine Bibliothek, eine Isolierstation und ein neuer Hörsaal – für die damalige Zeit eine hochmoderne Klinik. Auf ihn geht auch die Einrichtung einer phoniatrischen Abteilung zurück (siehe unten). Das wissenschaftliche Oeuvre K. Becks befaßte sich vorwiegend mit praktisch-medizinischen Themen, wobei Untersuchungen über Innenohrstörungen (Lärm- und Giftschädigungen) besonderes Gewicht hatten. Dazu kamen Handbuchbeiträge. Ein weiteres Arbeitsfeld war die transseptale Hypophysenoperation. Die nach Kümmel und ihm benannte Stirnhöhlen-Punktion von außen hat im Laufe der Zeit unterschiedliche Akzeptanz erfahren, gerade in jüngerer Zeit aber wieder weitergehende Verbreitung gefunden. Ein weiteres Interessengebiet war das Gehörlosenwesen.

Karl Becks besonderes Anliegen war der Kontakt zu den niedergelassenen Fachärzten des badischen Raumes, die er zu regelmäßigen Fortbildungsveranstaltungen einlud und zu denen er einen sprichwörtlich guten Kontakt hielt.

1942 Nach dem frühen Tod Karl Becks erhielt Alfred Seiffert, zu dieser Zeit Ordinarius in Kiel, 1942 den Ruf nach Heidelberg.

besonderes Anliegen war ihm die Schaffung eines engen Kontaktes zu den benachbarten französischen Fachkliniken – unmittelbar nach dem 2. Weltkrieg eine weitsichtige Einstellung.

Hans-Georg Boenninghaus, bis dahin Chefarzt in Karlsruhe, folgte 1965 einem Ruf auf den Heidelberger Lehrstuhl. 1965

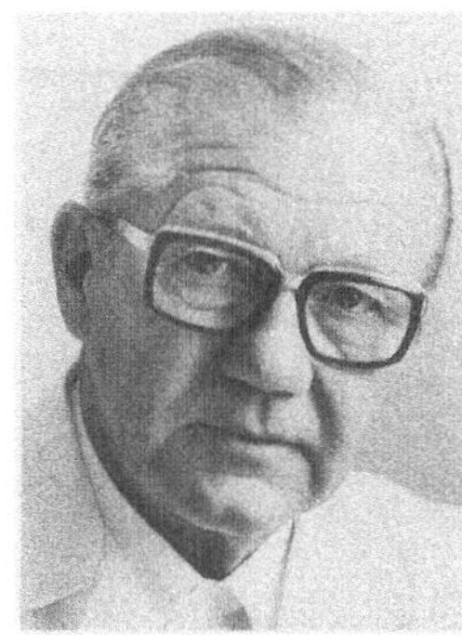

Hans-Georg Boenninghaus (1921)*
Amtszeit: 1965–1987
1953 Habilitation bei R. Mittermaier in Marburg
1962–1965 Chefarzt in Karlsruhe
1965 Ruf nach Heidelberg
1987 Emeritierung

Unter H.-G. Boenninghaus habilitierte Schüler: Detlev Adler (später Chefarzt in Berlin-Buch); Harald Enzmann (später C3-Professor am Klinikum Rudolf Virchow der Freien Universität in Berlin); Jörg Gülzow (später Chefarzt in Remscheid); Thomas Lenarz (später Ordinarius in Hannover); Hagen Weidauer (später Ordinarius in Gießen, dann in Heidelberg); Günter Wirth (später Leiter der Abteilung für Stimm- und Sprachstörungen sowie Pädaudiologie an der Heidelberger Klinik).

Hans-Georg Boenninghaus wurde in Breslau geboren. Seine Lehrer im Fach waren Walther Uffenorde in Marburg und Richard Mittermaier in Marburg und später Frankfurt/M.

H.-G. Boenninghaus konnte die Klinik und deren Personaletat weiter ausbauen. So entstanden ein zusätzlicher Operationssaal, ein akustisch-elektronisches Labor, ein allergologisches, speichelchemisches, histochemisches Labor und ein neuer Ambulanztrakt. Die Abteilung für Stimm- und Sprachstörungen wurde eine selbständige Abteilung der Klinik (siehe unten). Der Klinikneubau im künftigen Gesamtklinikum wurde geplant, der Ausbau und die Einrichtung fachmedizinisch begleitet und gesteuert.

Am Tage nach der Emeritierung von H.-G. Boenninghaus konnte der Betrieb in der neuen Klinik beginnen. 1987

Arbeits-Schwerpunkte von H.-G. Boenninghaus und seinen Mitarbeitern erstreckten sich auf die Chirurgie der Nasen-Nebenhöhlen, die Traumatologie im Kopf-Hals-Bereich, die Vestibularisforschung, die

Audiologie (z.B. Lärmschwerhörigkeit, „akustisches Trauma", Hörsturz; Bewertungstabelle (zusammen mit Röser)), die fachbezogene Röntgenologie und die Begutachtung.

Neben sehr zahlreichen Publikationen aus den verschiedensten Bereichen des Faches stammen wichtige Handbuchbeiträge, Referate, ein Hauptreferat und eine Monographie über Schädelbasisbrüche aus seiner Feder. Besonderer Beliebtheit, nun schon über viele Jahre hinweg, erfreut sich bei Studenten und Ärzten sein Lehrbuch der Hals-Nasen-Ohren-Heilkunde, das als Taschenbuch bis heute 10 Auflagen erreicht hat. Ein weiteres Buch „HNO-Heilkunde für den Allgemeinarzt" ist ebenfalls zu erwähnen.

H.-G. Boenninghaus ist Herausgeber und war zeitweise Redaktor der Zeitschrift für Laryngo-, Rhino-, Otologie und Fachredakteur für das Deutsche Ärzteblatt.

1987 1987 wurde Hagen Weidauer als Nachfolger von H.-G. Boenninghaus berufen.

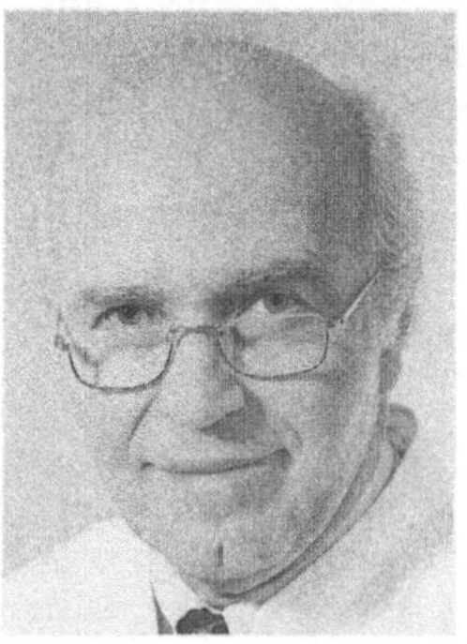

Hagen Weidauer *(* 1939)*
Beginn seiner Amtszeit in Heidelberg: 1987
1974 Habilitation bei H.-G. Boenninghaus in Heidelberg
1986 Ruf nach Gießen
1987 Ruf nach Heidelberg

Unter H. Weidauer habilitierte Schüler: Werner Heppt; Heinz Maier (später Chefarzt am Bundeswehrkrankenhaus in Ulm); Christoph Reißer; Sebastian Hoth.

Hagen Weidauer stammt aus Zwickau. Seine fachliche Ausbildung erhielt er bei H.-G. Boenninghaus.

Er konnte bei seinem Amtsantritt eine völlig neue Klinik (im Rahmen der neuen Kopfklinik) übernehmen und dort auch ein erweitertes akustisch-elektronisches und ein allergologisches Labor in Betrieb nehmen und den Aufbau eines Labors für Molekularbiologie und ein weiteres für Tumorforschung initiieren.

Seine Arbeitsschwerpunkte bisher sind: Toxische Innenohrschäden, antineoplastische Chemotherapie, Malignom-Chirurgie, die Auswirkungen von AIDS im HNO-Bereich, Stenosen-Chirurgie sowie plastisch-rekonstruktive Chirurgie.

Seine Publikationen betreffen die gleichen Themen und werden ergänzt durch Handbuchbeiträge und eine Monographie über „AIDS und HNO-Heilkunde".

Die Klinik verfügt über 80 Betten und 29 ärztliche und sonstige akademische Mitarbeiter.

Phoniatrie

Unter Karl Beck wurde eine phoniatrische Ambulanz eingerichtet. Der 1934
damalige Oberarzt an der Klinik, Erich Wirth, hat sich dieser Abteilung angenommen und von 1934 bis 1943 an der Klinik auch phoniatrisch gearbeitet.

Erwähnt sei, daß der damalige Assistent Julius Berendes (zusammen mit Karl Beck) bereits 1935/36 eine Vorlesung über die Sprache und ihre Störungen angekündigt und gehalten hat.

Von 1943 bis 1954 ruhte die phoniatrische Arbeit.

Ab 1954 nahm sich H. Bauer (s. Seite 260) zunächst unter Kindler, bei 1954
dem er sich 1963 mit einem phoniatrischen Thema habilitierte, und dann unter Boenninghaus bis 1967 der Phoniatrie an. Bauer übernahm 1967 die „Abteilung für Phoniatrie und Pädaudiologie (Audiologisches Zentrum)" an der Klinik in Münster (siehe unter Münster).

Von 1967 bis 1975 wurde unter Boenninghaus die Phoniatrie von Günter 1967
Wirth betreut.

Ab 1975 wurde an der Klinik eine Abteilung für Stimm- und Sprach- 1975
störungen sowie Pädaudiologie eingerichtet, die Wirth seitdem als C3-Professor leitet.

Günter Wirth *(* 1933)*
1968 Habilitation bei H.-G. Boenninghaus in Heidelberg.

(Die „Abteilung für Allgemeine HNO-Heilkunde" und die „Abteilung für Stimm- und Sprachstörungen sowie Pädaudiologie" sind seither beide selbständige Abteilungen und bilden zusammen die Univ.-HNO-Klinik Heidelberg).

Bevorzugte wissenschaftliche Arbeitsgebiete von Wirth sind bisher die Gleichgewichtsprobleme bei Gehörlosen, die akustische Beeinflussung von Bewegungsempfindungen und die Stimmlippen-Lähmungen. Seine 2 Lehrbücher über die Sprach-, Stimm- und Hörstörungen bei Kindern sind in 4 Auflagen erschienen; er ist auch Autor eines Buches über die Probleme bei Laryngektomierten. Der Abteilung für Phoniatrie ist auch eine Schule für Logopäden angegliedert.

(N)

Literatur:

Berendes J (1940) Karl Beck zum Gedächtnis. Arch Ohr usw Heilk 147:69
Boenninghaus H, Persönliche Mitteilungen
Feldmann H (1991) H.-G. Boenninghaus zum 70. Geburtstag. Laryng Rhinol Otol 70:169
Schwab W und Ey W (1955) Heidelberg als Wiege der vereinigten Oto-Rhino-Laryngologie und deren Geschichte. Ruperta-Carola. Mitteilungen d. Freunde d. Studentenschaft d. Univ. Heidelberg 7, Heft 18
Schwab W (1965) Werner Kindler zum 70. Geburtstag. Laryng Rhinol Otol 44:69
Schwab W (1959) In memoriam Alfred Seiffert. HNO 8:191
Schwab W (1991) Erinnerungen an Alfred Seiffert. HNO-Informationen 3:69
Vogel K (1960) Alfred Seiffert zum Gedächtnis. Laryng Rhinol Otol 39:129
Weidauer H, Persönliche Mitteilungen
Wirth E, Persönliche Mitteilungen
Wittmaack K (1931) Werner Kümmel. Arch Ohr usw Heilk 128:1
Zange J (1940) Karl Beck zum 60. Geburtstag. Arch Ohr usw Heilk 147:69

Homburg (Saar)

Universität des Saarlandes
Medizinische Fakultät

Klinik und Poliklinik für Hals-Nasen-Ohren-Heilunde, Kopf- und Hals-Chirurgie

Im Saarland, das nach dem zweiten Weltkrieg der französischen Oberhoheit unterstand und erst nach einer Volksabstimmung 1957 wieder an die Bundesrepublik angeschlossen wurde, war 1947 eine Medizinische Fakultät als „Institut d'Etudes Supérieures" der Universität Nancy gegründet worden. Ihr Sitz war eine ehemalige Heil- und Pflegeanstalt in Homburg, nahe Saarbrücken. Sie wurde 1948 nach Gründung der Universität des Saarlandes Sitz der Medizinischen Fakultät. **1947**

Als erster Direktor einer Universitäts-Hals-Nasen-Ohrenklinik wurde 1950 Paul Falk berufen. **1950**

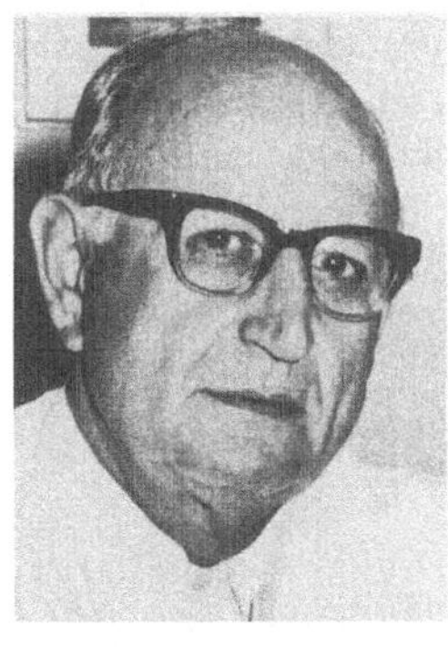

***Paul Falk** (1906–1984)*
Amtszeit 1950–1974
1939 Habilitation in Marburg bei W. Uffenorde
1950 Berufung nach Homburg
1974 Emeritierung
1984 verstorben

Unter Falk habilitierte Schüler: Helmut Maurer (später Chefarzt in Saarbrücken); Adolf Miehlke (später Ordinarius in Göttingen); Klaus Müsebeck (später Chefarzt in Kaiserslautern); Carl-Jürgen Partsch (Audiologie an der Klinik); Walter Schätzle (später Nachfolger in Homburg); Johannes Schöndorf; Wolfgang Mootz.

Falk, in Aachen geboren und im Saarland aufgewachsen, war zunächst Schüler von Johannes Zange in Jena, wechselte dann nach Halle zu Adolf Eckert-Möbius und wurde schließlich 1938 Oberarzt in Marburg bei Walther Uffenorde. 1944 wurde Falk zum Militärdienst einberufen und beratender Otologe der Kurlandarmee. Falk geriet in russische Kriegsgefangenschaft und kehrte erst 1949 zurück. Kurze Zeit fand er in Gießen bei Gerhard Eigler ein Unterkommen, bis er dann 1950 einem Ruf an die Universität des Saarlandes nach Homburg folgte.

In Homburg stand er vor der schwierigen Aufgabe, praktisch aus dem Nichts in völlig ungeeigneten Pavillons einer ehemaligen Nervenheilanstalt eine funktionstüchtige Universitäts-HNO-Klinik aufzubauen. Das gelang mit Hilfe seiner Mitarbeiter in erstaunlich kurzer Zeit. Bei beengten Verhältnissen konnte bald schon wissenschaftlich gearbeitet werden. So wurde in Homburg durch A. Miehlke die Klinik und Thera-
1967 pie der Fazialislähmung erfolgreich bearbeitet. 1967 konnte dann – zusammen mit den Urologen – ein großzügiger Hochhaus-Neubau bezogen werden („Nasen-Blasen-Klinik"). Dort nun bestehen hervorragende Arbeitsbedingungen.

Falk hatte sich schon in Marburg wissenschaftlich mit der Beziehung zwischen Form und Funktion befaßt und dazu Studien über die Entwicklung der Nebenhöhlen und des Nasenseptums angestellt. Fehlstellungen des Septums und Entfaltungsstörungen der Nebenhöhlen fanden neue Erklärungen. Auch über Bau und Bedeutung des lymphatischen Systems im Rachenring und dessen hormonale Beeinflußbarkeit hat Falk gearbeitet. Auf der Grundlage dieser Untersuchungen entstanden später bei Mitarbeit von H. Maurer bzw. W. Mootz Handbuchbeiträge. Eine schon 1943 erschienene „Einführung in die Hals-Nasen-Ohrenheilkunde" war für mehrere Studentengenerationen eine beliebte Anleitung zum Untersuchungskurs. Falks klinische Interessen richteten sich unter dem Einfluß seines Lehrers Uffenorde unter anderem auf die Erkrankungen der Nebenhöhlen und der Tränenwege sowie auf deren chirurgische Behandlung.

1975 Nachfolger Falks wurde 1975 der Oberarzt der Göttinger Klinik, Walter Schätzle.

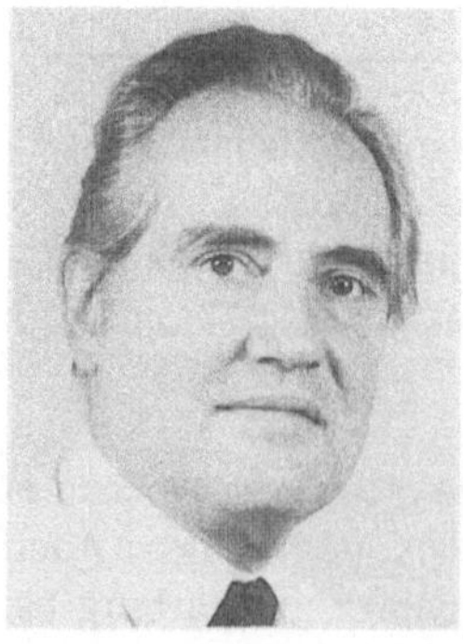

Walter Schätzle *(* 1927)*
Amtszeit ab 1975
1963 Habilitation in Homburg bei P. Falk
1964 Umhabilitation nach Göttingen
1975 Berufung nach Homburg
1995 Emeritierung

Unter Schätzle habilitierte Mitarbeiter: Pierre Federspil; Armand Koch.

Schätzle begann seinen beruflichen Werdegang 1953 am Anatomischen Institut der Universität des Saarlandes. Er blieb dort bis 1957 und kam nach einer Tätigkeit als Assistent der Medizinischen Klinik 1959 zu P. Falk. Dort erhielt er seine HNO-Fachausbildung. 1964 folgte er A. Miehlke nach Göttingen, der einen Ruf dorthin angenommen hatte. Schätzle arbeitete in Homburg und Göttingen wissenschaftlich mit histochemischen Methoden über Innenohrstrukturen und die Beschaffenheit der Nebenhöhlenschleimhaut. Es entstanden eine Monographie und Handbuchbeiträge. Zusammen mit H. Ganz, Marburg, gibt Schätzle eine der Fortbildung dienende Buchreihe („HNO-Praxis heute") heraus. An der Homburger Klinik ist die Fazialis- und Parotischirurgie weiterhin ein Schwerpunkt. Auch wird über die Ototoxizität der Aminoglykosid-Antibiotika und über die Mikrobiologie der HNO-Infektionen gearbeitet (Federspil). Von den Mitarbeitern der Klinik, vornehmlich geleitet von P. Federspil, werden regelmäßig Operationskurse abgehalten.

Eine an der Klinik eingerichtete „Sektion Phoniatrie" wird von V. Barth geleitet.

1995 erhielt den Ruf als Nachfolger Schätzles Heinrich Iro, Oberarzt an der Univ.-HNO-Klinik in Erlangen, habilitiert in Erlangen als Schüler von M. E. Wigand. 

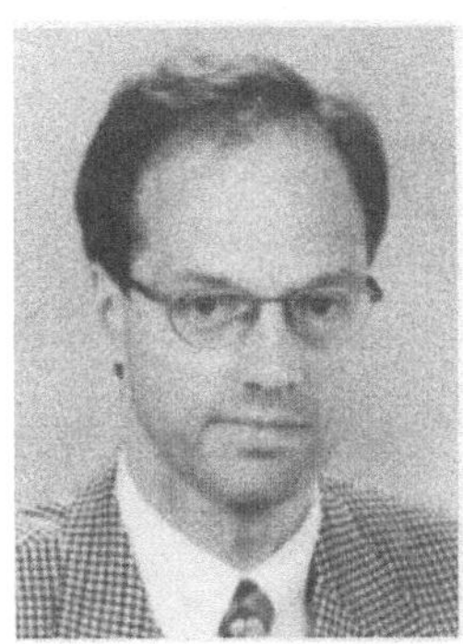

***Heinrich Iro** (* 1956)*
Amtszeit ab 1995
1990 habilitiert in Erlangen bei M. E. Wigand

Zur Berichtszeit (1995) verfügt die Klinik über 100 Betten. An ihr sind 19 Ärzte, einschließlich dreier Ärzte im Praktikum, beschäftigt.

(F)

Jena

Friedrich-Schiller-Universität Jena

Klinik für Hals-Nasen-Ohrenkrankheiten

Der erste Fachvertreter für Otologie an der Universität war Friedrich Weber-Liel (1832–1891). Als Schüler von August Lucae kam er von der Berliner Universitätsklinik in der Ziegelstraße. 1884 übernahm er eine neu eingerichtete a.o. Professur in Jena, schied aber krankheitshalber schon 1886 wieder aus. Ihm folgte 1886 Johannes Kessel. **1886**

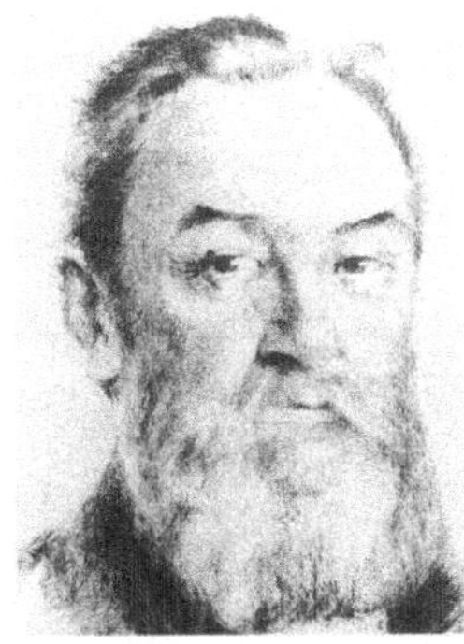

Johannes Kessel (1839–1907)
Amtszeit 1886–1907
1876 habilitiert in Graz
1886 Berufung nach Jena
1907 in Jena verstorben

Kessel stammte aus Selzen bei Oppenheim am Rhein. Er war Schüler von Anton v. Tröltsch in Würzburg. Später arbeitete er bei Adam Politzer und am Institut für experimentelle Pathologie in Wien, schließlich auch in Prag bei dem Physiker Ernst Mach. In Graz konnte er nach seiner Habilitation otologisch arbeiten und unterrichten. Er blieb dort 10 Jahre, ohne die Errichtung eines Extraordinariates erreichen zu können. Die angestrebte Position erlangte er dann mit seiner Berufung nach Jena.

Dort allerdings waren die Arbeitsmöglichkeiten anfangs höchst dürftig. Für die ambulante Behandlung der Patienten standen nur zwei Räume zur Verfügung. 1890 konnten dann für die stationäre Behandlung 17 Betten in einem Mietshaus (heute „Gasthof zur Schweiz“) bereitgestellt werden. 1900 endlich wurde im allgemeinen Landeskrankenhaus eine **1900**
eigenständige Ohrenklinik mit 40 Betten bezogen.

Kessels Arbeiten galten klinisch und experimentell der Funktion des Mittelohres. Er wagte, noch in Graz, als erster bei der Otosklerose ein Vorgehen am fixierten Stapes. Auch Eingriffe am Trommelfell sowie an Hammer und Amboß mit dem Ziel einer Hörverbesserung führte er aus. Er wird daher als Mitbegründer der funktionellen Mittelohrchirurgie angesehen.

1908 Nach Kessels Tod, 1907, wurde der in Greifswald tätige Karl Wittmaack als Nachfolger berufen.

Karl Wittmaack *(1876–1972)*
Amtszeit 1908–1926
1905 Habilitation in Greifswald
1905 Berufung in Greifswald
1908 Berufung nach Jena
1926 Berufung nach Hamburg
(Weitere Angaben und Foto siehe Hamburg, S. 147)

Unter Wittmaack habilitierte Mitarbeiter: Johannes Zange (später Ordinarius in Graz und dann in Jena); Hermann Gustav Runge (später Oberarzt bei Wittmaack in Hamburg).

Als bereits habilitierter Mitarbeiter kam 1909–1917 Wilhelm Brünings dazu (habilitiert bei Killian in Freiburg; später Ordinarius in Greifswald, dann Nachfolger Wittmaacks in Jena und zuletzt Ordinarius in München).

Noch in Wittmaacks Amtszeit, aber erst 1921, wurde in Jena als an einer der letzten Universitätskliniken die Zuständigkeit des otologischen Lehrstuhls um die Rhino-Laryngologie erweitert und somit das Gesamtfach etabliert.

Wittmaack setzte in Jena seine in Greifswald begonnenen grundlegenden Arbeiten zur Struktur und Pathologie des Schläfenbeins sowie zur Innenohrpathologie fort. Es entstanden bedeutende Beiträge im Handbuch der Pathologie von Henke-Lubarsch neben zahlreichen Einzelarbeiten. Auch entwickelte er Vorstellungen zur Funktion des Vestibularapparates und zum Lärmschaden.

1926 Als Wittmaack 1926 einem Ruf nach Hamburg folgte, wurde Wilhelm Brünings, zu dieser Zeit Ordinarius in Greifswald, sein Nachfolger.

Bis zu dessen Dienstantritt leitete Otto Steurer, Oberarzt in Tübingen, kommissarisch die Klinik.

Wilhelm ***Brünings*** *(1876–1958)*
Amtszeit 1926–1930
1904 u. 1908 Habilitation in Zürich (Physiologie) und Freiburg (HNO)
1917 Berufung nach Greifswald
1926 Berufung nach Jena
1930 Berufung nach München
(Weitere Angaben und Foto siehe München, S. 240)

In Jena habilitierter Schüler: Reinhard Perwitzschky (später Ordinarius in Breslau).

Brünings arbeitete, wie schon in Greifswald, so auch in Jena, hauptsächlich über die Endoskopie der Luft- und Speisewege und war um die Verbesserung des Instrumentariums bemüht. Unter seiner Leitung fanden erstmalig Kurse zur Endoskopie statt. Brünings entwickelte mit der Firma Zeiss in Jena das sogenannte „Neunauge", mit dem bis zu acht Beobachter an der Endoskopie beteiligt werden konnten.

Mit Perwitzschky wurden akustische Untersuchungen angestellt und experimentell der Höreindruck, den der Mittel- oder der Innenohrschwerhörige hat, deutlich gemacht. Das wurde auf Schallplatten aufgenommen, die eine große Verbreitung fanden.

1928 wurde die von Wittmaack geplante, dann von Brünings in Einzel- **1928**
heiten modifizierte neue Klinik fertiggestellt und eingeweiht. Sie war mit 120 Betten eine der großen Kliniken Deutschlands. Die Besucher, die Brünings dort in seiner Dienstwohnung aufsuchten, zeigten sich beeindruckt von den von ihm selbst angefertigten Möbeln. 2 Jahre später ging Brünings nach München.

Sein Nachfolger wurde der Grazer Ordinarius Johannes Zange, der Jahre **1931**
vorher schon unter Wittmaack in Jena gearbeitet hatte.

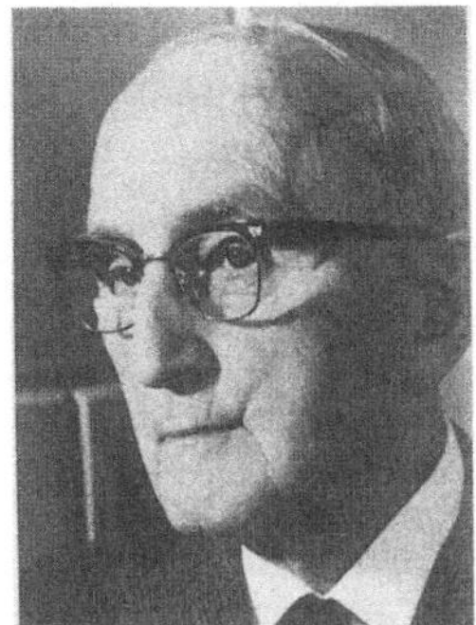

Johannes Zange *(1880–1969)*
1913 Habilitation in Jena bei K. Wittmaack
1922 Berufung nach Granz
1931 Berufung nach Jena
1957 Emeritierung
1969 in Jena verstorben

In Jena habilitierte Schüler Zanges: Rosemarie Albrecht (später Ordinaria in Erfurt und Nachfolgerin in Jena); Fritz Moser (später Chefarzt in Erfurt, dann Ordinarius in Greifswald und zuletzt in Leipzig); Harry Mennig (später Direktor der Klinik für Gesichts- und Halschirurgie an der Charité in Berlin); Ernst Müller (später Chefarzt in Berlin-Buch, dann Ordinarius in Kiel); Siegfried Unterberger (später Ordinarius in Wien und dann Chefarzt in Klagenfurt); Horst L. Wullstein (später Chefarzt in Siegen und dann Ordinarius in Würzburg); Rudolf Zippel (später Ordinarius in Greifswald); Fritz Zöllner (später Ordinarius in Freiburg).

Ein noch in Graz habilitierter Zange-Schüler war Werner Kindler (später Chefarzt in Solingen, dann Ordinarius in Innsbruck, danach an der Freien Universität in Berlin und zuletzt in Heidelberg). Aus Graz kam nach Jena auch der Zange-Schüler Herbert Schmidt (später Fachvertreter an der Danziger Akademie und dann Chefarzt in Hamburg-Altona).

Zange, in Wuppertal geboren und in Erfurt aufgewachsen, erwarb sich nach dem Medizinstudium, bei dem ihn in Halle die Persönlichkeit Hermann Schwartzes beeindruckte und ihn zur Otologie hinlenkte, eine breite Grundlage für sein späteres Wirken durch eine Ausbildung in der Pathologie und der inneren Medizin.

Dann wurde er Schüler von Paul Manasse in Straßburg und von Karl Wittmaack in Jena. 1922 erhielt er den Ruf nach Graz, 1931 kehrte er als Nachfolger von Wilhelm Brünings nach Jena zurück und übernahm eine der damals schönsten Kliniken Deutschlands. Er baute sie in seiner 25jährigen Amtszeit weiter aus. Dabei war die Einrichtung einer eigenen strahlentherapeutischen Abteilung Ausdruck seines Bestrebens nach einer umfassenden Geschwulstbehandlung in einer Hand.

Zange hatte sich anfangs, noch unter dem Einfluß Manasses und Wittmaacks, pathologisch-anatomischen Arbeiten zugewandt. Mit seinen grundlegenden, 1919 in einer großen Monographie zusammengefaßten Arbeiten über die tympanogenen Labyrinthentzündungen wurde er in der Fachwelt sogleich bekannt. Dann, noch in Graz, galt sein Bemühen und das seiner Schüler der Verbesserung der Liquordiagnostik im Zusammenhang mit der Meningitisbehandlung. Er wies als einer der ersten auf die Gefahr des Zisternenblocks bei der Lumbalpunktion hin, wenn raumfordernde Prozesse im Schädel vorliegen. Später hat er sich dann mit den Manifestationen der Tuberkulose im HNO-Fach befaßt.

An der Jenaer Klinik wurde die Geschwulstbehandlung, die er weitsichtig als zukünftige Schwerpunktaufgabe der Klinik erkannt hatte, intensiviert. Schon in einer Zeit, in der das noch nicht ein allgemeines Therapiekonzept war, wurde eine radikale Tumorchirurgie an Kopf und

Hals betrieben, wobei die Elektrochirurgie eine frühe Anwendung fand. Es kennzeichnet die Vielseitigkeit der Zangeschen Arbeiten und sein Bestreben über enge Fachgrenzen hinaus ganzheitlich zu wirken, daß er u.a. auch das Problem der tonsillogenen Herdinfektion aufgriff. Zange schuf weiterhin den Begriff des „retrolabyrinthären Symptomenkomplexes" als Diagnostikum für variable Hirnnervenausfälle bei den eitrigen, vorwiegend von der Pyramide ausgehenden Komplikationen. In rastloser Arbeit hat er in vielen Einzelveröffentlichungen diese und andere Themen kompetent behandelt und daneben auch mehrere große Kongreßreferate vorgelegt. Noch im Alter veröffentlichte er in der ophthalmologischen Operationslehre von R. Thiel einen umfassenden, lehrbuchartigen Beitrag über die Erkrankungen der Nebenhöhlen, ihre Komplikationen und die chirurgische Therapie. Nebenher trug er über Jahrzehnte die Last, die mit den Aufgaben eines Schriftleiters von Fachzeitschriften verbunden ist.

Schon 1939 arbeitete in Jena eine phoniatrische Abteilung, auch die Audiologie wurde zu dieser Zeit mit dem frühen Audiometer, dem „Otaudion", gefördert.

Zange, der diese musterhaft arbeitende Klinik gewissenhaft und ideenreich leitete, war ein sehr strenger und kritischer Chef, der viel verlangte, aber auch befähigte Schüler anzuregen und zu fördern verstand. Mit ihnen wurden viele Lehrstühle in Deutschland besetzt. Mit seinem Wirken und dem seiner Schüler hat er, selbst hochgeehrt, das HNO-Fach entscheidend mitgeprägt. Die schwierigen Zeitumstände der Nachkriegszeit brachten es mit sich, daß er erst im hohen Alter sein Amt abgeben konnte.

Als Nachfolgerin wurde seine Schülerin Rosemarie Albrecht, die den Lehrstuhl in Erfurt innehatte, berufen. **1957**

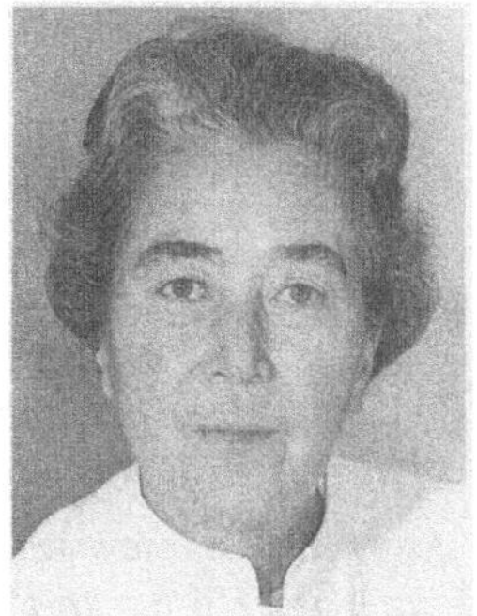

***Rosemarie Albrecht** (* 1915)*
Amtszeit 1957–1975
1948 Habilitation in Jena
1952 Chefärztin
1954 Lehrstuhlinhaberin in Erfurt
1957 Berufung nach Jena
1975 Ruhestand

Habilitierte Schüler: Kurt Fendel (Lehrstuhl in Magdeburg, dann Chefarzt in Solingen); Heinz-Joachim Scholz (Lehrstuhl in Rostock); Constantin Siegert (Phoniatrie).

Übernommene habilitierte Mitarbeiter: H. Mennig (s.o.); Hans-Georg Dieroff (habilitiert in Erfurt, später audiologisches Ordinariat in Jena).

Frau Albrecht, geboren in Kobe/Japan, erhielt ihre Fachausbildung bei Johannes Zange in Jena. Sie befaßte sich nachhaltig schon in den ersten Jahren nach dem Krieg mit der damals noch im Ausbau begriffenen Mikrochirurgie des Ohres. Im Zusammenwirken mit den Jenaer Zeiss-Werken wurde durch ihre Initiative ein erstes Operationsmikroskop der DDR gefertigt. Auch der plastischen Chirurgie wandte sie sich zu. Ein Schwerpunkt der Arbeit in Jena blieb aber die Geschwulstbehandlung. Unter den Publikationen von Frau Albrecht sind neben einer Monographie über Otitisformen und vielen Einzelarbeiten vor allem ein Kongreßreferat und ein Handbuchbeitrag über die Nasen-Rachen-Malignome hervorzuheben.

In der Amtszeit R. Albrechts wurde ihr noch in Erfurt habilitierter Schüler Hans-Georg Dieroff mit dem Ausbau der audiologischen Abteilung betraut. Es entstanden viele Arbeiten zur Verbesserung der audiologischen Diagnostik, zur Lärmschwerhörigkeit und anderen einschlägigen Themen. Ihm wurde 1966 ein audiologisches Ordinariat übertragen.

1976 Nach der Emeritierung von Frau Albrecht wurde Karl-Heinz Gramowski berufen, bis dahin in Erfurt tätig.

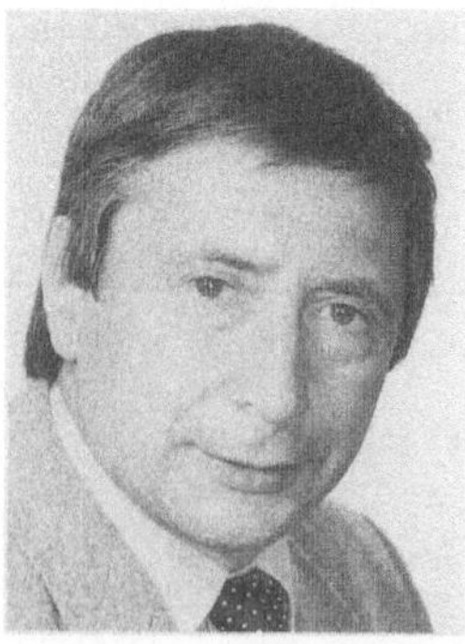

Karl-Heinz Gramowski (1928)*
Amtszeit 1976–1993
1967 Habilitation in Erfurt bei K. Schröder
1976 Berufung nach Jena
1993 Emeritiert

Habilitationen (bzw. „Promotion B“) in der Amtszeit Gramowskis: Eggert Beleites (später Nachfolger als Ordinarius in Jena); Hilmar Gudziol; Klaus Küttner (später Chefarzt in Suhl); Günter Mlynski (später umhabilitiert nach Greifswald); Joachim Rehberg, Ekkehard Schleier; Reinhard Quade (später umhabilitiert nach Bonn).

Weitere habilitierte Mitarbeiter: Hans-Georg Dieroff und Constantin Siegert (s.o.).

Gramowski stammt aus Sonneberg in Thüringen. Er erhielt seine Ausbildung in Erfurt bei Konrad Fleischer und dessen Nachfolger Kurt Schröder. In Erfurt arbeitete er wissenschaftlich vor allem auf dem Gebiet der Neurootologie und veröffentlichte einschlägige Arbeiten, u.a. über die Habituation des Vestibularsystems. Auch befaßte er sich klinisch mit der Weiterentwicklung der Mittelohrchirurgie. Vor seiner Berufung in Jena führte er die Erfurter Klinik 3 Jahre lang kommissarisch.

Nach Gramowskis Eintritt in den Ruhestand leitete Eggert Beleites die Klinik zunächst kommissarisch. 1994 wurde er auf den Lehrstuhl berufen. **1994**

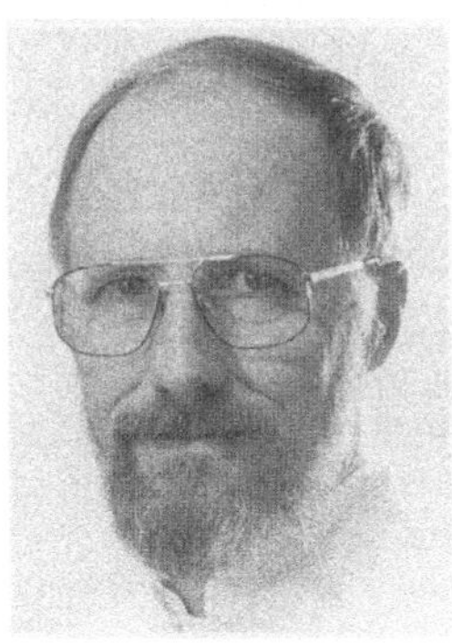

Eggert Beleites (1939)*
Amtszeit ab 1994
1986 Habilitation in Jena bei K.-H. Gramowski
1993 Berufung nach Jena

Übernommener habilitierter Mitarbeiter: Hilmar Gudziol.

Beleites hat sich mit Problemen der Implantologie beschäftigt und otochirurgisch-audiologisch gearbeitet.

Die Klinik verfügte Ende 1995 über 74 Betten, an ihr arbeiten 15 Ärzte und 2 Naturwissenschaftler.

Phoniatrie

Die Leitung einer 1958 eingerichteten phoniatrischen Abteilung lag in Händen von

Constantin Siegert (1927–1994),
Habilitation 1970 in Jena.

Siegert hat sich besonders mit Darstellungsverfahren der Atemdruckmessung zur Stimmfunktion befaßt. 1992 schied er aus Altersgründen aus.

1994 wurde die Abteilung zu einer selbständigen Einrichtung mit der Bezeichnung „Abteilung für Phoniatrie/Pädaudiologie". Ihre kommissarische Leitung wurde E. Beleites übertragen.

Seit 1995 ist

Jürg Hanson (* 1939),
Habilitation 1978 in Halle,

Direktor des „Institutes für Phoniatrie und Pädaudiologie am Klinikum der FSU Jena". Hanson hat sich bisher wissenschaftlich mit der verzögerten Sprachentwicklung, den zentralen Hör- und Sprachstörungen und der Singstimme befaßt.

(F)

Literatur:

Albrecht R (1963, 1966) Hals-Nasen-Ohrenklinik. In: Jenaer Hochschullehrer der Medizin (Jenaer Reden und Schriften). Wiss Zeitschr FSU 12:229/15:225

Albrecht R (1969) Nachruf Johannes Zange. Z Laryng Rhinol Otol 48:415

Leicher H (1959) Wilhelm Brünings zum Gedächtnis. Z Laryng Rhinol Otol 38:68

Messerklinger W (1980) J. Kessel. Wien klin Wschr 72:110

Quade R (1987) J. Kessel. 100 Jahre Lehrstuhl für Ohrenheilkunde in Jena. Sozialh. Zeitung der FSU, Jena 11:8

Stelzig G (1970) Johannes Kessel. Vater der Stapes- und funktionellen Mittelohrchirurgie. Z Laryng Rhinol Otol 49:151

Kiel

Christian-Albrechts-Universität zu Kiel

Klinik für Hals-, Nasen-, Ohrenheilkunde, Kopf- und Halschirurgie

Vor 1900

Der erste, der sich für Otologie in Kiel habilitierte, war Karl Ludwig Malling (1875). Er war Assistent an einer 1866 eingerichteten und von dem Ophthalmologen Carl Völkers geleiteten Klinik für Augen- und Ohrenkranke. Nach Mallings frühem Tod übernahm 1879 Wilhelm Kosegarten die otologischen Aufgaben an der Universität. Er vervollkommnete seine Ausbildung 1880/1881 bei Adam Politzer in Wien und habilitierte sich dann in Kiel. 1885 wurde ihm eine selbständige Ohrenpoliklinik übertragen, die er bis zu seinem Ausscheiden 1898 leitete.

Die Laryngologie vertrat an der Universität E. Paulsen, ausgebildet bei L. von Schrötter in Wien. Er habilitierte sich in Kiel und war zunächst privatärztlich tätig. 1892 wurde ihm die Leitung einer „ambulanten Klinik für Hals-Nasenkrankheiten" übertragen. Er starb 1916.

1899

Nach dem Ausscheiden Kosegartens kam es 1899 zur Einrichtung eines Extraordinariates für Hals-Nasen-Ohrenkrankheiten. Berufen wurde Paul Friedrich aus Leipzig.

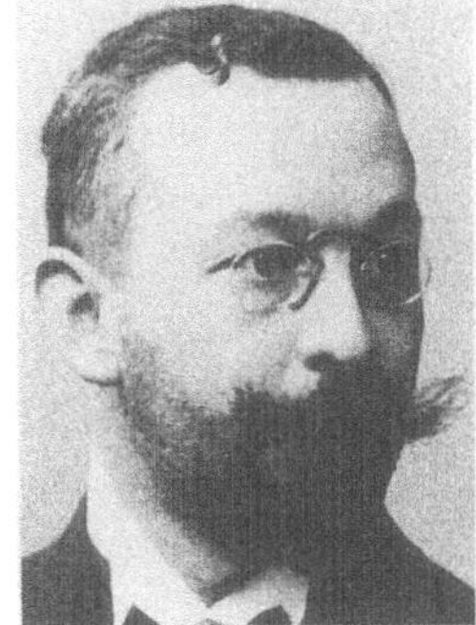

***Ernst Paul Friedrich** (1867–1925)*
Amtszeit: 1899–1920
1896 Habilitation in Leipzig
1899 Berufung nach Kiel
1920 Ruhestand krankheitshalber
1925 in Friedrichroda/Thüringen verstorben

An der Klinik arbeiteten zeitweise Karl Wittmaack (später Ordinarius in Greifswald und Hamburg) und Alfred Brüggemann (später Ordinarius in Gießen).

Friedrich war anfangs in der Leipziger Medizinischen Poliklinik tätig und habilitierte sich in Leipzig nach laryngologischer und otologischer Weiterbildung in Wien für Otorhinolaryngologie. Er war noch einige Jahre Assistent bei Adolf Barth in Leipzig, ehe er 1899 dem Ruf nach Kiel folgte.

Beim Dienstantritt Friedrichs gab es eine Ohrenpoliklinik mit 6 Räumen, 1902 kam ein Gebäude für stationäre Kranke hinzu, schließlich
1917 noch ein weiteres Gebäude, bis dann 1917 eine einheitliche Hals-Nasen-Ohrenklinik mit 20 Betten bezogen werden konnte.

Von Friedrichs Arbeiten ist eine noch in Leipzig verfaßte Monographie über die Bedeutung der HNO-Heilkunde für die Allgemeinmedizin hervorzuheben, ferner eine Abhandlung über die Labyrintheiterungen.

1920 Nach Friedrichs Ausscheiden wurde 1920 Alfred Zimmermann aus Halle berufen.

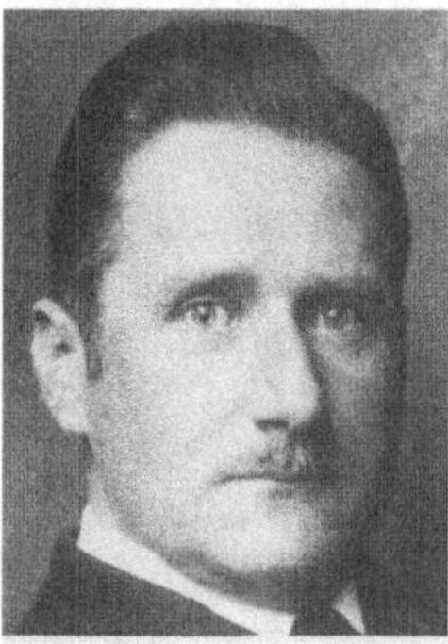

Alfred Zimmermann *(1881–1931)*
Amtszeit: 1920–1931
1914 Habilitation in Halle bei A. Denker
1920 Berufung nach Kiel
1931 in Kiel verstorben

Unter Zimmermann Habilitierte: Heinz Gerhard Riecke (später in Schleswig tätig und nach 1945 zeitweilig kommissarischer Leiter der nach Schleswig verlagerten Univ.-HNO-Klinik); Fritz Specht (später Ordinarius in Erlangen).

Zimmermann hatte seine fachliche Ausbildung zunächst in Freiburg bei Gustav Killian erhalten und wurde dann 4 Jahre Assistent von Werner Kümmel in Heidelberg. Dann ging er 1912 als Oberarzt zu Alfred Denker nach Halle. 1919 kam er nach Kiel, zunächst zur Vertretung des erkrankten Paul Friedrich. 1920 wurde er als dessen Nachfolger berufen.

Zimmermann war durch Studien über die subglottische Laryngitis bekannt geworden, auch befaßte er sich mit der Behandlung der otoge-
1931 nen intrakraniellen Komplikationen. Er starb 1931, noch nicht 50 Jahre alt. Nachfolger wurde Alfred Seiffert aus Berlin.

Alfred Seiffert (1883–1960)
Amtszeit: 1931–1942 1942
1923 *Habilitation in Berlin bei C. v. Eicken*
1931 *Berufung nach Kiel*
1942 *Berufung nach Heidelberg*
(Weitere Angaben und Foto siehe Heidelberg, S. 161)

Seiffert, ein gebürtiger Schlesier, war Schüler von Gustav Killian an der Berliner Charité und dann klinischer Oberarzt bei dessen Nachfolger Carl v. Eicken. Schon als Mitarbeiter Killians hatte er sich einen Namen gemacht durch die Entwicklung der Stützautoskopie. In späteren Jahren in Berlin und dann in Kiel entwickelte er originelle operationstechnische Verfahren und Behandlungsmethoden, so die transmaxilläre Unterbindung der A. maxillaris interna und die Ballon-Nasentamponade beim Nasenbluten, die endoskopische Schwellendurchtrennung beim Zenkerschen Divertikel und anderes mehr. 1932 brachte er den „Operationskurs des HNO-Arztes" heraus und 1936 seine Operationslehre, die alsbald eine große Verbreitung fand.

Als Seiffert 1942 einen Ruf nach Heidelberg annahm, wurde Klaus Vogel, der ebenfalls aus der Berliner Charité kam, sein Nachfolger.

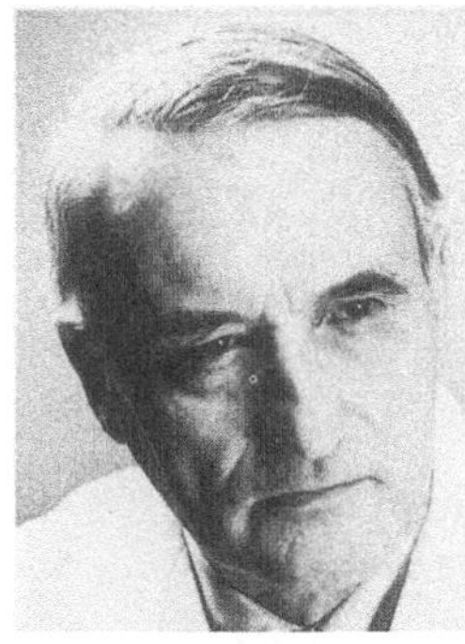

Klaus Vogel (1890–1979)
Amtszeit: 1942–1959
1928 Habilitation in Berlin bei C. v. Eicken
1942 Berufung nach Kiel
1959 Emeritierung
1979 in Mölln verstorben

Unter Vogel habilitierte Schüler: Gerd Beckmann (später umhabilitiert nach Marburg, dann Chefarzt in Kassel); Edgar Euler (später umhabilitiert nach Erlangen, dann Ordinarius in Dresden und zuletzt Chefarzt in Heide); Wilm Wagemann (später umhabilitiert nach Essen, dort zuletzt C4-Professor für Audiologie).

Vogel, in München geboren, kam nach einer Tätigkeit als Lazarettarzt während der ersten Weltkrieges in der Türkei nach Berlin und wurde dort Assistent an der HNO-Klinik der Berliner Charité anfangs unter Gustav Killian und dann unter Carl v. Eicken.

Der Beginn seiner Tätigkeit in Kiel war schwer. Im Jahr seines Dienstantritts wurde die Kieler Klinik durch eine Sprengbombe schwer beschädigt und war nicht benutzbar. Die Krankenversorgung erfolgte in einer Ausweichklinik in Schleswig. Dann wurde Vogel bei Kriegsende auf Anordnung der britischen Militärregierung vom Amt suspendiert. Zur Vertretung wurde der in Schleswig tätige Zimmermann-Schüler Gerhard Riecke bestellt. Erst 1949 wurde Vogel rehabilitiert und in seine alte Stellung wieder eingesetzt. In diesem Jahr konnte auch die alte Klinik in Kiel wieder bezogen werden. Vogel bemühte sich mit Erfolg um
1957 einen Neubau. Dieser wurde 1957 fertiggestellt.

Vogels wissenschaftliche Publikationen behandeln Themen aus allen Gebieten des Faches. In Berlin hatte er sich mit der atrophischen Rhinitis und der Bedeutung des Ganglion sphenopalatinum dabei befaßt, später beschäftigte ihn die Vestibularisdiagnostik und der otogene Schwindel. Außerdem nahm er zu operationstechnischen und radiotherapeutischen Verfahren beim Kehlkopfkarzinom Stellung.

1959 wurde Vogel emeritiert. Er praktizierte noch einige Jahre in Kiel und zog dann nach Garmisch.

1960 Als Nachfolger wurde Ernst Müller, Oberarzt in Tübingen, berufen.

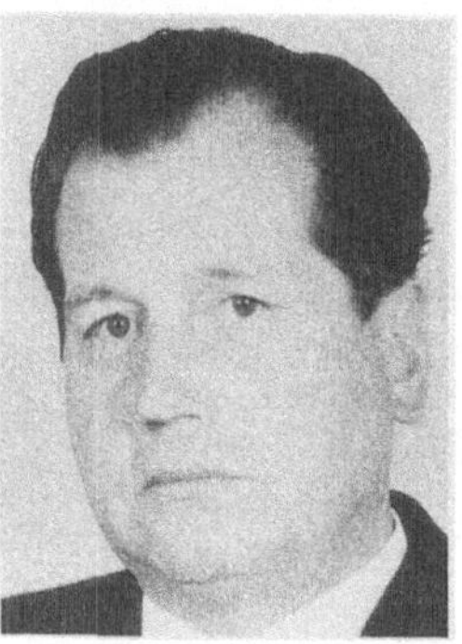

Ernst Müller *(* 1908)*
Amtszeit: 1960–1976
1943 Habilitation in Jena bei J. Zange
1946 Chefarzt in Berlin Buch
1960 Berufung nach Kiel
1976 Emeritierung

Unter E. Müller habilitierte Schüler: Hans-Joachim Arndt (später Chefarzt in Wiesbaden); Dieter Hansen; Karsten Paulsen (später Chefarzt in Braunschweig); Klaus Seifert (später Vorsitzender des HNO-Berufsverbandes, Neumünster).

Ernst Müller stammt aus Tübingen. Er wurde in Köln bei Alfred Güttich ausgebildet. Längere Zeit arbeitete er wissenschaftlich im Berliner Physiologischen Institut unter Wilhelm Trendelenburg. Dann wurde er Oberarzt in Jena bei Johannes Zange. Nach dem Ende des Krieges übernahm er die Chefarztposition in Berlin-Buch. 1950/51 war er gleichzeitig kommissarisch mit der Leitung der HNO-Klinik der Berliner Charité betraut. 1951 ging Ernst Müller als Oberarzt nach Tübingen zu Max Schwarz, übernahm 1956/57 die kommissarische Klinikleitung in Marburg und erhielt 1960 den Ruf nach Kiel.

Müllers wissenschaftliche Arbeiten befassen sich neben hörphysiologischen Fragen mit der Patho-Histologie im Fachgebiet. Insbesondere die chronische Mittelohrentzündung wurde eingehend in Einzelpublikationen, einer Monographie und in Handbuchbeiträgen behandelt. Schon an der Tübinger Klinik, dann auch in Kiel hat Müller histologische Felsenbeinuntersuchung vorgenommen und über seine Befunde berichtet. Auf Müller geht auch die sogenannte „Aufsichtslaryngoskopie" zurück, d.h. die Verwendung eines Zusatzendoskops bei der direkten Laryngoskopie.

In seine Amtszeit fällt die Einrichtung einer Abteilung für Stimm- und Sprachheilkunde in Kiel (Leitung H.-J. Arndt).

Müllers Nachfolger wurde 1976 Heinrich Rudert, Oberarzt in Köln. 1976

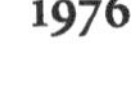

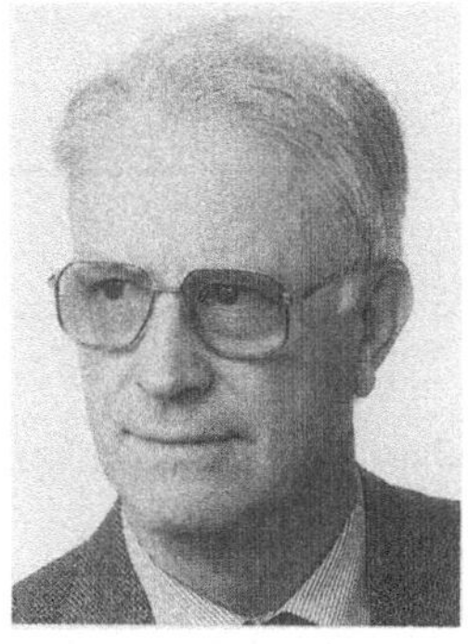

***Heinrich Rudert** (* 1935)*
Amtszeit ab 1976
1968 habilitiert in München bei A. Herrmann
1976 Berufung nach Kiel

Unter Rudert habilitierte Schüler: Arwed Beigel (später Chefarzt in Wiesbaden); Godber Sönke Godbersen (später kurzfristig Chefarzt in Augsburg, dann in eigener Praxis); Jürgen Mertens (später Chefarzt in Karlsruhe); Ulrich Reker (Phoniatrie in Kiel); Jochen Werner; Jochen Wustrow (später Chefarzt in Köln).

Weiterer habilitierter Mitarbeiter: Peter Bumm (umhabilitiert von Erlangen, später Chefarzt in Augsburg).

Rudert ist Schüler von Alexander Herrmann in München und Fritz Wustrow in Köln. Seine wissenschaftlichen Schwerpunkte sind die Elektronenmikroskopie und die Histochemie des Innenohres, ferner die Auswirkungen der Laserchirurgie auf verschiedene Gewebe und ihr klinischer Einsatz sowie onkologische Themen. Klinisch wird besonders die Nebenhöhlenchirurgie mit dem Einsatz von Mikroskop und Endoskop gefördert, ferner die Laserchirurgie beim Kehlkopfkarzinom und bei den pharyngealen Karzinomen. Auch ein Cochlea-Implant-Zentrum wurde gegründet. Von Rudert stammen Handbuchbeiträge, Beiträge zu Operationslehren und aktuelle Übersichtsreferate.

1993 wurde ein Anbau mit einer Audiometrieabteilung, einer Op.-Abteilung und einer Intensivstation bezogen.

1995 hat die Klinik 82 Betten, davon 6 Intensivbetten. An ihr arbeiten 19 Ärzte und andere akademische Mitarbeiter, dazu Ärzte zur allgemeinen Weiterbildung.

Die frühere Abteilung für Stimm- und Sprachheilkunde, nun umbenannt zur „Abteilung für Phoniatrie und Pädaudiologie", wird geleitet von

Ulrich Reker (* 1942),
Habilitation 1982 bei H. Rudert in Kiel.

(F)

Literatur:

Andrae D (1954) Geschichte der Hals-Nasen- und Ohrenklinik der Universität Kiel, Dissertation Universität Kiel
Rudert H, Persönliche Mitteilung
Wegler Chr (1978) Die Entwicklung der Oto-Rhino- und Laryngologie an der Universität Kiel von 1875–1960. Dissertation, Universität Kiel

Köln

Universität zu Köln

Klinik und Poliklinik für Hals- Nasen- und Ohrenheilkunde

Seit 1876 leitete der Rhino-Laryngologe Carl Melchior Hopmann (1844–1925) am Vinzenzhospital eine stationäre Abteilung. 1878 wurde von einer Gruppe von Spezialärzten in einem aus Privatmitteln erworbenen Haus eine „Spezialärztliche Poliklinik" eröffnet, in der Hopmann auch ärztliche Fortbildungskurse „Nasen- und Kehlkopf-Krankheiten mit praktischen Übungen" abhielt. **Um 1900**

Mit Gründung einer „Akademie für Praktische Medizin" 1904 wurden im Kölner Bürgerspital eine Abteilung für Ohrenkranke (Leiter bis 1906 der zugleich in Bonn amtierende Professor Heinrich Walb (siehe unter Bonn, Seite 45) und eine Abteilung für Hals-Nasen-Kranke (Leiter das ao. Akademiemitglied C. M. Hopmann) eingerichtet mit zusammen 50 Betten. **1904**

Nachdem H. Walb sich 1906 wieder ausschließlich auf sein Bonner Wirkungsfeld konzentrierte, wurde Hermann Preysing von der Leipziger Klinik an die Kölner Akademie berufen. **1906**

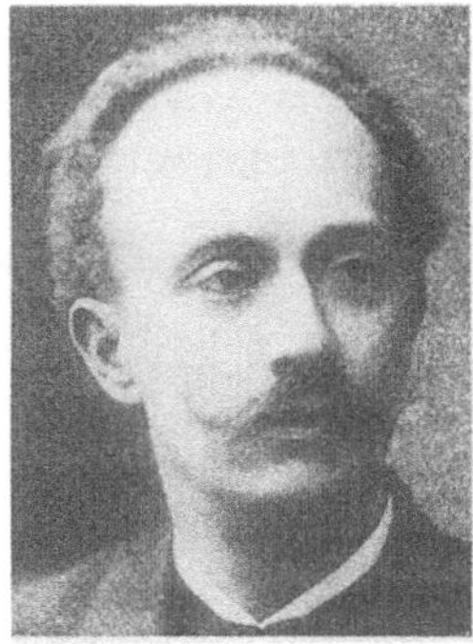

***Hermann Preysing** (1866–1926)*
Amtszeit: 1906–1926
1903 Habilitation bei A. Barth in Leipzig
1906 Ruf nach Köln
(zunächst nur für Otologie)
1926 verstorben in Köln

Unter Preysing habilitierte sich Wilhelm Döderlein (später Chefarzt am Gertrauden-Krankenhaus in Berlin).

Hermann Preysing wurde in Nordhausen geboren. Seine medizinische Ausbildung erhielt er bei dem Pathologen E. Ponfick in Breslau und bei O. Körner in Rostock sowie A. F. Barth in Leipzig.

Zunächst nur für die otologische Abteilung berufen, übernahm Prey-
1909 sing 1909 – nach dem Ausscheiden Hopmanns – auch dessen im gleichen Hause (Bürgerspital) untergebrachte rhino-laryngologische Abteilung und baute 1919 beide Teile zu einer leistungsfähigen HNO-Klinik
1919 aus. Als 1919 die Universität Köln neu gegründet wurde, erhielt Preysing die Amtsbezeichnung „Ordinarius für Hals-Nasen-Ohren-Heilkunde". In der Lindenburg wurde eine neue Univ.-HNO-Klinik mit 80 Betten eröffnet, deren Leitung Preysing übernahm. Die Leitung der bisherigen HNO-Poliklinik im Bürgerspital samt Bettenabteilung behielt er jedoch ebenfalls in seiner Hand, so daß ihm damit dann – insgesamt gesehen – eine der größten HNO-Kliniken in Deutschland unterstand. Dieser Klinikverbund war zu diesem Zeitpunkt wohl die einzige Institution des Gesamtfaches, der 2 getrennte Polikliniken in der gleichen Stadt zur Verfügung standen.

Die ärztliche und organisatorische Qualifikation Preysings machte sehr rasch aus diesem großen Komplex eine sehr aktive, leistungsfähige und international anerkannte HNO-Klinik.

Hermann Preysing war ein sehr geschickter und – wo angezeigt – auch wagemutiger Operateur. Seine wissenschaftlichen Arbeiten befaßten sich vorwiegend mit pathologisch-anatomischen Themen. Otologische Fragen wie die Parazentese, die Säuglingsotitis, die otogene Meningitis, der otogene Hirnabszeß standen im Vordergrund, aber auch rhinologische Probleme (Nasen-Nebenhöhlen-Komplikationen) und laryngologische Themen (Kehlkopftumoren) wurden von ihm bearbeitet. Dazu kamen mehrere Handbuch-Beiträge. Hermann Preysing genoß hohes Ansehen als Mensch und Arzt und muß eine lebensfrohe, gewinnende und sehr aktive Persönlichkeit gewesen sein. Er starb unerwartet im Alter von 60 Jahren an einem Herzversagen.

1926 Nach dem plötzlichen Ableben Preysings 1926 leitete zunächst der Oberarzt Carl Senge kommissarisch die Klinik. Ein nur wenige Wochen dauerndes, durch administrative Quertreibereien beendetes Interregnum des aus Königsberg gerufenen Alfred Linck und eine negativ verlaufende Berufungsverhandlung mit Hermann Marx in Münster zögerten die Neubesetzung in Köln erheblich hinaus.

1928 Schließlich erhielt 1928 Alfred Güttich, bis dahin Ordinarius in Greifswald, den Ruf nach Köln und nahm ihn an.

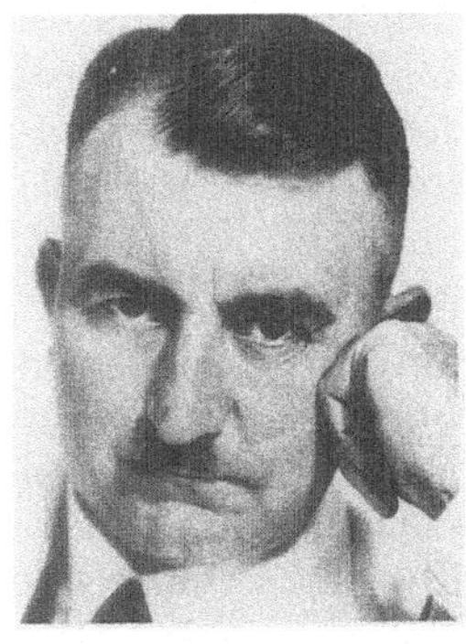

Alfred Güttich (1883–1948)
Amtszeit in Köln: 1928–1946
1917 Habilitation bei A. Passow in Berlin
1926 Ruf nach Greifswald und Ablehnung eines Rufes nach Prag
1928 Ruf nach Köln
1941 Ablehnung eines Rufes nach Bonn
1948 verstorben in Köln

Unter Güttich habilitierte Schüler: Alf Meyer zum Gottesberge (später Ordinarius in Düsseldorf); Leonhard Bernhard Seiferth (später Ordinarius in Köln).

Weiterer habilitierter Mitarbeiter: Hermann Frenzel (habilitiert in Greifswald, später Ordinarius in Göttingen).

Alfred Güttich kam in Hecklingen (Anhalt) zur Welt. Er erhielt seine medizinische Ausbildung bei dem Chirurgen v. Mangold und dem Pathologen Schmorl in Dresden, dann bei G. Spiess in Frankfurt und schließlich bei A. Passow in Berlin.

Alfred Güttich hatte bei Amtsantritt die mündliche Zusage des Oberbürgermeisters Konrad Adenauer für den Bau einer neuen Univ.-HNO-Klinik erhalten. Daraus entstand ein jahrzehntelanges, für Güttich leider erfolgloses Tauziehen. Erst 1961 wurde die Zusage unter L. B. Seiferth Wirklichkeit! Immerhin gelang es Alfred Güttich, die alte Klinik in der Lindenburg renovieren und erweitern zu lassen. Die Poliklinik wurde vergrößert und 1933 wurde ein Anbau, unter anderem zur Unterbringung von Laborräumen, angefügt. Zur Abwendung eines Rufes nach Bonn wurde 1941 eine Röntgenabteilung für die Bedürfnisse der HNO-Klinik im Klinikkeller neu eingerichtet.

Güttichs wissenschaftliches Werk befaßte sich vorwiegend und intensiv mit der Physiologie und Klinik des Vestibularapparates. Zu diesem Thema erschienen aus seiner Feder zahlreiche richtungsweisende Publikationen. Die Zusammenfassung seiner einschlägigen Beobachtungen und Erfahrungen für die klinische Anwendung gab er in zwei Kongreß-Referaten („Otologische Erfahrungen bei der Untersuchung von Hirntumoren" und „Ohr- und Nerven-System"). Alfred Güttich schlug eine breite Brücke zur Neurologie und baute klinisch und operativ die Behandlung der Kleinhirnbrückenwinkel-Tumoren und Akustikusneurinome auf otochirurgischer Basis aus.

Er hatte noch von Berlin aus bei Olivecrona in Stockholm den retrolabyrinthären Zugang bei Kleinhirnbrückenwinkel-Tumoren und Akustikus-Neurinomen kennen und auszuführen gelernt und war - soweit bekannt - damals in Deutschland der einzige Otologe, der auf retrolabyrinthärem Wege diese Eingriffe ausführte.

Auch die operative Entfernung von Hypophysentumoren wurde von ihm über den rhinologischen Zugang weiter ausgearbeitet und eingesetzt. Andere Arbeitsgebiete Güttichs waren die otogenen intrakraniellen Komplikationen, hörphysiologische Untersuchungen und die Tumoren im Nebenhöhlen- und Kehlkopf-Bereich. Alfred Güttich galt als ein versierter und routinierter Operateur, der gern auch eigene Wege ging. Er war Mitherausgeber des Zentralblattes und des Archivs für Ohren- usw. Heilkunde.

Als Schlußstein seiner Arbeit im Bereich der klinischen Vestibularisforschung erschien 1944 seine Monographie „Neurologie des Ohrlabyrinths".

Unter A. Güttich wurde dem Vernehmen nach auch erstmals an der Kölner Klinik eine Abteilung für Stimm- und Sprachheilkunde eingerichtet, die zu einem nicht näher bestimmbaren Zeitpunkt dann offenbar wieder geschlossen wurde.

1948 Nach dem Tode Alfred Güttichs 1948 übernahm L. B. Seiferth, seit 1929 Oberarzt am Bürgerspital und seit 1934 Oberarzt in der Lindenburg
1950 unter Güttich, kommissarisch die Leitung der Kölner Klinik bis 1950. Dann wurde Leonhard B. Seiferth definitiv auf das Kölner Ordinariat berufen.

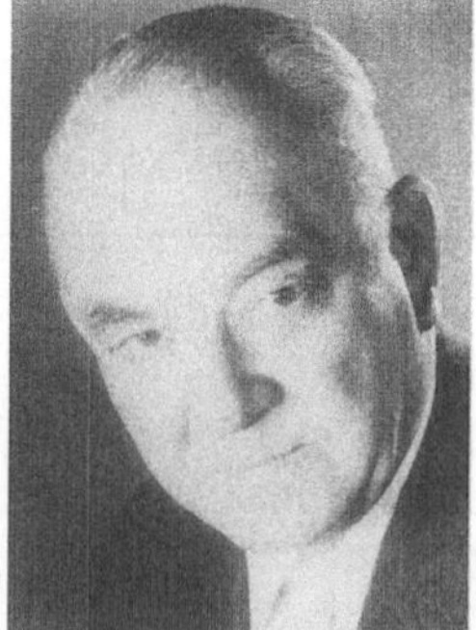

Leonhard Bernhard Seiferth *(1899–1990)*
Amtszeit: 1950–1968
1931 Habilitation bei A. Güttich in Köln
1950 Berufung in loco
1968 Emeritierung
1990 verstorben in Köln

Unter L. B. Seiferth habilitierte Schüler: Kurt Jatho (später Ordinarius in Lübeck); Oskar Kleinsasser (später Ordinarius in Marburg); Fritz Wustrow (später Chefarzt in Hamburg und dann Ordinarius in Köln).

Geboren war L. B. Seiferth im fränkischen Neustadt/Saale und seine
Fachausbildung erhielt er zunächst auch im Fränkischen: Bei Paul
Manasse und Hermann Marx in Würzburg. Dem Fränkischen fühlte er
sich zeitlebens besonders verbunden. Später wechselte er dann zu A.
Güttich nach Köln. Er war schon viele Jahre an der Kölner Klinik als
Oberarzt tätig, als er in der unmittelbaren Nachkriegszeit wegen einer
schweren Erkrankung Güttichs zunächst kommissarisch die Rück-
führung der ausgelagerten Interimsklinik von Königswinter nach Köln
durchführen mußte. Nach dem Tode Güttichs und nach seiner endgültigen Berufung 1950 kämpfte L. B. Seiferth hartnäckig für einen (1928
bereits A. Güttich zugesagten) Neubau der Klinik. Es ist weitgehend ein 1961
persönliches Verdienst Seiferths, daß 1961 die neue Klinik in Betrieb
genommen werden konnte. Mit 80 Krankenbetten wurde sie nach
damals modernsten Gesichtspunkten für Krankenversorgung, Lehre
und Forschung ausgestattet und in der Folge erfolgreich betrieben.
Arbeitsschwerpunkte Seiferths und seiner Klinik in den 50er Jahren
waren die Schädelbasis-Hirn-Verletzungen, die Audiologie und die
Neurootologie sowie die Diagnostik und Therapie der Malignome im
Fachgebiet.

Die wissenschaftlichen Arbeiten Seiferths befaßten sich zunächst mit pathologisch-anatonomischen und histologischen Untersuchungen an Kehlkopf und Ohr. Auch die Genese der Otosklerose war ein bevorzugtes Thema. Ein anderer Themenkomplex war die Vestibularisforschung. Daneben erschienen von ihm zahlreiche Arbeiten klinischen Inhalts, z.B. zur Traumatologie des Gesichtes und der vorderen Schädelbasis. Zu letzterem Thema verfaßte er ein vielbeachtetes und heute noch gültiges Kongreß-Referat.

Die vornehme und liebenswürdige, aber auch bestimmte Persönlichkeit Leonhard Seiferths mit ihrer Aufgeschlossenheit für aktuelle wissenschaftliche, aber auch kulture Ereignisse war eine zentrale Figur auf fast allen wichtigen Kongressen des Faches – auch noch während seiner Zeit als Emeritus – und damit ein prägendes Vorbild für die nachfolgende Generation.

Nach der Emeritierung Seiferths wurde 1968 Fritz Wustrow, von 1956 bis 1968
1967 Oberarzt der Kölner Klinik, von seiner neuen Chefarztstelle in
Hamburg-St. Georg zum Fachvertreter für HNO-Heilkunde nach Köln
berufen.

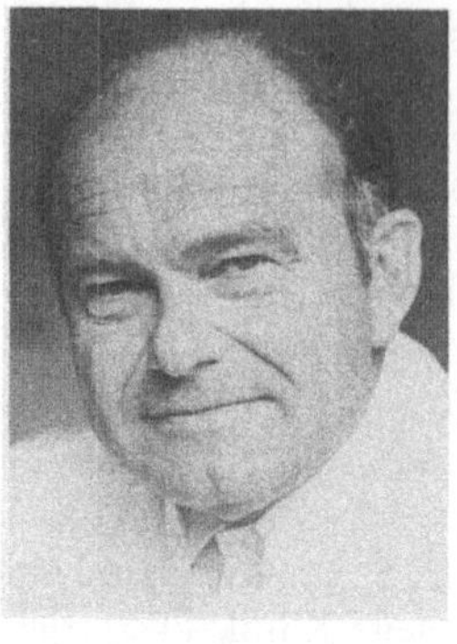

Fritz Wustrow (1922–1983)
Amtszeit: 1968–1983
1956 Habilitation bei L. B. Seiferth in Köln
1967–68 Chefarzt am St. Georg-Krankenhaus in Hamburg
1968 Ruf nach Köln
1983 verstorben in Köln

Unter F. Wustrow habilitierte Schüler: Paul Bonfai (später Chefarzt in Düren); Klaus Jahnke (später Oberarzt in Tübingen und dann Ordinarius in Essen); Kurt-Günter Rose (später Chefarzt in Dortmund); Klaus Sesterhenn (später Chefarzt in Duisburg); Tilmann Brusis (später Chefarzt in Köln-Holweide).

Weiterer habilitierter Mitarbeiter: Heinrich Rudert (habilitiert in München; später Ordinarius in Kiel).

Fritz Wustrow kam in Erlangen zur Welt. Seine akademischen Lehrer waren der Anatom Curt Elze und Max Meyer in Würzburg, anschließend dann L. B. Seiferth in Köln. Neben der medizinischen hatte er auch die zahnmedizinische Promotion und Approbation. Er war klinisch neuen Ideen aufgeschlossen und versuchte, diesen auch in der von ihm geleiteten Klinik Eingang zu verschaffen. So stellte er die Möglichkeiten seiner Klinik auch dem zu dieser Zeit neuen Prinzip der elektronischen Hörhilfen für Gehörlose (cochlear implants) zur Verfügung. Die Audiologie erfuhr ebenfalls sein besonderes Interesse. Schwerpunkte der klinischen Arbeit waren die Tumorchirurgie und die Traumatologie im Fachgebiet. Besonders verdienstvoll war seine Monographie über die Tumoren des Gesichtsschädels, die noch zu den Standard-Werken des Faches zählt.

Die wissenschaftliche Arbeit von Wustrow befaßte sich zunächst mit histologischen und pathologisch-anatomischen Untersuchungen an den Ossikula des Mittelohres, am Innenohr und an der Kehlkopf-Muskulatur. Im Zusammenhang damit interessierten ihn die Physiologie der Stimme und phylogenetische Fragen in diesem Umfeld. Auch die funktionelle Anatomie der Nasenschleimhaut beschäftigte ihn. Später kamen größere Übersichtsarbeiten in Gestalt von zahlreichen Handbuch-Beiträgen hinzu. Seine fröhliche, unkomplizierte und frische Art machte ihm viele Freunde. Er starb 1983 unmittelbar nach einem Jahreskongreß der Deutschen Fachgesellschaft an einem Herzinfarkt.

Für rund eineinhalb Jahre führte dann der Oberarzt Kurt-Günter Rose kommissarisch die Klinik.

Die Nachfolge Fritz Wustrows trat der bisherige Oberarzt in Göttingen, 1985
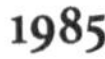
Eberhard Stennert, 1985 an.

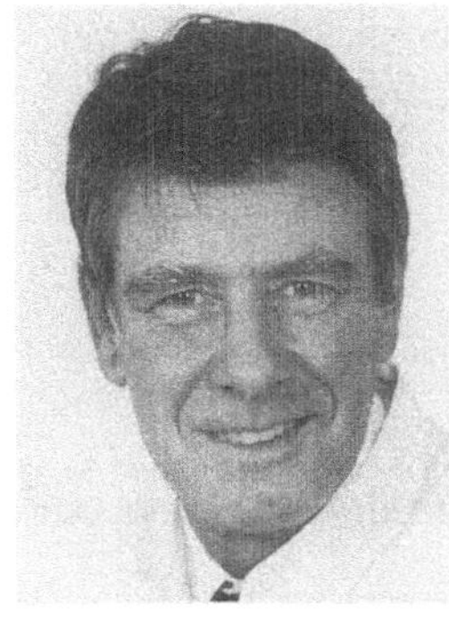

Eberhard Stennert (1938)*
Beginn der Amtszeit: 1985
1978 Habilitation bei A. Miehlke in Göttingen
1984 Ruf nach Köln
1984 Ablehnung eines Rufes nach Mannheim

Unter E. Stennert habilitierte Schüler: Gerhard Bertram; Hans Eckel; Olaf Michel; Peter Volling.

Weitere habilitierte Mitarbeiter: Ronald Matthias (habilitiert in Berlin); Walter Franz Thumfart (habilitiert in Erlangen; später Ordinarius in Innsbruck); Hasso von Wedel (habilitiert in Bonn; Leiter des Funktionsbereiches Audiologie, Pädaudiologie und Neurootologie an der Kölner Klinik).

Eberhard Stennert wurde in Eisenach geboren. Er erhielt seine Fachausbildung bei Adolf Miehlke in Göttingen.

Nach Übernahme der Klinikleitung in Köln wurden von ihm zahlreiche räumliche und organisatorische Veränderungen in dieser Klinik durchgeführt, so eine Modernisierung und Erweiterung des OP-Traktes, eine Umgruppierung der Stationen und die Einrichtung elektrodiagnostischer Funktionseinheiten für die Klinik des N. facialis und die Kehlkopf-Muskulatur sowie für Schluckstörungen. Auch ein Schlaflabor entstand. Des weiteren wurde ein Funktionsbereich für Audiologie und Pädaudiologie unter der Leitung von H. von Wedel eingerichtet.

1993 konnten eine nach neuzeitlichen Gesichtspunkten ausgestattete 1993
Vestibularisabteilung in Betrieb genommen werden. Wissenschaftliche Schwerpunkte von E. Stennert sind bisher vor allem die Physiologie und Pathologie des Gesichtsnerven, ferner die Ätiologie frühkindlicher Hörstörungen. Im klinischen Bereich stehen im Vordergrund die Schädelbasis-Chirurgie, die Chirurgie des N. facialis und der Ohrspeicheldrüsen, dann aber auch die endonasale Nebenhöhlen-Chirurgie und die

Laser-Chirurgie. Neben zahlreichen Publikationen in nationalen und internationalen Fachzeitschriften – vorwiegend zu den genannten Arbeitsgebieten – stammen aus der Feder Stennerts Kongreßreferate, Handbuchbeiträge und andere Buchbeiträge über die Klinik der Fazialisparesen und der Speicheldrüsentumoren.

Die Klinik hat derzeit einen Bettenbestand von 78 Betten. In ihr arbeiten 25 Ärzte und sonstige akademische Mitarbeiter.

(N)

Literatur:

Frenzel H (1948) Alfred Güttich. HNO 1:49
Happe E, Persönliche Mitteilungen
Henzel P (1983) Geschichte der Hals-, Nasen-, Ohren-Klinik der Universität zu Köln. Dissertation, Universität Köln
Jatho K, Persönliche Mitteilungen
Kleinsasser O (1991) Nachruf auf Leonhard Seiferth. HNO-Informationen 2:51
Körner O (1927) Hermann Preysing. Z Hals-Nas-Ohrenheilk 17:137
Meyer zum Gottesberge A (1969) Leonhard Seiferth 70 Jahre. Laryng Rhinol Otol 48:490
Meyer zum Gottesberge A (1948) A. Güttich zum Gedächtnis. Laryng Rhinol Otol 27:144
Rose KG (1983) In memoriam Fritz Wustrow. HNO-Informationen 1:5
Seiferth LB (1943) A. Güttich zum 60. Geburtstag. Arch Ohr usw Heilk 152:107
Stennert E, Persönliche Mitteilungen

Königsberg

Albertus-Universität Königsberg

Hals-Nasen-Ohrenklinik

Vor 1900

1874 wurde eine private Poliklinik für Augen- sowie Hals- und Ohrenkrankheiten als Lehrinstitut für die Universität anerkannt. Aus ihr ging die spätere Hals-Nasen-Ohrenklinik hervor. Ihr Gründer war E. Berthold.

Emil Berthold *(1836–1922)*
Amtszeit 1891–1905
1872 Habilitation für Augenheilkunde in Königsberg
1891 Professur für Oto-Rhino-Laryngologie
1905 emeritiert
1922 in Schleswig verstorben

Um 1900

In Königsberg hatten sich während der Amtszeit von Berthold habilitiert: Paul Gerber (später Professor für Rhino-Laryngologie in Königsberg); Emil Leutert (später otologischer Fachvertreter in Gießen); Victor Hinsberg (später Vertreter des Gesamtfaches in Breslau); Paul Ostmann (später Fachvertreter in Marburg); Paul Stenger (später Ordinarius in Königsberg).

Berthold war ursprünglich Assistent an der Universitäts-Augenklinik in Königsberg, wo er sich 1872 für Ophthalmologie habilitiert hatte. Er hatte dann die Möglichkeit, zeitweise unter Samuel Moos in Heidelberg zu arbeiten und sich dort Kenntnisse in der Otologie zu erwerben, die er später in Berlin bei August Lucae vertiefen konnte. So war er in der Lage, von 1873 an in Königsberg eine private Augen- und Ohrenpoliklinik zu betreiben. Diese wurde von 1874 an staatlich unterstützt und als Lehrinstitut für die Universität anerkannt. Berthold erhielt einen Lehrauftrag für Oto-Rhino-Laryngologie. Mit seiner dann 1891 erfolgten Ernennnung zum a.o. Professor wurde er der erste Vertreter des jungen HNO-Faches an der Universität Königsberg. Er leitete die Poliklinik bis zu seiner Entpflichtung.

Seine wissenschaftliche Arbeit galt in erster Linie der Hörphysiologie und den Verfahren der Hördiagnostik. Außerdem beschäftigte er sich mit Untersuchungen über die Bogengangsfunktion.

Nach Bertholds Ausscheiden wurde – ein ungewöhnlicher Vorgang in
1906 der Entwicklung des Gesamtfaches – die Fachvertretung 1906 zwei Personen übertragen: die für Otologie dem Lucae-Schüler Bernhard Heine aus Berlin und die für Rhino-Laryngologie dem in Königsberg habilitierten Paul Gerber.

***Bernhard Heine** (1864–1928)*
Amtszeit 1906–1909 (Professur für Otologie)
1903 Habilitation in Berlin bei A. Lucae
1906 Berufung nach Königsberg
1909 Berufung nach München
(Weitere Angaben zum Lebenslauf sowie Foto siehe München, S. 263)

Heine war in den wenigen Jahren seines Wirkens in Königsberg entsprechend seiner Vorbildung vorwiegend als Otochirurg tätig. Seine Monographie „Operationen am Ohr" wurde ein Standardwerk und erlebte drei Auflagen.

***Paul Gerber** (1863–1919)*
Amtszeit 1906–1919 (Professur für Laryngologie)
1893 Habilitation für Oto-Laryngologie in Königsberg
1906 Berufung in Königsberg
1919 verstorben

Gerber, ein gebürtiger Königsberger, hatte sich in einer von Michelson betriebenen privaten Poliklinik für Hals-Nasenkranke ausgebildet und sich 1893 an der Universität für das Gesamtfach habilitiert. Er übernahm 1906 das Extraordinariat für Krankheiten des Halses und der Nase und wurde Direktor einer Hals-Nasenpoliklinik der Universität. In zahlreichen Publikationen behandelte er u.a. die Pathologie und Klinik des Skleroms, die der Tuberkulose und der Lues an Hals-Nase und Ohr. Aus seinen Arbeiten über die dentogenen Nebenhöhlenerkrankungen ist der „Gerbersche Wulst", die durch eine Zahnzyste hervorgerufene Vorwölbung des Nasenbodens, bekannt. Es erschienen ferner ein Atlas der Erkrankungen der Nase und der Nebenhöhlen sowie eine Monographie über die Komplikationen der Stirnhöhleneiterungen. Gerber starb an einer bei einer Operation zugezogenen septischen Infektion.

1909 Nachfolger wurde der seit 1909 in Königsberg amtierende otologische Fachvertreter Paul Stenger.

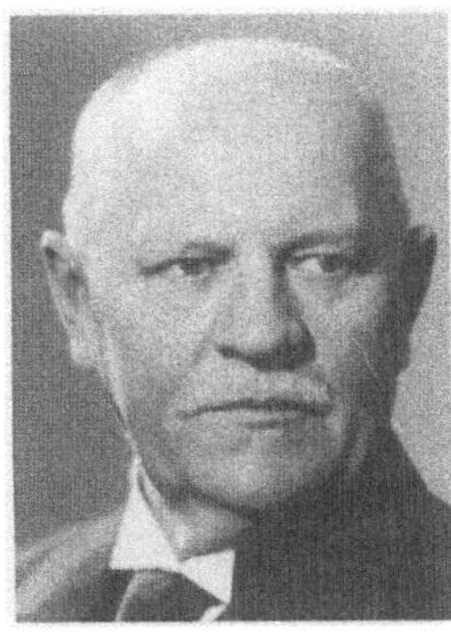

Paul Stenger *(1865–1940)*
Amtszeit 1909–1934
1903 Habilitation in Königsberg für Otologie
1905 Habilitation für Rhino-Laryngologie
1909 Berufung in Königsberg
als Fachvertreter für Otologie,
ab 1919 für das Gesamtfach
1918 Ablehnung eines Rufes nach Marburg
1934 Emeritierung
1940 in Berlin verstorben

Unter Stenger habilitierte Schüler: Artur Blohmke (später Ordinarius in Frankfurt); Walter Hesse (später Ordinarius in Rostock); Alfred Linck (später Ordinarius in Greifswald).

Stenger stammte aus Rödgen, Kreis Siegen. Er wurde Angehöriger der militärärztlichen Kaiser-Wilhelm-Akademie in Berlin und war ein langjähriger Schüler Moritz Trautmanns an der Universitäts-Ohrenklinik der Berliner Charité. 1903 kam er nach Ausscheiden aus dem militärischen Dienst nach Königsberg und übernahm zunächst eine private Poliklinik, die vor ihm Emil Leutert und Victor Hinsberg geleitet hatten. Er wurde 1909 als Extraordinarius berufen, zunächst als
Nachfolger von Heine und dann 1919, nach dem Tode Gerbers, auch als 1919
dessen Nachfolger. 1921 wurde er Ordinarius und blieb im Amt bis zu Emeritierung 1934, insgesamt 25 Jahre.

Wissenschaftlich befaßte sich Stenger mit den otitischen Komplikationen, besonders der Sinusthrombose, deren Pathogenese und deren operative Therapie er aufzeigte. Auch die Verletzungen des Ohres, insbesonders die späten Verletzungsfolgen hat er umfassend dargestellt und dabei auch die Nachweismethode der einseitigen Taubheit mitgeteilt („Stengerscher Versuch"). Von Stenger stammt ein wichtiger Beitrag im Handbuch der speziellen Chirurgie des Ohres, der Beitrag über die topographische Anatomie des Gehörorgans. Stenger war auch Gründer einer Nordostdeutschen Gesellschaft der HNO-Ärzte.

1910 konnte ein noch unter Heine begonnenener Klinikneubau bezogen 1910
werden mit später 50 Betten. Auch wurde eine Abteilung für Phoniatrie eingerichtet. Ihr Leiter war N. Sokolowsky.

Nach der Emeritierung Stengers wurde nach einer Übergangszeit, in der
Walter Hesse die Klinik kommissarisch leitete, 1934 Wilhelm Berger, 1934
Oberarzt bei H. Herzog in Münster, berufen.

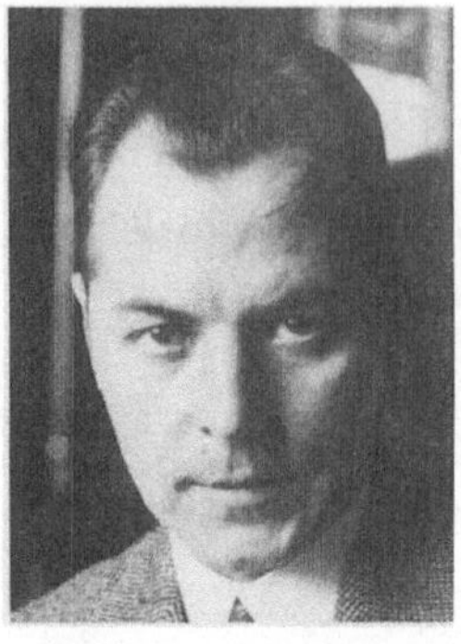

Wilhelm Berger *(1895–1938)*
Amtszeit 1934–1938
1931 Habilitation in Münster bei H. Herzog
1934 Berufung nach Königsberg
1938 Fliegertod

Vorübergehend war Gerhard Eigler (habilitiert in Halle, zuletzt Ordinarius in Gießen) Mitarbeiter an der Klinik, ehe er sich in Königsberg niederließ. Auch Walter Hesse (habilitiert bei Stenger) verließ nach Bergers Dienstantritt die Klinik. Er ließ sich in Berlin nieder.

Berger stammte aus Herford in Westfalen. Nach dem ersten Weltkrieg, an dem er mehrere Jahre als Flieger teilnahm, und nach dem Studium begann er seine Ausbildung bei Hermann Thost in Hamburg-Eppendorf und setzte sie dann bei Hermann Marx in Münster fort. Seine HNO-Fachausbildung ergänzte er durch Studien auf dem Gebiet der Stimm- und Sprachheilkunde, zu denen er sich in München bei Max Nadoleczny aufhielt. 1934 erhielt er den Ruf nach Königsberg. 1937 verunglückte er tödlich als Flugzeugführer.

Bergers wissenschaftliche Interessen lagen hauptsächlich auf dem Gebiet der Phoniatrie. Er veröffentlichte Arbeiten über Vokaltheorien und über Analysen pathologischer Stimmklänge. Auch flugmedizinische Studien über die Bedeutung des Vestibularapparates stammen von ihm.

Nach Bergers Fliegertod wurde Adolf Greifenstein, Oberarzt bei Wil-
1938 helm Brünings in München, Anfang 1938 zunächst kommissarisch mit der Klinikleitung und den Unterrichtsaufgaben betraut. Noch im gleichen Jahr erfolgte seine Berufung auf den Königsberger Lehrstuhl.

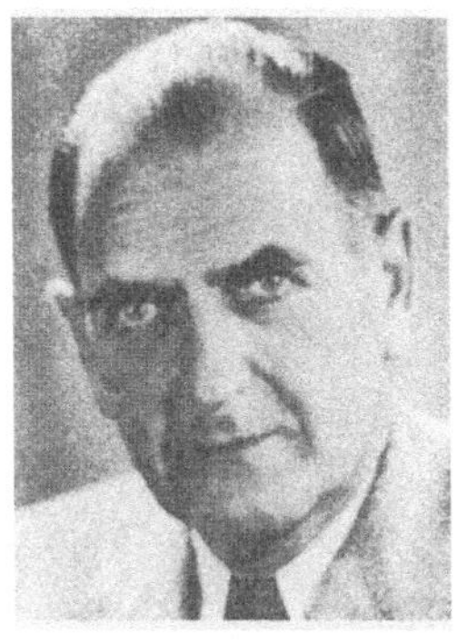

Adolf Greifenstein (1900–1955)
Amtszeit 1938–1945
1935 Habilitation in München bei W. Brünings
1938 Berufung auf den Königsberger Lehrstuhl
1945 Amtsverlust nach der Zerstörung Königsbergs
1948 Chefarzt in Aachen
1955 in Aachen verstorben

Greifenstein stammte aus dem Edergebiet. Nach dem Studium erwarb er sich in fünf Jahren eine chirurgische und pathologisch-anatomische Grundausbildung. 1930 wurde er dann Schüler von Wilhelm Brünings in Jena. Als dieser dem Ruf nach München folgte, nahm er Greifenstein mit. In München habilitierte sich Greifenstein mit Forschungsergebnissen über die Knochenveränderungen bei der Otosklerose.

Sein Wirken in Königsberg wurde bald durch den Krieg bestimmt. Er richtete ein Speziallazarett für Halsschußverletzte ein und wurde Fachberater für die ostpreußischen Lazarette. Mit der Zerstörung Königsbergs und der Einnahme der Stadt durch die Sowjetarmee verlor Greifenstein Klinik und Amt. Er wurde dann Chefarzt an den Städtischen Kliniken in Aachen. Dort starb er 1955.

(F)

Literatur:

Blohmke A (1940) Nachruf Stenger. Arch Ohren usw Heilk 2:1
Brüggemann A (1920) Paul Gerber. Z Ohrenheilk 79:323
Hesse W (1940) Nachruf Stenger. Hals-Nasen-Ohrenarzt 31:207
Kressner A (1955) Nachruf Greifenstein. HNO 5:253
Scholz H, Schroeder PN (1970) Ärzte in Ost- u. Westpreußen. Holzner, Würzburg
Seiferth LB (1938) Nachruf Berger. Arch Ohr usw Heilk 145:I
Stenger P (1922) Nachruf Berthold. Arch Ohr usw Heilk 109:213
Voß O (1928) Nachruf Heine. Arch Ohr usw Heilk 118:1

Leipzig

Universität Leipzig

Klinik für Hals-Nasen-Ohren-Krankheiten

An der Universität Leipzig wurde die Ohrenheilkunde, damals teilweise noch zusammen mit der Augenheilkunde, schon vom Ende des 18. Jahrhunderts an unterrichtet (C. E. Wünsch, J. A. Winter, G. T. Ruete u.a.). C.-G. Lincke verfaßte bereits 1834 ein Handbuch der Ohrenheilkunde. H. Wendt, ein Politzerschüler, arbeitete über die pathologische Anatomie des Ohres. Weiter ist E. R. Hagen, ebenfalls bei Politzer ausgebildet und dann in Leipzig habilitiert, zu erwähnen. W. Moldenhauer erhielt 1879 die Lehrbefugnis bereits für Otologie und Laryngologie. 1889 erhielt dann R. Heymann die Venia legendi. Die Genannten betreuten ihre Patienten in privaten Polikliniken. Dagegen war E. P. Friedrich, der sich 1896 habilitierte, Assistent der Medizinischen Poliklinik der Universität. Er wurde dann der erste Fachvertreter in Kiel. **Vor 1900**

1894 wurde die Gründung eines Lehrstuhls für Hals-Nasen-Ohrenheilkunde, verbunden mit einer noch zu errichtenden Klinik beschlossen. Berufen wurde Adolf Barth aus Breslau, der 1896 sein Amt antrat. **1896**

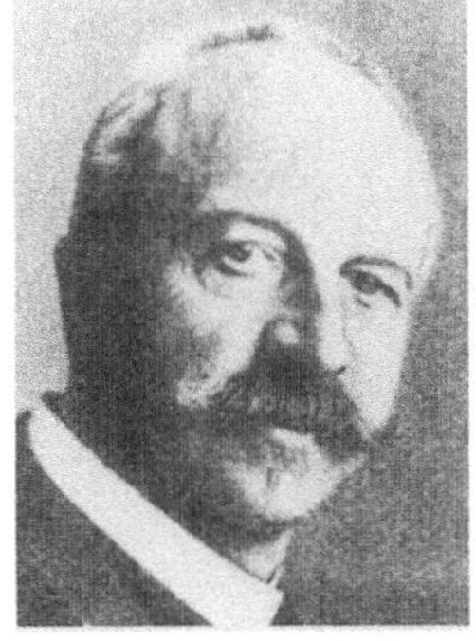

***Adolf Franz Barth** (1852–1936)*
Amtszeit 1896–1924
Habilitation in Berlin bei A. Lucae
1890 Berufung nach Marburg
1895 Berufung nach Beslau
1896 Berufung nach Leipzig
1924 Emeritierung
1936 verstorben

Unter Barth habilitierte Mitarbeiter: Hermann Preising (später Ordinarius in Köln); Artur Knick (später Privatklinik in Leipzig, Verfasser eines in vielen Auflagen erschienen Lehrbuchs und nach 1933 langjähriger Rektor der Universität).

Barth, in Alsleben/Sachsen geboren, wurde nach dem Medizinstudium in Rostock chirurgisch ausgebildet. Er befaßte sich dort und vorübergehend auch in Straßburg bereits mit otologischen Fragen. Dann ging er nach Berlin und wurde Schüler von August Lucae. Es folgte eine erste Berufung nach Marburg. Nach vergeblichen Bemühungen, dort tragbare Arbeitsbedingungen zu erlangen, nahm er 5 Jahre später einen Ruf nach Breslau an, blieb dort aber nur ein Jahr und folgte dann 1986 der Berufung nach Leipzig.

1912 In Leipzig konnte 1912 ein großzügiger Klinikneubau errichtet werden, der 1912 eingeweiht wurde. Offenbar ging das Vorhaben nicht ohne Schwierigkeiten vor sich. In seiner Einweihungsrede sagte Barth: „Ich bitte die hohen Behörden um milde Beurteilung, wenn bei häufig nicht zu vermeidenden Kampfstellungen mir ein etwas kriegerischer Unterton entschlüpfte". Die Klinik hatte in einem Hauptbau neben einer Poliklinik alle in der damaligen Zeit wünschenswerten diagnostischen Einrichtungen, dazu Laboratorien. Dieser Hauptbau war über eine gedeckte Brücke mit einem Bettenhaus verbunden. (Der Hauptbau überstand die Bombenzerstörung im zweiten Weltkrieg und wird noch heute genutzt).

1919 Barth, der 1919 die Stellung eines Ordinarius erhielt, hat sich mit seinen Mitarbeitern vorwiegend mit otologischen und otochirurgischen Fragen befaßt. Daneben aber galt Barths besonderes Interesse der Phoniatrie. Er verfaßte 2 Monographien über „Die Bildung der menschlichen Stimme" und „Klang und Tonhöhe der Sprechstimme".

1924 wurde Barth mit 72 Jahren emeritiert, als Nachfolger erhielt der Lehrstuhlinhaber in Bonn, Wilhelm Lange, den Ruf.

1924

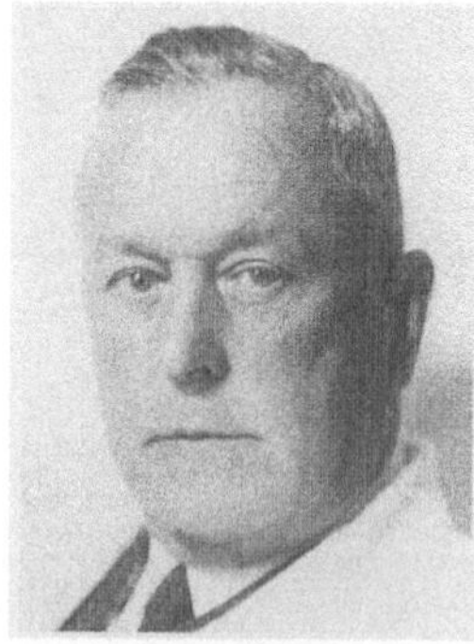

***Wilhelm Lange** (1875–1954)*
Amtszeit: 1924–1951
1908 Habilitation in Berlin bei A. Passow
1908 Berufung nach Greifswald
1913 Berufung nach Göttingen
1922 Berufung nach Bonn
1924 Berufung nach Leipzig
1951 Ruhestand
1954 in Leipzig verstorben

Unter Lange in Leipzig habilitierte Schüler: Hans Eschweiler (1945 verstorben); Konrad Fleischer (später Lehrstuhlinhaber in Erfurt, dann in Berlin-Charité und zuletzt in Gießen); Bernhard Langenbeck (später Ordinarius in Bonn); Moritz Weber (später Chefarzt in Karlsruhe); Ernst Ziegler (Militärarzt, an die Klinik kommandiert).

Mit Lange kam der in Bonn habilitierte Alois Esch nach Leipzig.

Weitere Lange-Schüler, die dann unter seinem Nachfolger habilitiert wurden, sind Kurt Dietzel, Günther Habermann und Kurt Schröder (s.u.).

Lange stammte aus Dresden. Er arbeitete zunächst am pathologischen Institut in Dresden unter Ch. G. Schmorl. Dann begann er 1902 seine Fachausbildung bei A. Passow in Heidelberg und übersiedelte mit diesem an die Ohrenklinik der Charité in Berlin. Schon 6 Jahre später erhielt er seinen ersten Ruf nach Greifswald, dem dann Berufungen auf die Lehrstühle in Göttingen und Bonn folgten. 1924 übernahm er als Krönung seiner Laufbahn das Ordinariat in Leipzig. Dort wirkte er 27 Jahre, erlebte die Zerstörung eines Teils der Klinik, die Auslagerung der Klinik auf das Land und die Not und die Sorgen der ersten Nachkriegszeit, bis er schließlich mit dann 76 Jahren sein Amt an seinen Nachfolger übergeben konnte.

Langes bevorzugte Arbeitsrichtung war, seiner Ausbildung in der pathologischen Anatomie entsprechend, die Histo-Pathologie des Ohres. Hierzu entwickelte er in Berlin verbesserte Verfahren der histologischen Verarbeitung der Felsenbeine und legte in den folgenden Jahrzehnten eine Sammlung histologischer Schnittserien an, die seinerzeit einzigartig in der Welt war. Sie war die Grundlage seiner Veröffentlichungen, so über die Mastoiditis, die otitischen Komplikationen, das Cholesteatom, die Geschwülste im inneren Gehörgang und vieles andere. Alle seine Aussagen stützten sich bei strenger Kritik und knapper Formulierung lediglich auf das morphologisch Faßbare. Alles Spekulative war ihm fremd.

Lange hat mit seinen Arbeiten ganz wesentlich bei der Schaffung der Grundlagen der Otologie mitgewirkt. Von ihm stammen wichtige Handbuchbeiträge (Handbuch von Manasse sowie Henke-Lubarsch), ein Kongreßreferat und viele Einzelpublikationen. Viele Jahre wirkte er als Schriftleiter einer der Fachzeitschriften. Eine Ergänzung des durch die Monographie bestimmten Arbeitsprogrammes der Leipziger Klinik bildete die durch Bernhard Langenbeck eingebrachte audiologische Forschung, mit der gleichfalls Grundlegendes entstand.

Lange, ein stiller, gehemmt wirkender Mann, war ein strenger Chef. Verheiratete Assistenten duldete er nicht. Nachsichtiger in dieser Hinsicht war er erst, als er schließlich mit 60 Jahren sein Junggesellendasein aufgab.

Als Lange 1951 ausschied, wurde als Nachfolger der Chefarzt am Krankenhaus Dresden-Friedrichstadt, Woldemar Tonndorf, berufen.

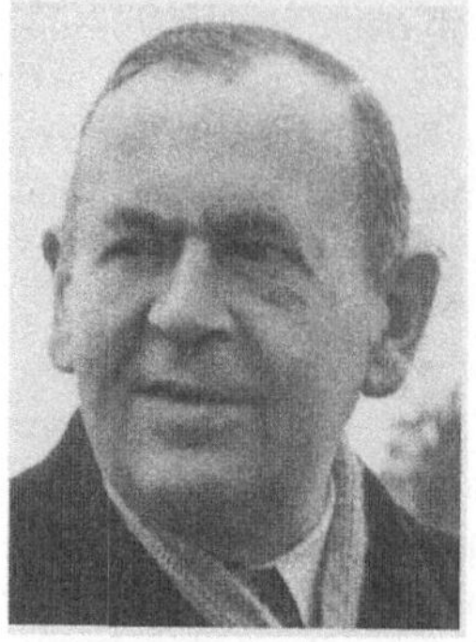

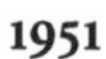
1951 ***Woldemar Tonndorf*** *(1887–1957)*
Amtszeit 1951–1957
1925 Habilitation in Göttingen unter O. Wagener
1929 Chefarzt in Dresden
1951 Berufung nach Leipzig
1957 in Leipzig verstorben

Unter Tonndorf Habilitierte: Kurt Dietzel (später Ordinarius in Greifswald und dann Rostock); Günther Habermann (später Chefarzt in Chemnitz und dann in Frankfurt-Höchst); Kurt Schröder (später Chefarzt in Dresden und zuletzt Lehrstuhlinhaber in Erfurt).

Tonndorf, geboren in Pößneck/Thüringen, wurde zunächst Seeoffizier. Er quittierte dann vor dem ersten Weltkrieg den Dienst und begann sein Medizinstudium, das durch den Einsatz als Marineoffizier im ersten Weltkrieg (Skagerrakschlacht) unterbrochen wurde. Er wurde dann Assistent in Göttingen, anfangs bei Wilhelm Lange und nach dessen Weggang bei seinem Nachfolger Oskar Wagener. 1929 erhielt er die Chefarztposition in Dresden-Friedrichstadt. 1951, schon 64 Jahre alt, übernahm er den Lehrstuhl in Leipzig.

Tonndorf hatte sich schon in seiner Göttinger Zeit durch physikalische Untersuchungen, unter anderem zur Kehlkopffunktion einen Namen gemacht. Er wies nach, daß die Stimmlippenschwingungen aerodynamischen Gesetzen folgen, berechnete die Schwingungszahlen nach stroboskopischen Untersuchungen. In Dresden befaßte er sich mit der noch im Erprobungsstadium befindlichen Sulfonamidtherapie der Meningitis. Er war ein tatkräftiger Vollblutkliniker und ein temperamentvoller Diskussionsredner, dazu ein umwerfender Erzähler. (Bekannt geworden ist auch sein ältester Sohn, Jürgen Tonndorf, der nach einem Physik- und Medizinstudium und einer HNO-Ausbildung in Heidelberg bei A. Seiffert nach dem Krieg nach Amerika ging und dort ein bekannter Audiologe wurde.)

1958 Nach Tonndorfs Tod leitete der Oberarzt der Klinik, K. Dietzel, bis 1958 kommissarisch die Klinik bis zum Dienstantritt des aus Greifswald kommenden Nachfolgers Fritz Moser.

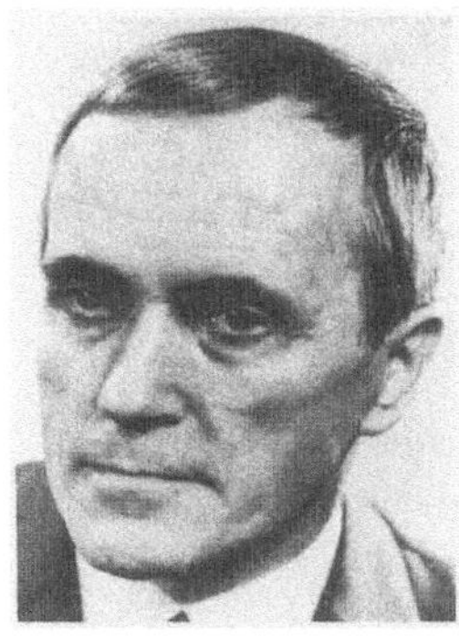

Fritz Moser (1909–1986)
Amtszeit: 1958–1975
1944 Habilitation in Jena bei J. Zange
1946 Chefarzt in Erfurt
1951 Berufung nach Greifswald
1958 Berufung nach Leipzig
1975 Ruhestand
1986 in Dierhagen/Ostsee verstorben

Unter Moser habilitierte Schüler: Wolfram Behrendt (Phoniatrie an der Klinik und kommissarischer Klinikleiter ab 1992); Gerhard Böhme (später Phoniatrie in München und St. Gallen); Isolde Görisch; Manfred Heinemann (später Phoniatrie in Aachen und dann phoniatrischer Lehrstuhlinhaber in Mainz); Friedrich-Wilhelm Oeken (später Ordinarius in Magdeburg und dann Nachfolger in Leipzig); Hardy Strobel; Tasse Tassew; Joachim Wilke (später Lehrstuhlinhaber in Erfurt).

Weiterer habilitierter Mitarbeiter: Siegfried Mehmke (habilitiert in Greifswald).

Moser stammte aus Ruß im Memelgebiet. Er wurde 1937 Schüler von Johannes Zange in Jena. Dann übernahm er als Nachfolger von Richard Mittermaier die Chefarztstelle in Erfurt und wurde 1951 auf das Ordinariat in Greifswald berufen. 1958 kam er auf den Leipziger Lehrstuhl.

Mosers bevorzugtes Arbeitsgebiet war die chirurgische Krebstherapie. Schon in Greifswald hatte er sich u.a. mit chirurgischen Behandlungsverfahren bei der Rekurrenslähmung am Kehlkopf befaßt. Mit seinen Mitarbeitern intensivierte er auch die plastisch-rekonstruktive Chirurgie. Für das Handbuch von Berendes, Link und Zöllner schrieb er, zum Teil mit Mitarbeitern, drei Beiträge über die otogenen Komplikationen. 1965 brachte er zusammen mit seinen Schülern ein 2bändiges Lehrbuch für das Gebiet der DDR heraus, das 1986 eine Neufassung erhielt.

In seiner Amtszeit wurde eine leistungsfähige phoniatrische Abteilung eingerichtet (s. unten).

Mit der Organisation von internationalen Kongressen in Leipzig wirkte er der Isolation in der damaligen DDR entgegen. Privat war er als ausgezeichneter Violinspieler musisch interessiert.

Als Moser 1975 in den Ruhestand trat, wurde sein inzwischen in Magdeburg tätiger Schüler Friedrich-Wilhelm Oeken als Nachfolger berufen.

1975

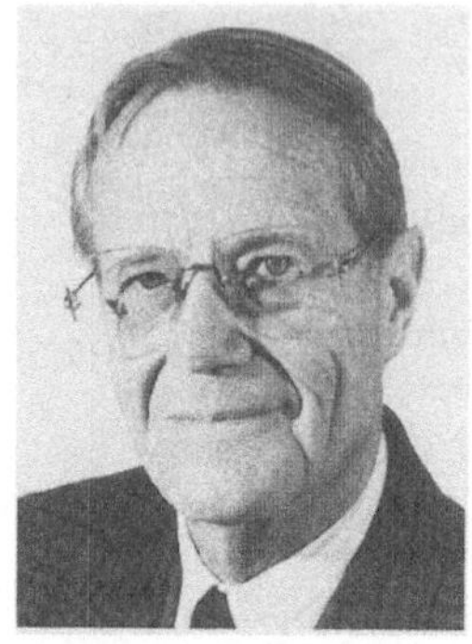

Friedrich-Wilhelm Oeken (1923)*
Amtszeit 1975–1989
1962 Habilitation in Leipzig bei F. Moser
1965 Berufung nach Magdeburg
1975 Berufung nach Leipzig
1989 Ruhestand

Habilitationen (bzw. „Promotion B") unter Oeken: Roswita Berger (Phoniatrie, später C4-Professur in Marburg); Klaus-D. Glaeske; Gero Grundmann; Hartmut Michalski (später Nachfolger auf dem Lehrstuhl in Leipzig); Heidrun Müller; Ursula Winkler.

Übernommene habilitierte Mitarbeiter: Wolfram Behrendt (s.u.); Isolde Görisch; Hardy Strobel.

Oeken ist Leipziger. Er wurde nach dem Studium in seiner Vaterstadt Schüler von Woldemar Tonndorf und dann von Fritz Moser. 1965 übernahm er den Lehrstuhl in Magdeburg und kehrte 10 Jahre später nach Leipzig zurück.

Oekens anfängliche wissenschaftliche Interessen richteten sich auf audiologische Probleme, so auf Fragen des Überhörens und der Vertäubung. Er habilitierte sich mit experimentellen Untersuchungen über die Möglichkeit der Hörverbesserung bei der Hochtonschwerhörigkeit durch Sprachfrequenztransposition. Später befaßte er sich mit seinen Schülern mit arbeitsmedizinischen Fragen und allergologischen Aufgaben. Oeken hat in Magdeburg und Leipzig allein und mit seinen Mitarbeitern nicht weniger als 16 Bücher, meist Lehrbücher für den studentischen Unterricht oder für Ärzte in der Praxis, herausgebracht und damit dem devisenbedingten Fachbuchmangel in der DDR abgeholfen.

1984 Durch Bezug von Stationen in einem größeren 1984 erbauten Bettenhaus im Leipziger Klinikum, zu dem auch moderne Operationsräume gehören, konnte die Raumnot der HNO-Klinik weitgehend behoben werden.

1989 Nachdem Oeken in den Ruhestand trat, wurde 1989 der Oberarzt der Klinik, Hartmut Michalski, berufen.

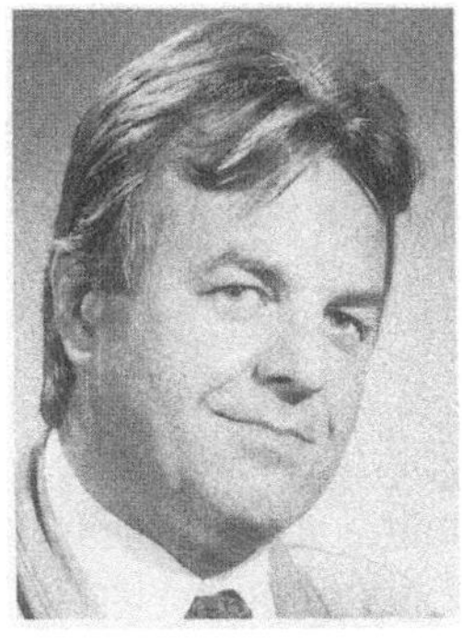

***Hartmut Michalski** (* 1948)*
Amtszeit 1989–1992
1985 Habilitation in Leipzig bei F.-W. Oeken
1989 Berufung auf den Lehrstuhl in Leipzig
1992 Ausscheiden aus dem Amt

Michalski, geboren in Großröda/Sachsen, ging als Schüler von Oeken aus der Mitarbeiterschaft der Klinik hervor. Sein bevorzugtes Arbeitsgebiet war die Krebschirurgie und die plastisch-rekonstruktive Chirurgie. Er schied im Zuge der personellen Veränderungen an der Universität 1992 aus dem Amt.

Seit 1992 bis Ende 1995 wurde die Klinik kommissarisch von Wolfram Behrendt, dem Leiter der Abteilung für Stimm-, Sprach- und Hörstörung, geleitet. In seiner Amtszeit konnte das Hauptgebäude, das die Poliklinik, die diagnostischen Einrichtungen und die Räume für den akademischen Unterricht enthält, restauriert und modern ausgestattet werden. **1992**

1994 habilitierte sich Eberhard Meister.

1995 wurde Friedrich Bootz auf den Lehrstuhl berufen. **1995**

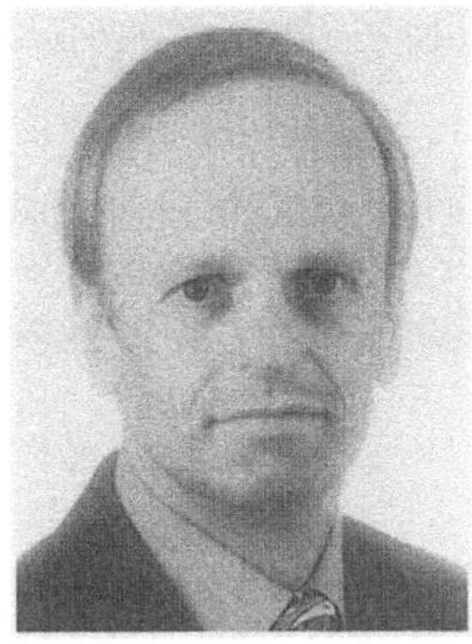

***Friedrich Bootz** (* 1952)*
habilitiert 1990 in Tübingen
bei H. P. Zenner

Bootz ist Schüler von D. Plester und H. P. Zenner in Tübingen, er hat die plastisch-rekonstruktive Chirurgie als bevorzugtes Arbeitsgebiet.

Die Klinik hatte 1995 70 Betten, es sind dort 24 Ärzte bzw. andere akademisch ausgebildete Mitarbeiter tätig.

Phoniatrie

In der Amtszeit Fritz Mosers wurde eine phoniatrische Abteilung eingerichtet. Ihr erster Leiter war

> **Gerhard Böhme** (* 1933),
> 1965 habilitiert in Leipzig.

Böhme arbeitete u.a. über Störungen von Stimme und Sprache nach Hirnschäden. Er verfaßte mehrere Lehrbücher. Böhme übersiedelte 1972 nach München und fand Anschluß an die HNO-Klinik an der Technischen Universität sowie an das Kantonsspital in St. Gallen. 1988 wurde er nach München umhabilitiert.

Nach seinem Weggang von Leipzig übernahm die Abteilung

> **Manfred Heinemann** (* 1938),
> 1973 habilitiert in Leipzig.

Heinemann beschäftigte sich mit Stimm- und Sprachstörungen bei endokrinologischen Krankheitsbildern. Er ging 1976 nach Aachen und leitete dort eine neu eingerichtete phoniatrische Abteilung. 1985 wurde er als Ordinarius nach Mainz an die dortige Klinik für Kommunikationsstörungen berufen. Sein Nachfolger in Leipzig wurde

> **Wolfram Behrendt** (* 1934),
> habilitiert 1967 in Leipzig.

Behrendt befaßt sich besonders mit der kindlichen Singstimme (Mutationsverläufe und Belastbarkeit) in Zusammenarbeit mit dem Leipziger Thomanerchor.

1983 Die Abteilung führt schon seit 1983 die Bezeichnung „Abteilung für Stimm-, Sprach- und Hörstörungen". Habilitierte Mitarbeiterin: Roswitha Berger (später phoniatrische und pädaudiologische Abteilung in Marburg).

(F)

Literatur:

Berendes J (1958) Woldemar Tonndorf zum Gedächtnis. Z Laryng 37:73

Fleischer K (1960) Gedenkworte für Wilhelm Lange (1875 bis 1954). Zeitschr der Karl-Marx-Universität Leipzig

Oeken FW et al. (1980) 575 Jahre Medizinische Fakultät, 300 Jahre Hals-Nasen-Ohrenheilkunde an der Universität Leipzig. Mediz Fak Leipzig

Lübeck

Medizinische Universität Lübeck

Klinik für Hals-, Nasen- und Ohrenheilkunde

Lübeck war bereits 1487 vorübergehend eine Art Universitäts-Stadt, als **Vor 1964** die Professoren der Universität Rostock nach Lübeck flohen und dort Vorlesungen abhielten. Seit 1852 bemühte sich die Freie und Hansestadt Lübeck um die Gründung einer Universität in ihren Mauern.

Auf Empfehlung des Wissenschaftsrates der Bundesregierung beschlossen die Landesregierung und der Landtag von Schleswig-Holstein 1963 die Gründung einer Medizinischen Akademie. Diese Gründung wurde 1964 wirksam. **1964**

Die Medizinische Akademie Lübeck wurde zunächst als 2. Medizinische Fakultät der Universität Kiel provisorisch eingerichtet. Eine im Bereich der Städtischen Krankenanstalten bereits existierende HNO-Abteilung (Leitung: Claus Timm) wurde nicht für die Aufgaben einer Univ.-HNO-Klinik herangezogen. Wegen daraus resultierender personeller Schwierigkeiten wurde die endgültige Eröffnung und Besetzung einer zur Akademie gehörenden HNO-Klinik über Jahre behindert und die Bereitstellung ausreichender geeigneter Räumlichkeiten für diese Zwecke verzögert.

Die Vorlesungen für das Fach „wurden in der Weise abgehalten, daß zu Anfang wöchentlich 2 x 14, später 75 Studenten mehrere Semester lang mit der Eisenbahn nach den HNO-Kliniken in Kiel und Hamburg transportiert wurden, weil nur dort das entsprechende Krankengut vorgewiesen werden konnte“ (Jatho).

Ende 1966 wurde Kurt Jatho, bis dahin Oberarzt an der Univ.-HNO-Kli- **1966** nik Köln, zum Direktor der zu diesem Zeitpunkt mehr schlecht als recht untergebrachten „Provisorischen Akademie-HNO-Klinik“ bestellt.

Der Neubau eines Kopfklinikums wurde ihm dem Vernehmen nach bei seinem Dienstantritt für die nächsten Jahre in Aussicht gestellt.

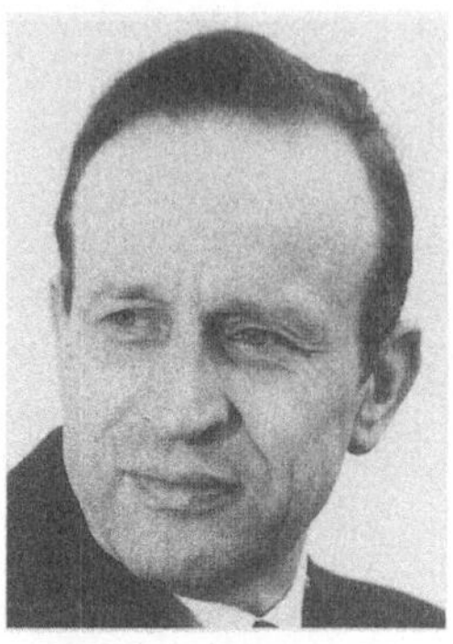

Kurt Jatho (1918)*
Amtszeit: 1966–1987
1954 Habilitation bei L. B. Seiferth in Köln
1966 Ruf nach Lübeck
1987 Emeritierung

Kurt Jatho wurde in Hannover geboren. Seine Fachausbildung erhielt er bei Alfred Güttich und Leonhard B. Seiferth in Köln. K. Jatho mußte, wie er selbst schildert, bei seinem Amtsantritt praktisch aus dem Nichts und ohne ausreichende Unterstützung durch die verschiedenen verantwortlichen Institutionen ein Provisorium aufbauen. Wegen nicht ausreichender Bettenzahl (29 Betten) wurde die Weiterbildungsermächtigung auf 1–2 Jahre beschränkt. Erst 1977 konnte mit der Erstellung eines Erweiterungs-Anbaus die Bettenzahl von 40 Betten erreicht und damit die volle Weiterbildungs-Ermächtigung erlangt werden. Auch die Prüfungen der Studenten für das Staatsexamen mußten zunächst in Kiel abgehalten werden.

1970 Nach einer jahrelangen Notsituation in personeller, räumlicher und akademischer Hinsicht wurde nach Freiwerden einer Baracke eine kleine klinische HNO-Einheit mit einigen Funktionsräumen eingerichtet. Die Raumnot und Unzulänglichkeiten im Bereich von Forschung und Lehre, aber auch der praktischen Krankenversorgung ließen sich dadurch etwas mildern.

Als „Teilgebiets"-Phoniater war Jatho auf Anordnung des Sozialministers gehalten, eine mit 2 Logopädinnen besetzte „Therapieeinheit für Phoniatrie, Logopädie und Pädaudiologie" in die Klinik einzugliedern, die sich zunehmenden Zuspruchs erfreute.

1973 1973 wurde die Akademie aus der Kieler Universität gelöst und als Medizinische
1985 Hochschule zu Lübeck selbständig. Erst 1985 erhielt diese Institution ihren jetzigen Titel einer Universität.

Arbeitsschwerpunkte K. Jathos waren die Physiologie und Pathologie des Hör- und Gleichgewichtssystems, die zentralen Hörstörungen, das Recruitment (Lautheitsausgleich), die Rolle des Vestibularis-Systems bei der Konstanthaltung des Gesichtsfeldes und die Wirkung von Medikamenten und Alkohol auf den Gleichgewichtsapparat. Dazu kamen andere, überwiegend klinische Themen wie der Zoster oticus, die Halslymphknoten-Tuberkulose, Polymerisate bei plastischen Eingriffen und die Behandlung von Kehlkopf- und Luftröhrenstenosen u.a. Ein Hauptvortrag vor der Deutschen Gesellschaft befaßte sich mit den HNO-ärztlichen Aufgaben bei der Verkehrsmedizin.

Nach der Emeritierung von K. Jatho übernahm der Hamburger Oberarzt Karl Hörmann für 5 Monate die kommissarische Leitung der Klinik. Im gleichen Jahr begann Hilko Weerda, Leitender Oberarzt an der Freiburger Klinik, seine Tätigkeit als neuer Fachvertreter in Lübeck. 1987

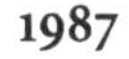

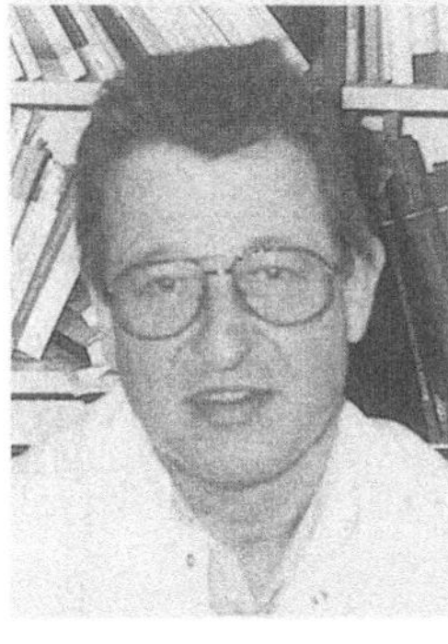

Hilko Weerda (1937)*
Beginn seiner Amtszeit 1987
1974 Habilitation bei Ch. Beck in Freiburg/Br.
1986 Ruf nach Lübeck

Habilitierte Mitarbeiter: Wolfgang Schlenter (später Chefarzt in Frankfurt/M.); Ralf Siegert; Jochen Wustrow (habilitiert in Kiel; später Chefarzt in Köln); Stephan Remmert.

H. Weerda wurde in Emden, Ostfriesland, geboren. Er absolvierte zunächst an der Kunstakademie Nürnberg ein Bildhauer-Studium, ehe er in Erlangen und München Medizin und Zahnmedizin studierte. Diese Studien schloß er mit der Doppel-Approbation ab. Es folgte bei G. Steinhardt (Kieferchirurgie) in Erlangen eine Assistententätigkeit. Seine Fachausbildung in Oto-Rhino-Laryngologie erhielt er ab 1968 unter F. Zöllner und dann Ch. Beck in Freiburg/Brsg.

H. Weerda setzte in Lübeck durch, daß bei weiterlaufendem Betrieb die bis dahin in vieler Hinsicht unzureichende 39-Betten-HNO-Klinik räumlich und ausstattungsmäßig schrittweise an das Niveau einer Universitätsklinik angehoben wurde: Der Operationsbereich wurde erheblich erweitert, ebenso die Poliklinik. Eine neurootologische Abteilung wurde eingerichtet, eine Bibliothek, und zahlreiche neue Funktionsräume wurden der Klinik eingegliedert. 1992 konnte ein zweiter Pavillon seiner Bestimmung übergeben werden, so daß der Klinik nun 55 Krankenbetten und 5 Intensiv-Überwachungsbetten zur Verfügung stehen. Die Vorarbeiten zum Bau einer neuen Kopfklinik haben zudem begonnen. 1992

Der Schwerpunkt der Arbeit H. Weerdas liegt derzeit auf dem Gebiet der plastisch-rekonstruktiven Chirurgie mit besonderem Akzent auf der Mißbildungs- und der rekonstruktiven Tumor-Chirurgie mit freien, mikrovaskulär anastomosierten Transplantaten. Seine bisherigen Publikationen befaßten sich darüber hinaus u.a. mit endoskopischen und anästhesiologischen Fragen und mit der Rekonstruktion der Luftröhre. Dazu kommen mehrere Buch- und Handbuch-Beiträge sowie Kompendien und ein Lehrbuch.

Zu den Forschungs-Schwerpunkten der Klinik gehören die Traumatologie des Gesichts und der Schädelbasis, die Allergologie, neurootologische Fragestellungen und die Erforschung der obstruktiven Schlafstörungen.

Die Zahl der Klinikbetten beträgt 60, die Zahl der ärztlichen und sonstigen akademischen Mitarbeiter 24.

(N)

Literatur:

Jatho K, Persönliche Mitteilungen
Weerda H, Persönliche Mitteilungen

Magdeburg

Otto-von-Guericke-Universität

Klinik für Hals-, Nasen- und Ohrenheilkunde

In Magdeburg wurde 1954 eine Medizinische Akademie gegründet. Sie **1954**
ging aus den Städtischen Krankenanstalten hervor. Dort bestand schon seit 1888 eine stationäre HNO-Abteilung, die von Friedrich Kretschmann (Schüler von Hermann Schwartze in Halle) begründet und
danach von Ohnacker, Kleestedt und Bregulla geführt wurde. 1951 wurde **1951**
Wilhelm Küstner als Chefarzt eingestellt und mit dem Ausbau der Klinik beauftragt. Als dann die Akademie gegründet wurde, berief man ihn als ersten HNO-Fachvertreter. Die städtische Klinik wurde Akademie-
klinik und 1993 dann Universitätsklinik nach Vereinigung von Medizi- **1993**
nischer Akademie, Pädagogischer Hochschule und Technischer Universität zur Otto-von-Guericke-Universität.

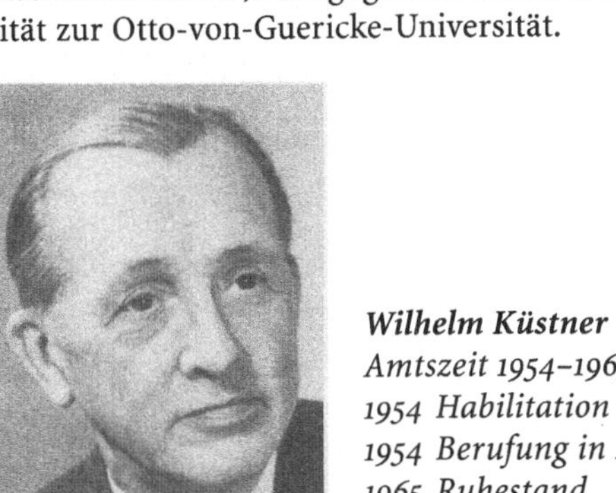

Wilhelm Küstner *(1900–1981)*
Amtszeit 1954–1965
1954 Habilitation in Magdeburg
1954 Berufung in Magdeburg
1965 Ruhestand
1981 verstorben

Küstner war ein Schüler von Woldemar Tonndorf an der HNO-Klinik im Krankenhaus Dresden-Friedrichstadt. Nach vorübergehender Praxistätigkeit in Halle übernahm er 1951 die Leitung der Magdeburger Klinik. Trotz schwieriger Bedingungen in den Nachkriegsjahren konnte er aus der noch kleinen Fachabteilung eine große Klinik mit schließlich 110 Betten aufbauen. Mit Gründung der Akademie wurde ein weiterer Ausbau möglich. Es entstanden eine audiologische und neuro-otologische Abteilung. In der klinischen Arbeit konnten die Neuerungen dieser Zeit, die hörverbessernde Chirurgie, die Endoskopie u.a. eingeführt werden.

1965 Als Küstner 1965 nach Erreichen der Altersgrenze ausschied, wurde als Nachfolger Friedrich-Wilhelm Oeken, Oberarzt an der Leipziger Klinik, berufen.

***Friedrich-Wilhelm Oeken** (* 1923)*
Amtszeit 1965–1975
1962 Habilitation in Leipzig bei F. Moser
1965 Berufung nach Magdeburg
1975 Berufung nach Leipzig
(Weitere Angaben und Foto siehe Leipzig, S. 204)

Habilitationen in Oekens Amtszeit: Benita Glasenapp; Rolf-Hans Brandt (später Umhabilitation an die Med. Akademie, Erfurt, vorher Chefarzt in Dresden); Lutz Keßler (später Lehrstuhlinhaber in Dresden).

Oeken, ein Schüler Woldemar Tonndorfs und Fritz Mosers in Leipzig, förderte in Magdeburg besonders die Endoskopie, für die eine Abteilung eingerichtet wurde (Brandt). Auch die Audiologie wurde ausgebaut. Weiterhin wurden teratologische und onkologische Themen bearbeitet. Oeken brachte, z.T. mit seinen Mitarbeitern eine ganze Reihe von Fachbüchern heraus („Begutachtung", „Notfälle", „Fehler und Gefahren bei Routineeingriffen" u.a.). Er verfaßte außerdem in seiner Magdeburger Amtszeit zusammen mit F. Moser drei Kapitel im Handbuch von Berendes, Link und Zöllner und schrieb mehrere Kapitel in dem 2bändigen von F. Moser herausgegebenen HNO-Lehrbuch.

1975 Als Oeken 1975 einem Ruf an die Leipziger Klinik folgte, wurde Kurt Fendel, Oberarzt in Jena, sein Nachfolger.

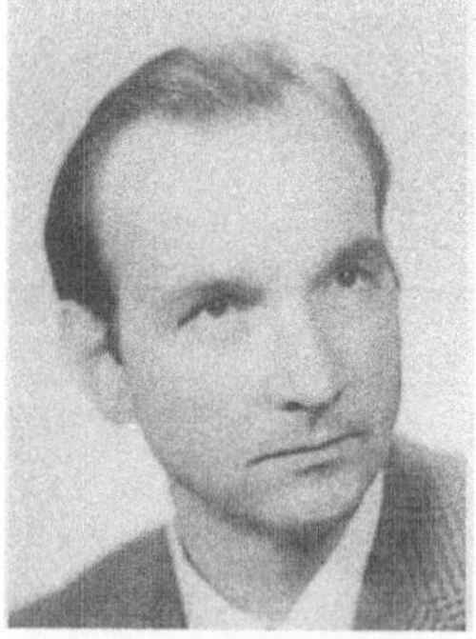

***Kurt Fendel** (* 1929)*
Amtszeit 1975–1979
1966 Habilitation in Jena bei R. Albrecht
1975 Berufung nach Magdeburg
1980 Amtsaufgabe und Übernahme einer Chefarztstelle in Solingen

Habilitationen in Fendels Amtszeit (eingeleitet in der Amtszeit des Vorgängers): Bernd Freigang (später Oberarzt an der Berliner HNO-Klinik der Charité und dann Lehrstuhlinhaber in Magdeburg); Hellmut v. Specht (Leiter der Abteilung Audiologie und Med. Physik an der Magdeburger Klinik); Axel Krisch (später Umhabilitation nach Erfurt).

Übernommene habilitierte Mitarbeiter: Benita Glasenapp, Rolf-Hans Brandt und Lutz Kessler (s. oben).

Fendel, aus dem Erzgebirge stammend, ist Schüler von Frau Rosemarie Albrecht in Jena. Er befaßte sich in Magdeburg mit seinen Mitarbeitern mit der Schädelbasischirurgie und förderte den weiteren Ausbau der audiologischen Forschung (H. v. Specht). Die Klinik wurde 1978 um 1978
einen Poliklinik-Neubau erweitert.

Fendel verließ 1979 die DDR und wurde Chefarzt in Solingen. Die Klinik 1979
übernahm nun Rudolf Preibisch-Effenberger.

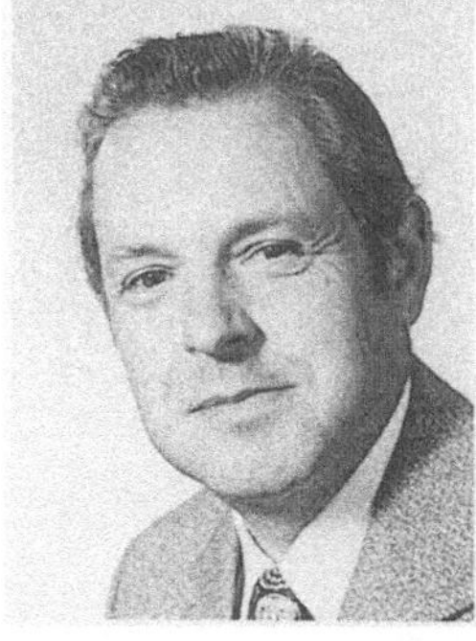

Rudolf Preibisch-Effenberger *(* 1928)*
Amtszeit 1980–1993
1966 Habilitation in Dresden unter F. Günnel
1980 Berufung nach Magdeburg
1993 Ruhestand

Habilitationen in der Amtszeit von Preibisch-Effenberger: Bernd Christoph (später Chefarzt in Osnabrück); Klaus Begall (Leiter der klinischen Audiologie in Magdeburg); Josef Kluba (Chefarzt in Magdeburg); Dirk Eßer (später Chefarzt in Erfurt).

Übernommener habilitierter Mitarbeiter: Hellmut v. Specht (s.o.).

Preibisch-Effenberger stammt aus Einsiedel (Böhmen). Nach chirurgischer Ausbildung in Dresden wurde er Schüler zunächst von Hans-Edgar Euler und dann von dessen Nachfolger Fredo Günnel an der Hals-Nasen-Ohrenklinik der Medizinischen Akademie in Dresden. Als Günnel dann schwer erkrankte, leitete Preibisch-Effenberger mehr als 6 Jahre stellvertretend die Dresdener Akademie-Klinik (1971–1977). 1980 wurde er nach Magdeburg berufen.

Von Preibisch-Effenberger stammen Publikationen aus fast allen Gebieten des Faches. Er hat sich nachhaltig mit den Besonderheiten der Kinder-Otorhinolaryngologie befaßt. Weitere Aufgabengebiete, denen er sich mit seinen Mitarbeitern widmete, sind die zentralen Hörstörungen und die Endoskopie, ferner die Ultraschallanwendung (Hypophyse, Larynxpapillome, Vestibularisausschaltung).

1987 In der Amtszeit Preibisch-Effenbergers wurde im Zusammenhang mit einem Bettenhaus-Neubau eine durchgreifende bauliche Rekonstruktion der Klinik möglich (1987). Die Klinik hatte dann 118 Betten.

Seit 1991 besteht an der Klinik eine Abteilung für „Experimentelle Audiologie und medizinische Physik" unter Leitung von H. v. Specht. Die klinische Audiologie betreut K. Begall.

1994 Nach der Emeritierung Preibisch-Effenbergers Ende 1993 wurde Bernd Freigang, bisher Oberarzt an der Berliner Universitäts-HNO-Klinik der Charité, berufen.

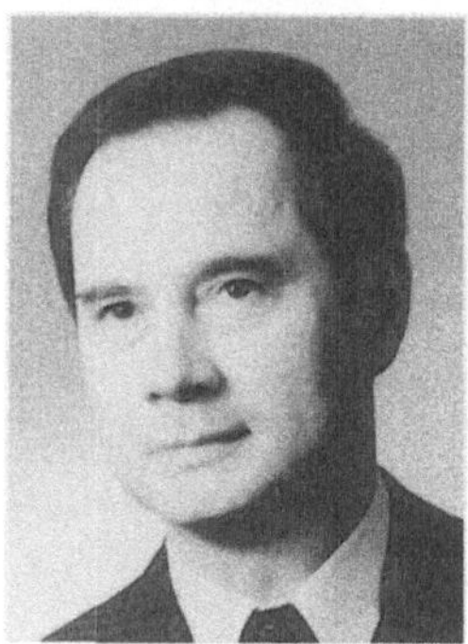

Bernd Freigang (1941)*
Amtszeit ab 1994
1977 Habilitation in Magdeburg bei F.-W. Oeken und K. Fendel
1993 Berufung nach Magdeburg

Übernommene habilitierte Mitarbeiter: Klaus Begall (siehe oben), Hellmut von Specht; Dirk Eßer (siehe oben).

Freigang stammt aus Bautzen in Sachsen. Er wurde Schüler von Friedrich-Wilhelm Oeken und dessen Nachfolger Kurt Fendel in Magdeburg. 1990 übernahm er eine Professur an der HNO-Klinik der Charité in Berlin.

Freigangs wissenschaftliche Interessen gelten neurophysiologischen Fragen im HNO-Bereich. Klinisch beschäftigt er sich mit dem intraoperativen Monitoring, der Orbita- und der Schädelbasischirurgie sowie mit der plastisch-rekonstruktiven Chirurgie. Dazu ist die komplexe Rehabilitation Schwerhöriger ein weiterer Schwerpunkt.

Die Klinik verfügt gegenwärtig (1995) nach einer allgemeinen Reduktion der Klinikbetten Ende 1993 noch über 82 Betten, an ihr sind 19 Ärzte und sonstige akademisch ausgebildete Beschäftigte tätig.

(F)

Literatur:

Preibisch-Effenberger R, Persönliche Mitteilung

Mainz

Johannes-Gutenberg-Universität Mainz

Hals-Nasen-Ohrenklinik und Poliklinik

Die alte Mainzer Universität (1477–1822) blieb 125 Jahre geschlossen, ehe sie 1946 als Universität in der damaligen französischen Besatzungszone wieder eröffnet wurde. Die städtischen Krankenanstalten, die nach Zerstörungen durch Kriegseinwirkungen notdürftig hergerichtet worden waren, konnten von der Medizinischen Fakultät als Universitätsklinikum übernommen werden. Die Abteilung für Hals-Nasen-Ohrenkranke wurde nun zur Universitäts-Hals-Nasen-Ohrenklinik mit später 60 Betten. Erster Lehrstuhlinhaber und Klinikdirektor war Alexander Herr- **1946**
mann.

***Alexander Herrmann** (1900–1981)*
Amtszeit 1946–1952
1929 Habilitation in Gießen bei A. Brüggemann
1934 Chefarzt in Erfurt
1939 Berufung nach Greifswald
1946 Berufung nach Mainz
1952 Berufung nach München
(Weitere Angaben und Foto siehe München, S. 242)

Habilitierte Mitarbeiter: Karl Mündnich (habilitiert in Prag, später Lehrstuhl in Münster); Claus Timm (später Chefarzt in Lübeck); Walter Moritz (habilitiert in Gießen, später Chefarzt in Hannover), Karl Wüst (habilitiert in Berlin).

Herrmann konnte in kurzer Zeit eine leistungsfähige Universitätsklinik aufbauen. Die Veröffentlichungen aus der Mainzer Klinik in dieser Zeit lassen erkennen, daß es gelang, kriegsbedingte Rückstände auf manchen Gebieten der Hals-Nasen-Ohrenheilkunde aufzuholen. So konnte die Mikrochirurgie des Ohres mit der Fensterungsoperation bei der Otosklerose eingeführt werden. Dann gab es erste Schritte zu hörverbessernden Eingriffen bei den Folgen der chronischen Mittelohrentzündung (Moritz). Auch sinnesphysiologische Themen wurden bearbeitet (Timm).

Herrmann folgte 1952 einem Ruf nach München. Ehe sein Nachfolger Hans Leicher, zu dieser Zeit Chefarzt am Katharinenhospital in Stutt-
1953 gart, die Klinik übernehmen konnte, war 1952/53 Karl Mündnich als kommissarischer Leiter eingesetzt worden.

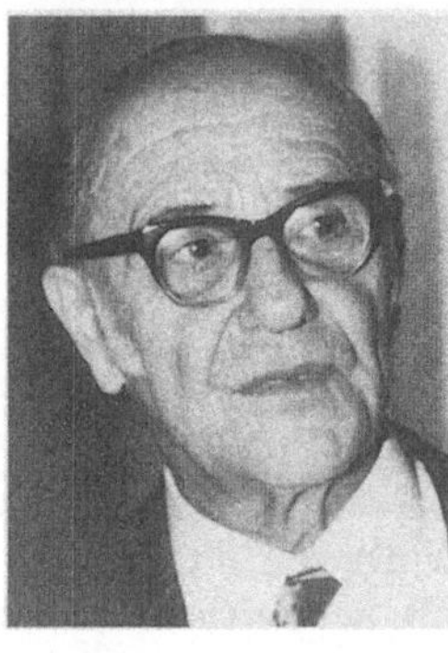

***Hans Leicher** (1898–1989)*
Amtszeit 1953–1966
1928 Habilitation in Frankfurt
1953 Berufung nach Mainz
1964/65 Rektor der Universität
1966 Emeritierung
1989 in Mainz verstorben

Habilitierte Schüler: Walter Becker (später Lehrstuhl in Bonn); Peter Biesalski (später Direktor der Klinik für Kommunikationsstörungen in Mainz); Jochen Gosepath (später Chefarzt in Trier); Erwin Haas (später Chefarzt in Karlsruhe); Joseph Matzker (später Chefarzt in Köln).

Leicher, gebürtiger Frankfurter, war Schüler von Otto Voss (Otologie) und Gustav Spieß (Rhino-Laryngologie) in Frankfurt. Von 1935 bis 1947 leitete er die HNO-Abteilung am St. Marien-Krankenhaus in Frankfurt und übernahm dann bis 1953 die städtische Hals-Nasen-Ohrenklinik im Katharinen-Hospital in Stuttgart, ehe er 1953 dem Ruf nach Mainz folgte.

Sein umfangreiches wissenschaftliches Werk umfaßt weite Gebiete des Faches, so die physikalische Therapie, die Allergologie und Fragen der fachbezogenen Endokrinologie. Er beschrieb schon früh die Ohrmißbildung bei der Rötelnembryopathie und die stenosierende Tracheobronchitis beim Kleinkind u.a. Intensiv befaßte er sich mit onkologischen Fragen, insbesondere im Zusammenhang mit der Strahlentherapie. Hierüber erstattete er ein Referat auf dem internationalen Kongreß 1961 und schrieb einen Handbuchbeitrag. Ein weiterer Handbuchbeitrag, verfaßt zusammen mit E. Haas, beschäftigt sich mit der Lokalanästhesie im HNO-Fach. Noch im hohen Alter nahm er mit mehreren Beiträgen zur Ätiologie und Klinik bäsartiger Geschwülste an den oberen Luft- und Speisewegen Stellung. Leicher war auch einer der Wiederbegründer der Zeitschrift für Laryngologie, Rhinologie, Otologie nach 1945.

Leicher war seinen Schülern ein verständnisvoller und anregender Chef, der es verstand, sie im kollegialen Wettstreit zu viel beachteten

Leistungen auf manchen Gebieten des Faches zu bringen. In der Zeit seines Wirkens in der Nachkriegszeit wurde er auf vielen Kongressen eine geachtete und bestimmende Persönlichkeit. Seine Diskussionsbeiträge verrieten gründliche Kenntnisse, scharfes Urteilsvermögen, aber auch verbindliche Kollegialität. Im kleinen Kreis erweis sich Leicher als ein fesselnder Erzähler vieler Anekdoten.

1956 konnte ein schon vom Vorgänger geplanter, von Leicher schließlich **1956**
durchgesetzter 9-stöckiger Neubau einer Hals-Nasen-Ohren- und Augenklinik bezogen werden.

Nachfolger Leichers wurde der Oberarzt der Würzburger Klinik, Walter **1966**
Kley.

***Walter Kley** (1921–1995)*
Amtszeit 1966–1975
1951 Habilitation in Würzburg bei Max Meyer
1966 Berufung nach Mainz
1975 Berufung nach Würzburg
(Weitere Angaben und Foto siehe Würzburg, S. 291)

In Mainz habilitierte Schüler Kleys: Wolfgang Draf (später Chefarzt in Fulda); Helmut Jung (später Chefarzt in Koblenz); Felix Nagel (später Chefarzt in Pforzheim); Karsten Ritter (später Chefarzt in Bremen); Jürgen Theissing (später Chefarzt in Nürnberg).

Kley war in Würzburg ein Schüler von Hermann Marx, Max Meyer und Horst Wullstein. Dort hatte er sich besonders mit der Mikrochirurgie des Ohres befaßt. Diese wurde auch bei seiner Tätigkeit in Mainz ein Schwerpunkt. Neben einschlägigen Veröffentlichungen zu diesem Themenkreis traten dann auch Kongreßreferate und Buchbeiträge über traumatologische Fragen, speziell über die Unfallchirurgie der Schädelbasis.

Als Kley 1975 den Ruf an seine Heimatuniversität Würzburg erhielt und annahm, wurde der Oberarzt der Tübinger Klinik, Jan Helms, als Nachfolger berufen. Bis zu dessen Dienstantritt leitete W. Draf die Klinik kommissarisch.

***Jan Helms** (* 1937)*
Amtszeit 1976–1987 **1976**
1974 Habilitation in Tübingen bei D. Plester
1976 Berufung nach Mainz
1987 Berufung nach Würzburg
(Weitere Angaben und Foto siehe Würzburg, S. 293)

Unter Helms habilitierte Schüler: Detlef Collo (später Chefarzt in Hamburg-Barmbek); Holger Mika; Ralf Reck (später Chefarzt in Darmstadt); Markus Wolfensberger (später Mitarbeiter an der Basler Univ.-HNO-Klinik).

Übernommener Mitarbeiter: Wolfgang Draf (s.o.).

Helms erhielt seine Fachausbildung bei Dietrich Plester in Tübingen. An der Tübinger Klinik wurde die Ohrchirurgie unter Plester besonders gefördert. Helms bearbeitete daher in Tübingen vornehmlich otochirurgische Themen. Er hat weiterhin in Tübingen, wie später auch in Mainz, sich besonders mit der Chirurgie im inneren Gehörgang befaßt. In Mainz kam es auf diesem Gebiet zu einer fruchtbaren Zusammenarbeit mit der neurochirurgischen Klinik. Daneben wurde von Helms und seinen Mitarbeitern über die Verwendung von bioaktiver Glaskeramik in der Ohrchirurgie gearbeitet.

1987 Helms erhielt 1987 einen Ruf nach Würzburg und nahm ihn an. Nachfolger wurde Wolf Mann, Oberarzt in Freiburg.

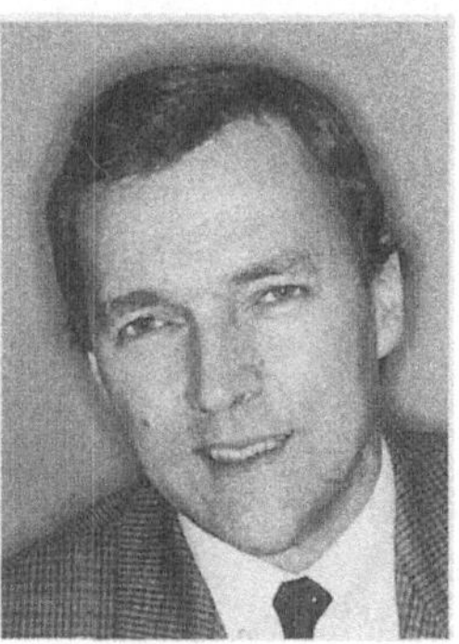

***Wolf Mann** (* 1945)*
Amtszeit ab 1988
1977 habilitiert in Freiburg bei Chl. Beck
1988 Ablehnung eines Rufes nach Essen und Rufannahme nach Mainz
1991 Ruf nach Freiburg abgelehnt

Habilitierte Schüler: Jan Maurer; Hans-Jürgen Welkoborski.

Mann, geboren in Eichstätt, ist Schüler von Fritz Zöllner und Chlodwig Beck in Freiburg. Wissenschaftlich beschäftigte er sich dort mit onkologischen Fragen und veröffentlichte Erfahrungsberichte über einschlägige chirurgische Verfahren. In Mainz widmet er sich besonders der endonasalen Mikrochirurgie und der Schädelbasischirurgie. Von Mann stammen Monographien und ein Kongreß-Referat u.a. über die Ultraschalldiagnostik und die Schädelbasischirurgie.

Die Klinik, an der 1993 umfangreiche Umbau- und Erweiterungsmaßnahmen abgeschlossen wurden, hat 1995 92 Betten. Es arbeiten dort 28 Ärzte bzw. sonstige akademische Mitarbeiter.

Phoniatrie

1962, in der Amtszeit H. Leichers, wurde eine Abteilung für „Hör-, Sprach- und Stimmstörungen" an der Hals-Nasen-Ohrenklinik eingerichtet und Peter Biesalski als Leiter bestimmt. 1962

Peter Biesalski (* 1915)
1956 Habilitation in Mainz bei H. Leicher
1969 Berufung auf den Lehrstuhl für Phoniatrie und Pädaudiologie
1985 Emeritierung

Biesalski erhielt seine HNO-Fachausbildung bei Gerhard Eigler in Gießen und erwarb bei dem Pädiater W. Keller in Freiburg anschließend noch die Facharztanerkennung als Kinderarzt. 1954 wurde er Oberarzt bei Hans Leicher in Mainz, wo er sich besonders mit pädiatrischen Fragen in der Oto-Rhino-Laryngologie befaßte. Es entstand ein Lehrbuch.

Als Leiter der ihm übertragenen Abteilung konnte er diese ausbauen und sich besonders der hör- und damit auch sprachgestörten Kinder annehmen. Auch wurde eine Logopäden-Lehranstalt gegründet.

1969 wurde ein Lehrstuhl für Phoniatrie und Pädaudiologie eingerichtet und Biesalski berufen. 1972 schließlich entstand die selbständige „Klinik für Kommunikationsstörungen". Sie befindet sich im Gebäude der Mainzer Augen- und Hals-Nasen-Ohrenklinik. 1969 1972

Biesalski hat organisatorisch-administrative Verbesserungen zur Früherfassung hör- und sprachgestörter Kinder gefordert und auch erreicht. Zugleich hat er die Eigenständigkeit der Phoniatrie-Pädaudiologie im Spektrum der Spezialfächer betont. Von ihm stammen Lehrbücher und Handbuchbeiträge, auch gründete er eine Fachzeitschrift.

Nach Biesalskis Emeritierung wurde 1985 Manfred Heinemann, Aachen, berufen.

Manfred Heinemann (* 1938)
1973 Habilitation in Leipzig bei F. Moser
1976 Aufbau einer phoniatrischen Abteilung in Aachen

Unter Heinemann habilitiert: Manfred Gross (später Vertreter seines Faches an der Freien Universität in Berlin); Rüdiger Maier (Physiker a. d. Klinik); Patrick Georg Zorowka.

Heinemann stammt aus Magdeburg. Er erhielt seine HNO-Fachausbildung bei Fritz Moser in Leipzig. Dort übernahm er 1972 die Leitung der phoniatrischen Abteilung als Nachfolger von G. Böhme. 1976 übersiedelte er nach Aachen und richtete an der HNO-Klinik der Rheinisch-Westfälischen Technischen Hochschule eine phoniatrische Abteilung ein. 1985 folgte er dem Ruf nach Mainz.

Heinemann befaßt sich mit seinen Mitarbeitern, wie schon sein Vorgänger, vornehmlich mit dem Komplex der Pädaudiologie, dazu mit Sprachentwicklungsstörungen, der Aphasiediagnostik und objektiven Methoden zur Abklärung von Stimmstörungen.

Die Klinik verfügt über 14 Kinderbetten, 9 Ärzte bzw. sonstige akademisch ausgebildete Mitarbeiter sind beschäftigt. Es besteht eine Logopäden-Lehranstalt.

(F)

Literatur:

Becker W (1968) Hans Leicher zum 70. Geburtstag. Z Laryng Rhinol Otol 47:157

Biesalski P (1982) 20 Jahre Phoniatrie, 10 Jahre Klinik für Kommunikationsstörungen in Mainz. Sonderdruck, Mainz

Mann G, F Dumont (Hrsg.) (1986) 40 Jahre Medizinische Fakultät in Mainz. Schriften d. Universität Mainz

Haas E (1990) Nachruf auf H. Leicher. HNO-Inform. 2

Mannheim

Klinikum Mannheim der Fakultät für Klinische Medizin der Universität Heidelberg

Hals-, Nasen-, Ohren-Klinik

Das Städtische Krankenhaus Mannheim (Neubau des Klinikums 1922) hatte etwa seit der Jahrhundertwende eine HNO-Ambulanz, die zunächst von einem in Mannheim niedergelassenen HNO-Arzt ärztlich versorgt wurde. **Vor 1964**

Ab 1927 entstand eine Hauptabteilung für HNO-Krankheiten mit den Direktoren K. Magenau (1927–1944), J. Berendes (1944–1957) und U. Legler (1957–1984).

1964 wurde der Vorlesungsbetrieb für klinische Semester an der zunächst noch unselbständigen Vorstufe der Fakultät Mannheim der Medizinischen Fakultät Heidelberg aufgenommen. Die ersten Ordinariate wurden gegründet. Zum Zeitpunkt der Institutionalisierung der Städtischen Krankenanstalten Mannheim zum Sitz der neuen Fakultät für Klinische Medizin war Ulrich Legler Chef der HNO-Klinik. Er wurde damit Direktor der HNO-Klinik am Klinikum Mannheim. **1964**

Die Berufung Leglers zum Ordinarius auf den neu gegründeten Lehrstuhl für HNO-Heilkunde erfolgte 1967. **1967**

1969 wurde die Fakultät für Klinische Medizin Mannheim eine der fünf neugeschaffenen Medizinischen Fakultäten der Universität Heidelberg und damit selbständig. **1969**

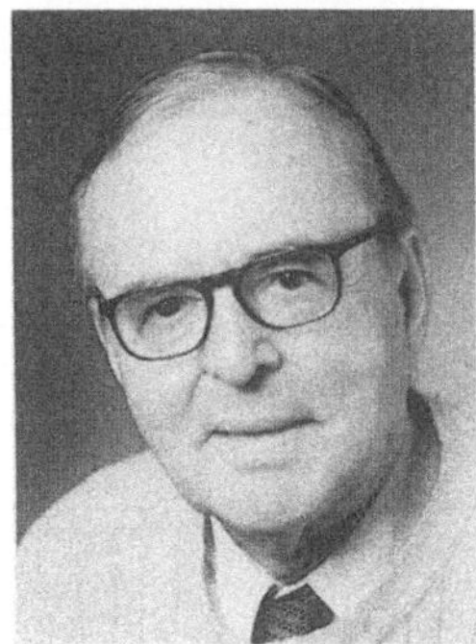

Ulrich Legler *(* 1919)*
Amtszeit (als akademischer Fachvertreter): 1967–1984
1953 Habilitation bei Werner Kindler in Berlin
1967 Ernennung zum Klinik-Direktor und Ordinarius am Klinikum Mannheim der Fakultät für Klinische Medizin der Universität Heidelberg
1984 Emeritierung

Unter U. Legler habilitierte Schüler: Walter Bachmann; Manfred Hülse; Wolfhart König.

U. Legler wurde in Berlin geboren. Seine Lehrer im Fach waren Carl von Eicken in Berlin und Werner Kindler in Berlin/Heidelberg. Ulrich Leglers bevorzugte Arbeitsgebiete waren die Rhinologie und allgemein die Auswirkungen schädigender Einflüsse der Umwelt auf die menschliche Gesundheit.

In seine Amtszeit fiel der Beginn der Planung einer neuen HNO-Klinik, welche allerdings erst 1987 ihre Funktion aufnehmen konnte.

1984 1984 wurde dem Oberarzt der Klinik Manfred Hülse die kommissarische Leitung der Klinik übertragen, die mit dem Dienstantritt von Uwe
1985 Ganzer 1985 endete. Ganzer war bis dahin Oberarzt der Düsseldorfer Klinik gewesen.

***Uwe Ganzer** (* 1939)*
Amtszeit in Mannheim: 1985–1990
1972 Habilitation bei K. H. Vosteen in Frankfurt/M.
1985 Ruf nach Mannheim
1990 Ruf nach Düsseldorf
(Weitere Einzelheiten zur Person und Foto siehe Düsseldorf, Seite 71)

Unter U. Ganzer in Mannheim/Heidelberg habilitierte Schüler: Claus Bachert; Henning Bier; Axel Schadel (später Chefarzt der HNO-Klinik der Städt. Krankenanstalten Frankfurt/M.-Hoechst).

Weiterer habilitierter Mitarbeiter: Manfred Hülse (siehe unten).

1987 Unter U. Ganzer wurde 1987 im Neubau West des Klinikum Mannheim die neue HNO-Klinik mit 65 Betten und mehreren Spezialambulanzen sowie einer Abteilung für Phoniatrie in Betrieb genommen. (Persönliche Arbeitsschwerpunkte von Ganzer siehe unter Düsseldorf).

1990–1993 Nach dem Wechsel Ganzers nach Düsseldorf 1990 führte der Oberarzt Axel Schadel bis zum Amtsantritt des neuen Klinikdirektors kommissarisch die Klinik. 1993 übernahm Karl Hörmann, bis dahin Chefarzt am Klinikum Kaiserslautern, die Leitung der Klinik.

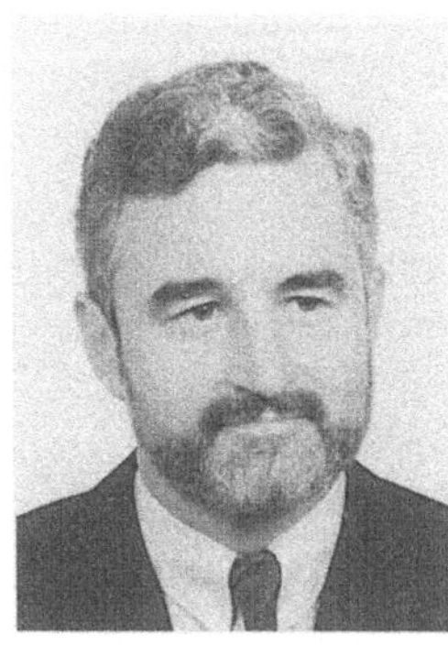

Karl Hörmann (1948)*
Beginn der Amtszeit 1993
1985 Habilitation bei C. Herberhold in Hamburg
1987 kommissarischer Leiter der Univ.-HNO-Klinik Lübeck
1989 Bestellung zum Chefarzt der HNO-Klinik am Klinikum Kaiserslautern
1992 Ruf nach Mannheim

Unter Hörmann habilitierte Schüler: Wolfgang Bergler; Annerose Keilmann.

Weitere habilitierte Mitarbeiter: Axel Schadel (siehe oben); Manfred Hülse (siehe unten).

Karl Hörmann wurde in Dillingen/Donau geboren. Bei Karl Donath und Gerhard Seifert in Hamburg arbeitete er sozusagen als „Gastarzt aus der HNO-Klinik“ zunächst in der Pathologie. Seine Lehrer im Fach waren Rudolf Link und Claus Herberhold, zuletzt auch Ulrich Koch, alle in Hamburg.
Bevorzugte Arbeitsgebiete K. Hörmanns sind die Pathologie des Mittel- und des Innenohres sowie Biokompatibilitäts-Studien mit Implantaten, im klinischen Bereich derzeit die Endoskopie, die Laserchirurgie sowie die Rhonchologie.

Der Klinik stehen 65 Betten zur Verfügung: in ihr arbeiten 12 Ärzte.

Phoniatrie

1987 wurde eine in die Klinik voll integrierte Abteilung eröffnet, die für Phoniatrie, Pädaudiologie und Neurootologie zuständig ist. Die Leitung dieser Abteilung liegt in Händen von 1987

Manfred Hülse (* 1941),
habilitiert 1979 in Mannheim bei U. Legler.

(N)

Literatur:

Hörmann K, Persönliche Mitteilungen
Legler U, Persönliche Mitteilungen
Schadel A, Die Geschichte der HNO-Klinik in Mannheim. Unveröffentlichtes Manuskript

Marburg

Philipps-Universität Marburg

Medizinisches Zentrum für Hals-Nasen-Ohrenheilkunde
Klinik für Hals-Nasen-Ohrenheilkunde

Die Behandlung von Hals-Nasen-Ohrenkranken und die Lehrtätigkeit auf dem Gebiet der Otologie und der Rhino-Laryngologie lag in Marburg im 19. Jahrhundert fast ausschließlich in der Kompetenz der Chirurgen. Es wurde da bereits Bedeutendes geleistet. Vor allem war es der von 1890–1907 in Marburg tätige Chirurg Ernst Küster, der 1887 und 1889 mit Veröffentlichungen über ein, der späteren Radikaloperation des Ohres nahekommendes Verfahren zur Behandlung der chronischen Ohreiterungen in otologischen Fachkreisen Diskussionen auslöste. **Vor 1900**

Doch schon 1889 beantragte die Marburger Medizinische Fakultät, einen Lehrstuhl für Otologie, Rhinologie und Laryngologie einzurichten. Der erste, bereits für alle Teilgebiete berufene Fachvertreter war Adolf Barth aus Berlin. Er war von 1890 bis 1895 in Marburg tätig. 1895 folgte er einem Ruf nach Breslau, übernahm dann aber schon im Jahr darauf den Lehrstuhl in Leipzig (Lebenslauf siehe Leipzig, S. 199). **1889**

Sein Nachfolger wurde Paul Ostmann. **1896**

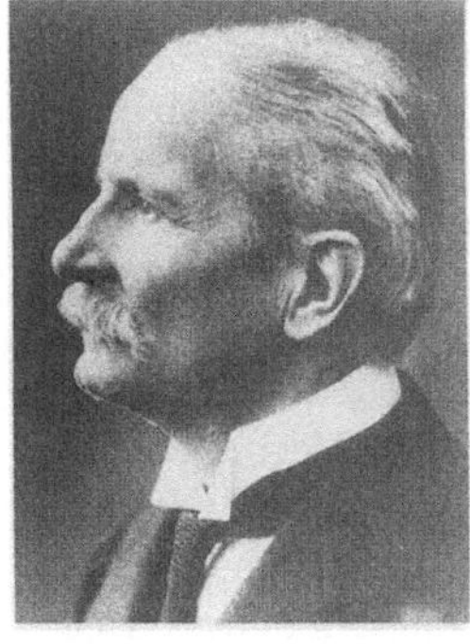

***Paul Ostmann** (1895–1945)*
Amtszeit 1896–1917
1892 Habilitation in Königsberg
1896 Berufung nach Marburg
1917 vorzeitige Emeritierung krankheitshalber
1945 in Ostpreußen verstorben

Ostmann, in Potsdam geboren, war Angehöriger der militärärztlichen Kaiser-Wilhelm-Akademie in Berlin und zeitweise an der Charité tätig. Er hatte sich 1892 als Stabsarzt in Königsberg für Ohrenheilkunde habilitiert.

In Marburg fand er kümmerliche Arbeitsbedingungen vor. Es standen lediglich einige gemietete Räume in einem Privathaus zur Verfügung, 4 Patienten konnten untergebracht werden. Für die Hälfte der Pflegekosten mußte Ostmann selbst aufkommen, es fehlte ein ausreichendes Instrumentarium zur Untersuchung und Behandlung, auch hatte Ostmann anfangs keinen Assistenten. Später besserten sich die Verhältnisse etwas, als ein eigenes Gebäude bezogen wurde, in dem 12 Kranke untergebracht werden konnten. In den folgenden Jahren galt Ostmanns ständiges Bemühen einem Neubau, er wurde immer wieder enttäuscht.

Der Einsatz Ostmanns im Sanitätsdienst zu Anfang des ersten Weltkrieges und dann ein Augenleiden beeinträchtigen die Führung der Klinik. Zeitweise übernahm Jakob Katzenstein, Assistent in Berlin an der von Adolf Passow geleiteten Ohrenklinik der Charité, die kommissarische Klinikleitung. 1917 wurde Ostmann vorzeitig emeritiert. Er lebte, fast erblindet, noch bis 1943 in Marburg und zog dann zu Angehörigen nach Ostpreußen, wo er bei Kriegsende verstarb.

Ostmann hat über fachbezogene militärärztliche, vorwiegend traumatologische Themen gearbeitet. In Reihenuntersuchungen bei Schulkindern wurden Erkenntnisse über die Häufigkeit von Ohrerkrankungen ermittelt. Zu einer Reihe kasuistischer Veröffentlichungen und Untersuchungen über Fragen der Hörprüfverfahren kam ein Lehrbuch der Ohrenheilkunde.

1917 Der Nachfolger, Oskar Wagener, kam 1917 aus Greifswald.

Oskar Wagener *(1878–1942)*
Amtszeit 1917–1922
1910 Habilitation in Berlin bei A. Passow
1913 Berufung nach Greifswald
1917 Berufung nach Marburg
1922 Berufung nach Göttingen
(Lebenslauf und Foto siehe Göttingen, S. 120)

Wagener war ein Schüler von Adolf Passow in Berlin. Ein Jahr hatte er sich in Gießen bei Carl v. Eicken laryngologisch weitergebildet, ehe er seinen ersten Ruf nach Greifswald erhielt. Auf dem Marburger Lehrstuhl vertrat er wie schon in Greifswald das gesamte HNO-Fach. Bedingt durch die Kriegs- und Nachkriegsverhältnisse kam es in Marburg zu keiner nennenswerten wissenschaftlichen Arbeit. Schon nach fünf Jahren wechselte er nach Göttingen.

1922 Auf Wagener folgte 1922 Walther Uffenorde aus Göttingen.

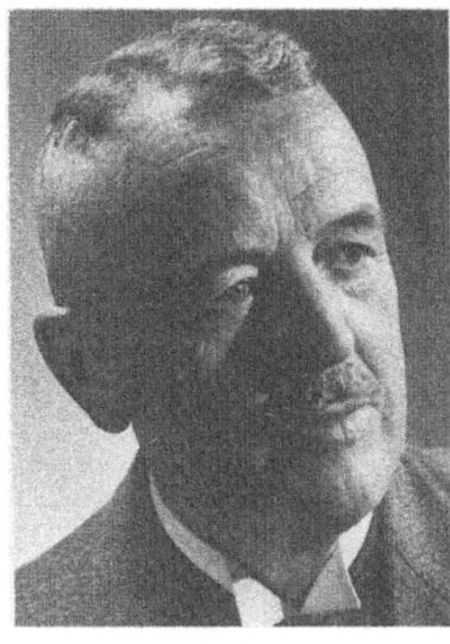

Walther Uffenorde *(1879–1947)*
Amtszeit 1922–1945
1907 Habilitation in Göttingen
1922 Berufung nach Marburg
1945 Entlassung durch die Besatzungsbehörden
1947 in Marburg verstorben

Habilitierte Schüler: Helmut Loebell (später Ordinarius in Münster); Paul Falk (später Ordinarius in Homburg/Saar).

Später hinzugekommener habilitierter Mitarbeiter: Gerhard Eigler (habilitiert in Halle, später Ordinarius in Gießen).

Uffenorde, in Diepholz/Hannover geboren, wurde Schüler von Kurd Bürkner in Göttingen. Er hospitierte in Freiburg bei Gustav Killian, in Berlin bei August Lucae und Bernhard Fränkel, bei Hermann Schwartze in Halle und an verschiedenen Fachkliniken in Wien. 1921/22 leitete er kommissarisch die Universitäts-HNO-Klinik in Bonn.

24 überaus fruchtbare Jahre führte er die Marburger Klinik. Er wurde weithin bekannt als befähigter Kliniker und erfolgreicher Operateur. Die Liste der eigenen Publikationen und die seiner Schüler ist lang. Uffenordes besonderes Interesse galt den entzündlichen Erkrankungen an Nebenhöhlen und Rachen und deren Komplikationen. Er entwickelte Verfahren der Stirnhöhlenchirurgie, die allgemein anerkannt und übernommen wurden. In seinen Publikationen war stets der histologische Befund die Grundlage seiner Feststellungen zur Klinik und zu den operativen Notwendigkeiten. Es entstand eine Monographie über „Sepsis nach Angina". Große Verbreitung fand schließlich seine 1942 herausgebrachte Operationslehre.

1927 konnte ein großzügiger Neubau bezogen werden. Er enthielt alle **1927**
damals wünschenswerten Räume und Einrichtungen für die Krankenbehandlung in Poliklinik und Klinik sowie für Forschung und Lehre. Dennoch erreichte Uffenorde den gewachsenen Anforderungen entsprechend 1938/39 einen weiteren Ausbau. **1938**

Ein tragisches Ende dieser so erfolgreichen Tätigkeit war die Entlassung durch die amerikanischen Besatzungsbehörden nach dem Krieg wegen Uffenordes nomineller Zugehörigkeit zur NS-Partei. Er, der politisch nicht hervorgetreten war, trug schwer daran. Er starb 1947 noch vor seiner Rehabilitierung, die posthum erfolgte.

1945–1948 Von 1945 bis 1948 wurde dem Oberarzt der Klinik, Gerhard Eigler, die kommissarische Leitung übertragen. Eigler, ein Schüler von Eckert-Möbius in Halle, war während des Krieges in Rußland im Sanitätsdienst eingesetzt und 1944 an die Marburger Klinik versetzt worden. Er übernahm später die Gießener Klinik.

1948 Das lange Interregnum wurde 1948 mit der Berufung und dem Dienstantritt Richard Mittermaiers, zuletzt Chefarzt in Karlsruhe, beendet.

***Richard Mittermaier** (1897–1983)*
Amtszeit 1948–1957
1930 habilitiert in Freiburg bei O. Kahler
1940–47 Chefarzt in Erfurt und dann Karlsruhe
1948 Berufung nach Marburg
1957 Berufung nach Frankfurt
(Lebenslauf und Foto siehe Frankfurt, S. 96)

Habilitierte Schüler: Alfred Becker (später Chefarzt in Nürnberg); Hans-Georg Boenninghaus (später Chefarzt in Karlruhe und dann Ordinarius in Heidelberg); Gerhard Rossberg (später Chefarzt in Hamburg).

Mittermaier, geboren in Hamburg, war ein Schüler von Otto Kahler in Freiburg. Von 1940–1945 hatte er die Chefarztposition an der Städtischen HNO-Klinik in Erfurt inne, war dort allerdings wegen seiner Einberufung zum Sanitätsdienst im Krieg immer nur vorübergehend tätig. 1946/47 dann leitete er die Städtische HNO-Klinik in Karlsruhe.

In Marburg befaßte sich Mittermaier besonders mit der Vestibularisforschung, einem Gebiet, das ihn bereits in Freiburg beschäftigt hatte. Der Ausbau der Elektronystagmographie ist sein Verdienst. Auch entstand eine Monographie über die Röntgendiagnostik im HNO-Fach. Mittermaier ist einer der Wiederbegründer der Zeitschrift für Laryngologie, Rhinologie und Otologie nach 1945. 1957 nahm er einen Ruf nach Frankfurt an.

1957 Nachfolger Mittermaiers wurde 1957 Julius Berendes, der zu dieser Zeit als Chefarzt in Mannheim tätig war.

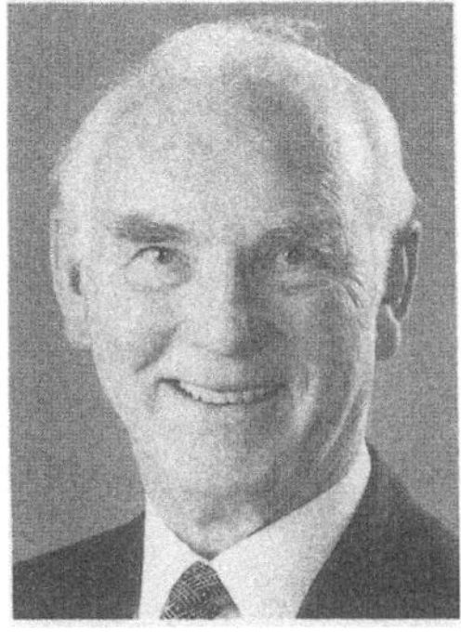

Julius Berendes (1907)*
Amtszeit 1957–1972
1939 Habilitation in Heidelberg bei K. Beck
1944–1957 Chefarzt in Mannheim
1957 Berufung nach Marburg
1972 Emeritierung

Habilitierte Schüler: Gerd Beckmann (später Chefarzt in Kassel); Horst Ganz (Mitherausgeber einer Buchreihe „HNO-Praxis heute"); Volker Jahnke (später Ordinarius an der Freien Universität und dann an der Humboldt-Universität in Berlin); Günther Kottmeyer (später Chefarzt in Wolfsburg); Wolfhart Niemeyer (Leiter der audiologischen Abteilung in Marburg); Anton Schilling (Leiter der Abteilung für Stimm- und Sprachkranke in Marburg und danach an der HNO-Klinik der Freien Universität in Berlin sowie dann in Freiburg).

Hinzugekommener Mitarbeiter: Elimar Schönhärl (in Erlangen habilitiert, Leiter der phoniatrischen Abteilung).

Berendes stammt aus Elberfeld. Er wurde Schüler von Karl Beck in Heidelberg. Später arbeitete er unter dessen Nachfolger Alfred Seiffert an der Heidelberger Klinik, war dann während des Krieges in einem Lazarett tätig und wurde 1944 Chefarzt in Mannheim.

Berendes hat zu vielen Gebieten unseres Faches wissenschaftliche Beiträge geliefert. Ein wichtiges Kongreßreferat 1956 über die Bewegungsstörungen des Kehlkopfes ist hervorzuheben. Berendes hat außerdem der Phoniatrie viele Impulse gegeben als Verfasser von einschlägigen Monographien und als Begründer und Vorsitzender einer Fachvereinigung. Große Verdienste erwarb er sich auch als Mitherausgeber und Mitautor bei dem zusammen mit Link und Zöllner in 2 Auflagen herausgebrachten dreibändigen HNO-Handbuch (1964, 1979).

Berendes hat darüber hinaus vielfältig gewirkt, er hat die Fortbildung der Fachärzte entscheidend gefördert und in der Zeit, als die Aufspaltung des Faches drohte, in vielen Vorträgen die Einheit beschworen („HNO: ein harmonischer Dreiklang"). Er ist künstlerisch sehr befähigt als Komponist und Pianist. Ein von ihm ins Leben gerufenes und lange geleitetes, mit HNO-Ärzten besetztes Orchester ist auf vielen Tagungen zu hören gewesen.

In seiner Amtszeit gelang ein tiefgreifender Klinikumbau mit Modernisierungen an Stationen und Funktionsräumen.

Es wurde eine moderne Abteilung für Audiologie eingerichtet. Ihr Leiter war bis 1988 Wolfhart Niemeyer. Eine phoniatrische Abteilung entstand gleichfalls (s.u.).

Nach Julius Berendes Emeritierung wurde der Oberarzt der Kölner Klinik, Oskar Kleinsasser, nach Marburg berufen.

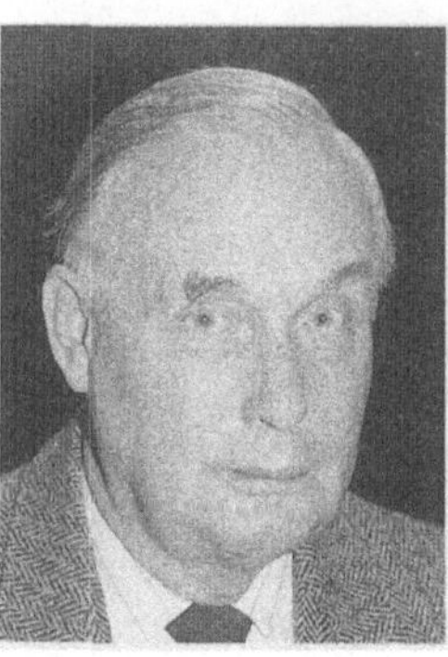

***Oskar Kleinsasser** (* 1929)*
Amtszeit ab 1973
1962 Habilitation in Köln bei L. B. Seiferth
1972 Berufung nach Marburg

Habilitierte Schüler: Thomas Eichhorn (später Chefarzt in Cottbus); Hiltrud Glanz (später Chefärztin am Marienkrankenhaus in Frankfurt und dann Lehrstuhlinhaberin in Gießen); Heinz-G. Schroeder (Chefarzt in Braunschweig).

Übernommene habilitierte Mitarbeiter: W. Niemeyer (Audiologie), E. Schönhärl (Phoniatrie), s.o.

Kleinsasser stammt aus Gmunden (Österreich). Er wurde zunächst am pathologisch-anatomischen Institut der Universität Innsbruck ausgebildet, ehe er in Köln am Max-Planck-Institut für Hirnforschung und an der neurochirurgischen Universitätsklinik unter W. Tönnis tätig war. 1958 trat er dann als Assistent in die Kölner Universitäts-HNO-Klinik unter Leonhard B. Seiferth ein. Er wurde Oberarzt und war dort weiter unter Seiferths Nachfolger Fritz Wustrow bis zu seiner Berufung nach Marburg tätig.

Kleinsassers wissenschaftliche Arbeit befaßt sich bevorzugt auf der Grundlage der pathologischen Anatomie mit den Kehlkopferkrankungen unter besonderer Berücksichtigung des Karzinoms und der Praekanzerosen.

Von ihm stammen instrumentelle Verbesserungen zur Mikrolaryngoskopie des Kehlkopfes und zu endoskopischen mikrochirurgischen Eingriffen im Kehlkopf, mit denen er international bekannt wurde. Dazu hat er eine Monographie in 2 Auflagen vorgelegt. Vor allem aber verfaßte er eine erschöpfende, das ganze Gebiet auf dem neuesten Stand darstellende Monographie nebst Handbuchbeitrag über das Kehlkopf- und Hypopharynxkarzinom. Weiterhin sind die Speicheldrüsenerkrankungen mit ihren pathologisch-anatomischen Grundlagen, insbesondere die Tumorbildungen, ein Forschungsgegenstand in Marburg.

Auch in Kleinsassers Amtszeit wurde die Klinik baulich weiter modernisiert, vor allem im Op-Bereich. Am Ende der Berichtszeit (1995) verfügte die Klinik über 66 Betten und 14 ärztliche Mitarbeiter.

Phoniatrie

Die in der Amtszeit von Julius Berendes eingerichtete Abteilung für Stimm- und Sprachstörungen stand anfangs unter der Leitung von

Anton Schilling (1927–1966),
Habilitation 1963 in Marburg bei J. Berendes.

Schilling übernahm von 1963 bis 1966 die Abteilung für Stimm- und Sprachkranke an der HNO-Klinik der Freien Universität in Berlin. 1966 ging er nach Freiburg, wo er noch im gleichen Jahr verstarb. Sein Nachfolger in Marburg wurde

Elimar Schönhärl (1916–1989),
Habilitation 1958 in Erlangen bei J. Beck.

Schönhärl, der sich besonders mit der stroboskopischen Diagnostik – dazu eine Monographie – und der Sprachanbildung der Kehlkopflosen befaßt hat, war auch Begründer einer Logopäden-Lehranstalt. Nach seinem Ausscheiden 1982 betreute sein Schüler Eberhard Kruse die Abteilung interimistisch bis zu seinem Weggang nach Göttingen. 1990 wurde

Antoinette Lamprecht-Dinnesen (* 1954),
habilitiert 1988 in Düsseldorf unter K.-H. Vosteen,

zur Leitung berufen. Sie nahm schon 1991 einen Ruf nach Münster an.

Seit 1993 leitet

Roswitha Berger (* 1948),
habilitiert 1989 in Leipzig bei F. W. Oeken

die Abteilung, die als „Abteilung für Phoniatrie und Pädaudiologie am Zentrum für Hals-Nasen-Ohren-Heilkunde" firmiert und mit einer C4-Professur ausgestattet ist.

Frau Berger befaßt sich neben der Rehabilitation der Kehlkopf-Operierten mit Fragen der stimmlichen Leistungserfassung und der Hördiagnostik bei Risikokindern.

(F)

Literatur:

Ingenhoff U (1990) Die Entwicklung des medizinischen Spezialfaches Hals-Nasen- und Ohrenheilkunde in Marburg. Dissertation, Universität Marburg

München

Ludwig-Maximilians-Universität München

Klinik und Poliklinik für Hals-, Nasen-, Ohrenkranke

1827 wurde erstmals in München eine Vorlesungsreihe über „die Krankheiten des menschlichen Gehörs" von dem Chirurgen Philipp Wilhelm (1798–1840) veranstaltet. **1827**

Otologie:
1849 erhielt als erster in München Martell Frank (1810–1886) die venia legendi für das Fach Ohrenheilkunde. **1849**

Um 1877 habilitierte sich Friedrich Bezold für das Fach Otologie und 1878 wurde im heutigen Klinikareal „Innenstadt" ein Ambulatorium für Ohrenkranke eröffnet, dessen Leitung Friedrich Bezold übertragen wurde. **1877**

Rhino-Laryngologie:
Für Laryngologie und Rhinologie habilitierte sich 1867 als erster in München Max-Joseph Oertel (1835–1897). 1873 folgte ein weiterer Dozent für das gleiche Fach in der Person von Philipp Schech. Es wurde ein Ambulatorium für Rhino-Laryngologie gegründet, dessen Leitung Philipp Schech übernahm. **1867**

Bis zum Jahre 1934, als in München die verschiedenen otologischen und rhino-laryngologischen Institute unter Wilhelm Brünings vereinigt wurden (siehe unten), ist die Geschichte der universitären klinischen Einrichtungen für Otologie, Rhinologie und Laryngologie teilweise schwierig zu überblicken. **Ab 1900**

Aus diesem Grunde wird die *historische Entwicklung der genannten Teilgebiete bis zum Jahr 1934 im folgenden getrennt dargestellt.*

Otologie

Friedrich Bezold leitete seit 1878 eine otiatrische Ambulanz im Rahmen des zur Universität gehörenden Medizinisch-Klinischen Instituts. 1902 kam dazu eine kleine Bettenstation von 8 Betten unter städtischer Regie, deren Leitung aber ebenfalls Bezold hatte.

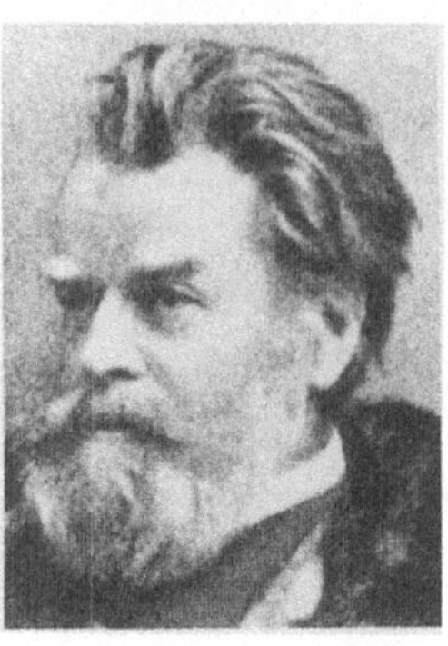

***Friedrich Bezold** (1842–1908)*
Amtszeit: 1878–1908
1877 Habilitation in München
1906 Berufung als Ordinarius
1908 verstorben in München

Unter F. Bezold habilitierte Schüler: Heinrich Herzog (später Ordinarius in Innsbruck und dann in Münster); Arno Scheibe (später Ordinarius in Erlangen); Friedrich Wanner (später Nachfolger von Bezold für den städtischen Teil der otologischen Einrichtungen).

Weiterer bekannter Mitarbeiter: Alfred Denker (später Ordinarius in Erlangen und dann in Halle/Saale).

Friedrich Bezold war in der „Gründerzeit der Otologie" eine die Entwicklung der Otologie entscheidend stimulierende und herausragende Persönlichkeit. In Rothenburg o.T. geboren, war er zunächst Schüler bei R. Virchow in Berlin und bei den Ophthalmologen F. Arlt in Wien und A. von Graefe in Berlin.

Er ließ sich 1868 zunächst als Allgemein- und Augenarzt in München nieder, behandelte jedoch gleichzeitig auch schon Ohrenkranke. Unter dem Einfluß von Anton von Tröltsch in Würzburg gewann sein Interesse an der Otologie die Oberhand. In gewissem Sinne Autodidakt, beschäftigte er sich mit der Anatomie und Klinik des Ohres. Seine Untersuchungen über das kindliche Hörorgan, über die („Bezoldsche") Mastoiditis, das Cholesteatom, die Labyrinthitis waren grundlegende Beiträge zum klinischen Ausbau des noch jungen Faches. Das Hauptgewicht der Bezoldschen Arbeit lag auf der Ausarbeitung klinischer Prüfmethoden für die Funktionen des Ohres, auf der Gestaltung einer in sich geschlossenen Mittelohr-Physiologie und auf seiner Beschäftigung mit den Hörtheorien. Dazu kamen Handbuch-Beiträge und die Abfassung eines Lehrbuchs.

Den Bau einer eigenen Klinik hat er allerdings nie erleben dürfen.

Unabhängig von diesem von Friedrich Bezold geleiteten otiatrischen Ambulatorium wurde 1885 im sog. Reisingerianum - gekoppelt an die Chirurgische Poliklinik - ein Ambulatorium für Ohrenkranke eröffnet, dessen Leitung dem chirurgischen Assistenten Rudolf Haug übertragen wurde.

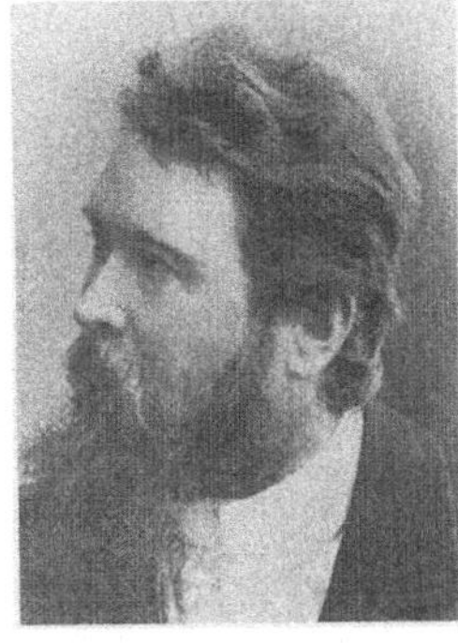

Rudolf Haug *(1860–1909)*
Leitende ärztliche Tätigkeit: 1885–1909
1889 Habilitation in München
1891 Ablehnung eines Rufes nach Innsbruck
1900 Professur und Leitung der otiatrischen Poliklinik der Universität München
1909 verstorben in München

Rudolf Haug wurde in Poona (Indien) geboren. Seine Fachausbildung erhielt er u.a. bei H. Helferich (?) (Chirurgie) und bei V. Urbantschitsch in Wien.

Arbeitsschwerpunkte von Haug waren die praktisch-klinische otologische Tätigkeit und die Unterrichtung der Studenten.

Bis 1894 hatte R. Haug unter aus heutiger Sicht erbärmlichen etatmäßigen, räumlichen und personellen Verhältnissen zu arbeiten. Dann besserte sich die räumliche und finanzielle Situation etwas. Stationäre Patienten konnten jedoch bis zum Tode von R. Haug immer noch nicht in einer klinikeigenen Bettenabteilung aufgenommen werden.

Aus der Feder von R. Haug stammen zahlreiche Publikationen aus dem Gebiet der Otologie.

Friedrich Bezold starb 1908, Rudolf Haug folgte nur 6 Monate später 1909. **1908/1909**

Nachfolger Bezolds wurde sein Schüler Friedrich Wanner, der die Städtische Ohrenabteilung „Links der Isar" übernahm und bis 1937 führte. Die Leitung dieser Abteilung war seit 1910 mit einem Extraordinariat verbunden und blieb als städtische Abteilung zwar offenbar in engem Kontakt zur Münchner Universität, aber ohne akademischen Anspruch.

Nachfolger von R. Haug wurde 1909 Bernhard Heine, seit 1906 Extraordinarius in Königsberg. **1909**

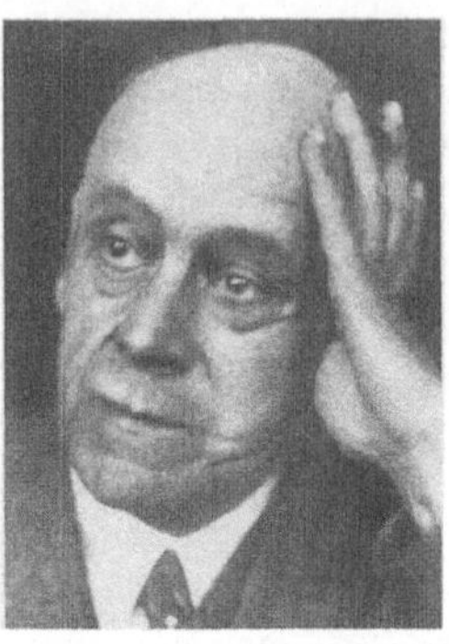

Bernhard Heine (1864–1928)
Amtszeit in München: 1909–1928
1903 Habilitation bei A. Lucae in Berlin
1906 Ruf nach Königsberg
1909 Ruf nach München
1928 verstorben in München

Unter B. Heine habilitierte Schüler: Josef Beck (später Ordinarius in Erlangen); Ludwig Haymann (später kommissarischer Leiter der Klinik und dann in eigener Praxis).

Weiterer Mitarbeiter: Heinrich Herzog (habilitiert bei Bezold; später Ordinarius in Innsbruck und dann in Münster).

Heine kam in Berlin zur Welt. Seine Ausbildung erfuhr er bei dem Chirurgen Ernst von Bergmann und dem Otologen August Lucae, beide in Berlin.

Heine traf bei seiner Ankunft in München auf eine recht komplizierte Situation, was die akademischen otologischen Institutionen anbetraf. Er konnte sie jedoch dadurch vereinfachen, daß er die durch den Tod Bezolds und Haugs fast gleichzeitig vakant gewordenen otologischen Lehrstätten nun in einer Hand vereinigte. Er kämpfte zäh um räumliche Verbesserungen für die zwei Teile seiner „Ohrenklinik", die jedoch erst
1910 1910 mit dem Neubau der gesamten Universitäts-Poliklinik teilweise realisiert werden konnten. Eine eigene Klinik und Poliklinik für Ohren-
1921 kranke mit 21 Krankenbetten konnte er jedoch erst 1921 in der sog. „Poliklinik Pettenkoferstraße" beziehen.

Mittelpunkt der klinischen Arbeit Heine's bildete die Ohr-Chirurgie. Er war ein begnadeter und einfallsreicher Operateur, ein erfahrener Diagnostiker und ein gewissenhafter, sich aufopfernder Arzt. Dementsprechend befaßten sich auch seine Publikationen mit den damals hochaktuellen und in der Regel eitrigen extra- und intrakraniellen Ohrkomplikationen und ihren operativen Behandlungsmöglichkeiten.

Seine Monographie „Operationen am Ohre" (1903 und 1913) war für lange Zeit das Standardwerk der Otochirurgie.

Unter B. Heine wurde die Münchner Ohrenklinik ein Mittelpunkt der klinischen Otologie.

Auf Heine's Betreiben war schon 1910 der Ohrenklinik eine Forschung-Abteilung für Stimm- und Sprachstörungen angegliedert worden. Zu deren Leiter wurde Max Nadoleczny bestellt, der mit seinem Institut ein weiterer Anziehungspunkt der Münchner Klinik wurde. Da zunächst zur damaligen Ohren-Klinik gehörig, wird die Phoniatrie der damaligen Tage in München hier zusammen mit ihrer „Mutterklinik", der Ohrenklinik, besprochen. 1910

Max Nadoleczny *(1874–1940)*
Amtszeit: 1910–1939
1922 Habilitation bei B. Heine in München
1923 Ablehnung eines Rufes nach Berlin
(als Nachfolger von H. Gutzmann sen.)
1940 verstorben in Zürich

Habilitierter Schüler: Josef Beck (später Ordinarius in Erlangen).

Max Nadoleczny wurde in Zürich geboren. Seine Lehrer waren R. Haug, B. Heine, Ph. Schech, alle in München, sowie G. Gradenigo in Turin, H. Gutzmann sen. in Berlin und M. E. J. Lermoyez in Paris.

Nadoleczny war für die Phoniatrie in Deutschland ein Glücksfall: Nach breiter einschlägiger Ausbildung baute er in München schrittweise seine Abteilung zu einem international in hohem fachlichen Ansehen stehenden Zentrum für Stimm- und Sprachstörungen auf.

Seine praktisch-therapeutischen Methoden und ihre Erfolge als auch die fruchtbare wissenschaftliche Produktion und intensive Lehrtätigkeit Nadoleczny's bildeten eine solide Grundlage für die weitere Entwicklung der deutschen und internationalen Phoniatrie. Nadoleczny ist einer ihrer „Stammväter". (Weitere Angaben zur Entwicklung der Phoniatrie in München siehe weiter unten.)

Nach dem Tode Bernhard Heine's (1928) wurde als sein Nachfolger Wilhelm Brünings nach München berufen (weiteres siehe unten). 1928

Schon während eines langen Krankenlagers von B. Heine hatte 1927 sein langjähriger Assistent Ludwig Haymann (1877–1962) die kommissarische Leitung der Ohren-Klinik übernehmen müssen. 1927

Haymann hatte sich 1914 habilitiert und war 1921 zum persönlichen Extraordinarius ernannt worden. Einen Ruf nach Innsbruck hat Haymann 1929 abgelehnt.

Er blieb an der Münchner Klinik, die er bis zum Amtsantritt von Wilhelm Brünings 1930 kommissarisch leitete, um sich dann ganz seiner umfangreichen otologischen Praxis zu widmen.

Der Deutschen Gesellschaft für HNO-Heilkunde, Kopf- und Hals-Chirurgie ist Haymann zudem durch seine großzügige Stiftung zur Förderung herausragender Leistungen des wissenschaftlichen Nachwuchses verbunden geblieben.

1934 Da erst unter Brünings 1934 die Otologie und die Rhino-Laryngologie in München vereinigt wurden, soll *im folgenden zunächst der rhino-laryngologische Entwicklungsweg in München* in der Zeitspanne von etwa 1900 bis 1930 nachgezeichnet werden.

Rhino-Laryngologie

Philipp Schech leitete seit 1879 in München ein Ambulatorium für Rhino-Laryngologie.

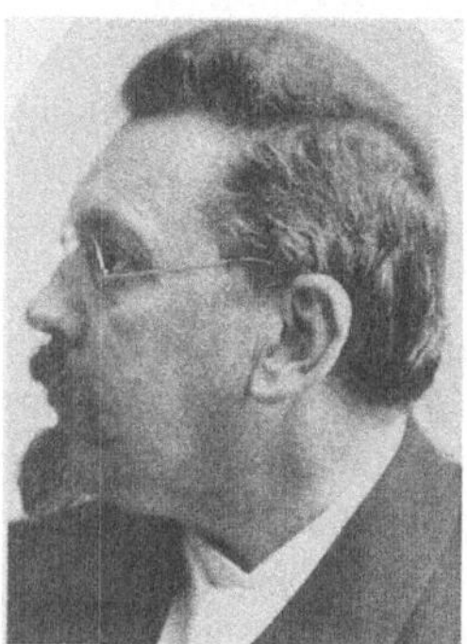

Philipp Schech *(1845–1905)*
Amtszeit: 1890–1905
1873 Habilitation in München
1890 Professur in München
1905 verstorben in München

Unter Ph. Schech habilitierter Schüler: Hans Neumayer (später Nachfolger Schechs als Ordinarius in München).

Philipp Schech wurde in Karlstadt am Main geboren. Seine Fachausbildung (als Internist) erhielt er bei H. Bamberger und C. Gerhardt, beide Internisten in Würzburg, seine Kenntnisse in Laryngologie erwarb er sich als Autodidakt.

1879 Als im Rahmen der Allgemeinen Medizinischen Poliklinik („Reisingerianum“) in München 1879 ein Ambulatorium für Hals- und Nasenkranke eingerichtet wurde, betraute man Schech mit dessen Leitung. Auch hier herrschte zunächst große Raumnot und eine unzureichende apparative und finanzielle Ausstattung, welch letztere Schech dem Ver-
1894 nehmen nach oft mit privaten Mitteln überbrückte. 1885 und 1894 brachten bauliche Erweiterungsmaßnahmen räumlich Entlastung, so daß nun auch kleinere Operationen in der Laryngologischen Poliklinik ausgeführt werden konnten. Größere Eingriffe und stationäre Behandlungen mußten in Privatkliniken erfolgen.

Die wissenschaftliche Arbeit von Schech umfaßte alle Bereiche der Rhino-Laryngologie. Neben zahlreichen Einzelpublikationen entstammten seiner Feder beliebte Lehrbücher wie z.B. sein Lehrbuch über die Erkrankungen der Mundhöhle, des Rachens und der Nase und mehrere Handbuch-Beiträge und Übersichts-Arbeiten. Zudem war er Mit-Herausgeber und Redakteur der „Monatsschrift für Ohrenheilkunde", eine scheinbare fachliche „Verirrung", die jedoch zeigt, daß bereits um die Jahrhundertwende – allem äußeren Schein zum Trotz – auch in München mehr Gemeinsames als Trennendes zwischen Otologie und Rhino-Laryngologie bestand.

Nach Schech's Tod übernahm sein Assistent Hans Neumayer die mehrmonatige kommissarische Leitung der Rhino-Laryngologischen Poliklinik, bis er 1906 mit dem Extraordinariat für Laryngologie und der definitiven Führung dieser Poliklinik betraut wurde. **1906**

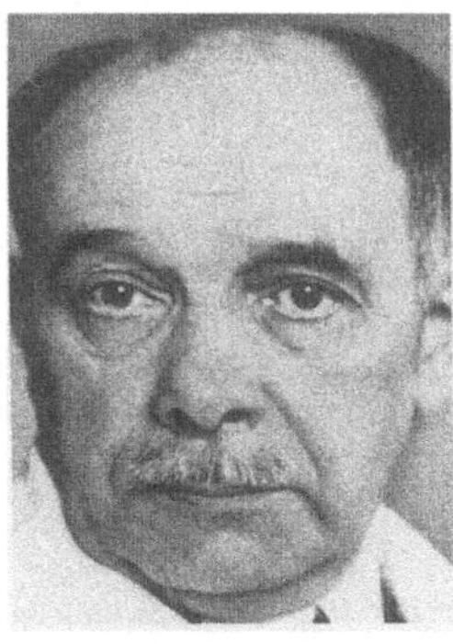

Hans Neumayer *(1865–1938)*
Amtszeit: 1906–1934
1891 Habilitation in München
1922 ord. Professur für Rhino-Laryngologie in München
1930 Erweiterung des Lehrauftrags auch für Ohrenheilkunde
1934 Emeritierung
1938 verstorben in München

Hans Neumayer war Münchner. Seine medizinischen Lehrer waren (wahrscheinlich) die Internisten F. Seitz und F. Moritz und der Rhino-Laryngologe Ph. Schech, alle in München.

H. Neumayer hatte das Glück, daß 4 Jahre nach seinem Amtsantritt der Neubau der Universitäts-Poliklinik („Allgemeine Medizinische Poliklinik") fertiggestellt war und seine Rhino-Laryngologische Abteilung dort eine wesentliche räumliche Verbesserung einschließlich der Zuteilung einiger Krankenbetten erfuhr. Schrittweise entstand unter seiner Initiative nun eine Einheit aus Klinik und Poliklinik für Hals- und Nasen-Krankheiten – die erste ihrer Art in München. **1910**

Während des 1. Weltkriegs wurde die gesamte Universitäts-Poliklinik in ein Lazarett umgewandelt, nach Kriegsende jedoch ihren ursprünglichen Bestimmungen wieder zugeführt.

Gleichzeitig mit der Otologie wurde 1922 auch die Rhino-Laryngologie in München selbständiges Prüfungsfach und damit in den Rang eines Ordinariates erhoben. **1922**

Für den weiteren Ausbau seiner Klinik hat H. Neumayer ununterbrochen gekämpft, so daß ihm bei seinem Ausscheiden rund 50 Krankenbetten zur Verfügung standen.

Das wissenschaftliche Interesse H. Neumayers erstreckte sich bevorzugt auf die Funktion der Kehlkopfmuskeln und auf die direkten diagnostischen Möglichkeiten.

Daneben hielt er auch publizistisch Kontakt zu Fragen der Inneren Medizin und zur Hygiene. Für mehrere Lehr- und Handbücher hat er Beiträge verfaßt.

Vereinigte Oto-Rhino-Laryngologie

1930 Die Nachfolge von Bernhard Heine trat 1930 Wilhelm Brünings, Ordinarius in Jena, an.

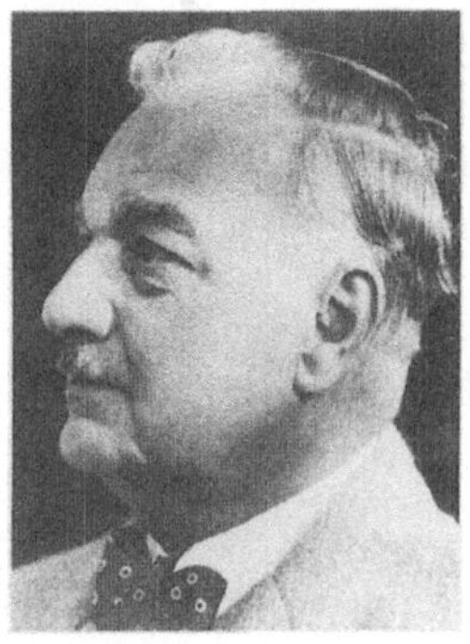

Wilhelm Brünings (1876–1958)
Amtszeit 1930–1950
1904 Habilitation für Physiologie in Zürich
1908 Habilitation für HNO bei G. Killian in Freiburg/Br.
1917 Ruf nach Greifswald
1926 Ruf nach Jena
1930 Ruf nach München
1950 Emeritierung
1958 verstorben in München

Unter W. Brünings in München habilitierte Schüler: Adolf Greifenstein (später Ordinarius in Königsberg/Ostpreussen und dann Chefarzt in Aachen); Alfred Kressner (später Ordinarius an der Technischen Universität München).

Weiterer habilitierter Mitarbeiter: Reinhard Perwitzschky (bereits in Jena bei Brünings habilitiert; später Ordinarius in Breslau).

Wilhelm Brünings wurde in Kustede/Stade geboren. Seine Lehrer waren der Physiologe Justus Gaub in Zürich sowie Gustav Killian in Freiburg und Karl Wittmaack in Jena.

Brünings war menschlich und fachlich eine außergewöhnlich vielseitige, vitale und faszinierende Persönlichkeit, außerdem ein überzeugter Junggeselle.

Als er den Ruf nach München annahm, war seine Bedingung, daß die dort vorhandenen beiden Kliniken für Otologie und für Rhino-Laryngologie zusammengeführt und von ihm geleitet würden.

Diese Vereinigung wurde 1934 nach der Emeritierung von H. Neumayer von Brünings vollzogen. Danach stand ihm eine weitläufige Klinik und Poliklinik – allerdings in 2 getrennten Gebäuden – zur Verfügung, die rund 150 Krankenbetten umfaßte. 1934

W. Brünings hatte sehr viele verschiedene Interessen- und Arbeits-Schwerpunkte, die weit über sein eigentliches Fachgebiet und auch über die Medizin im Ganzen hinausgingen. Ohne näher darauf eingehen zu können, seien Musik, Geigenbau, der Bau von Stilmöbeln und Maschinenbau genannt. Insoweit war er ein „Homo universalis". Um Hans Leicher zu zitieren: „Man konnte sich mit ihm ebenso gut über Kunst und Literatur, über Musik und Theater, über philosophische Probleme wie über den Bau von Flugzeugmotoren, Bewässerungsanlagen oder über die Sitten und Gebräuche der Brahmanen unterhalten".

Die HNO-Heilkunde verdankt ihm zahlreiche praktische Operationsinstrumente – vor allem seine Endoskope und das zugehörige, teilweise komplizierte Instrumentarium.

Wilhelm Brünings war ein außerordentlich versierter, sicherer und intuitiver Operateur und ein gewissenhafter und überzeugender Arzt, der trotz aller gedanklichen Vielseitigkeit den ständigen Kontakt zu kranken Menschen brauchte.

Wie an vielen anderen Kliniken in Deutschland brachte der 2. Weltkrieg auch für Brünings erhebliche Einschnitte in seine klinische und wissenschaftliche Arbeit, besonders auch infolge der teilweise erheblichen Zerstörung seiner Klinik durch den Bombenkrieg.

Die wissenschaftlichen Schwerpunkte von Wilhelm Brünings waren sehr weit gestreut. Nur einige Themen: Die Neurootologie und ihre Untersuchungsmethoden („Optimumstellung"), die Pathophysiologie und apparative Therapie bzw. Korrektur der Hörstörungen, die Broncho-Ösophagoskopie, pathophysiologische Phänomene bei Liquordruck-Veränderungen, der Einfluß der „Umwelt" auf den Atemtrakt, die Therapie der Kehlkopf-Tuberkulose u.a.

Eine lange Liste wissenschaftlicher Publikationen von Brünings wird angeführt von einigen Monographien: Ein Handbuch über die endoskopischen Techniken, von dem es auch Übersetzungen ins Englische, Russische und Japanische gab; ferner das mit Alfred Denker verfaßte Lehrbuch der HNO-Heilkunde, das allerdings in späteren Auflagen von

Denker und Albrecht herausgegeben wurde. Schließlich ein mit W. Albrecht veröffentlichtes Buch über die direkte Endoskopie der Luft- und Speisewege.

1950/1951 Nach der Emeritierung von W. Brünings übernahm sein Oberarzt Alfred Kressner bis zum Amtsantritt von Alexander Herrmann die kommissarische Leitung der Klinik für die Dauer von etwa 2 Jahren. (Weitere Einzelheiten zu Kressner siehe unter München, HNO-Klinik der Technischen Universität, S. 251).

1952 Den Ruf nach München nahm 1952 Alexander Herrmann, bis dahin Lehrstuhlinhaber in Mainz, an.

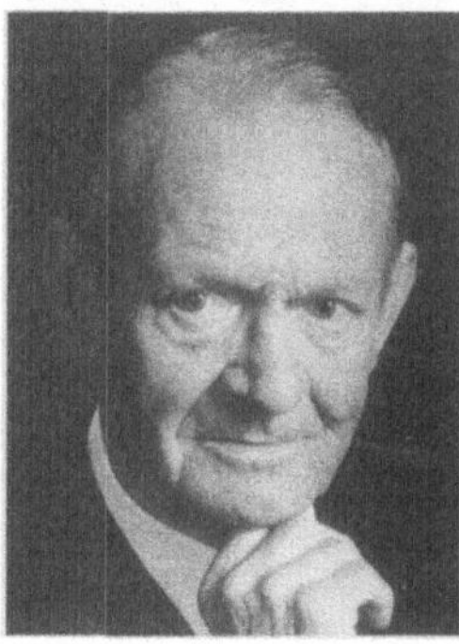

Alexander Herrmann *(1900–1981)*
Amtszeit in München: 1952–1970
1929 Habilitation bei A. Brüggemann in Gießen
1934–1939 Chefarzt der HNO-Abteilung der Städt. Krankenanstalten in Erfurt
1939 Ruf nach Greifswald
1946 Ruf nach Mainz
1952 Ruf nach München
1969 Emeritierung
1981 verstorben in München

Unter A. Herrmann in München habilitierte Schüler: Gerhard Boette; Helmuth Gastpar (später C3-Professor und Studiendekan in München); Helmuth Güttich; Wolfgang Lesoine (später Leiter der HNO-Abteilung des Bundeswehr-Krankenhauses in Koblenz und dann in München; † 1987); Ernst Loebell (später Abteilungsleiter in Bern und dann C3-Professor für Phoniatrie in Hannover); Georg Loebell (später Chefarzt im Krankenhaus St. Georg in Hamburg); Heinrich Rudert (später Ordinarius in Kiel); Lorenz Schreiner (später Chefarzt in München-Pasing); Dietmar Zühlke (später Ordinarius am Klinikum Steglitz der FU Berlin).

Weitere habilitierte Mitarbeiter: Karl Mündnich (habilitiert in Prag, später Chefarzt in Ludwigshafen und dann Ordinarius in Münster); Kurt Ungerecht (habilitiert in Heidelberg, später Leitender Oberarzt und C3-Professor an der Münchner Klinik).

Alexander Herrmann wurde in Darethen/Ostpreußen geboren. Seine Fachausbildung erhielt er bei Otto Kleinschmidt (Chirurgie) in Berlin und bei Alfred Brüggemann in Gießen.

Herrmann hatte bei seinem Amtsantritt in München noch erhebliche kriegsbedingte Behinderungen der Klinikarbeit übernommen und dementsprechend für längere Zeit die baulichen und einrichtungsmäßigen Schäden aus der Kriegszeit an der immer noch in 2 getrennten Gebäuden untergebrachten Klinik zu beseitigen. Ein ihm in Aussicht gestellter Klinik-Neubau wurde zu seiner Amtszeit nicht ausgeführt. Der sehr weit verzweigte Klinikbereich stand unter seiner Leitung deutlich unter den Gegebenheiten einer stark frequentierten und leistungsfähigen universellen Großstadt-Klinik mit einem sehr breiten operativen Spektrum.

Das Hauptgewicht der klinischen Arbeit von Alexander Herrmann lag auf dem Gebiet der Traumatologie und großen Tumor-Chirurgie sowie der Behandlung der eitrigen extra- und intrakraniellen Komplikationen im Gebiet von Kopf und Hals. Er selbst war ein sicherer, einfallsreicher und seine Mitarbeiter stimulierender Operateur und Allround-Kliniker. Sein wissenschaftliches Oeuvre umfaßte eine große Zahl von Publikationen, die sich überwiegend mit verschiedenen praktisch-klinischen Fragen und operativen Problemen im Bereich von Kopf und Hals beschäftigten. Seine operativen Erfahrungen trug er gegen Ende seiner Amtszeit zusammen in einer weit verbreiteten Monographie: „Gefahren bei Operationen an Hals, Ohr und Gesicht und die Korrektur fehlerhafter Eingriffe". Sie ist auch heute noch ein verläßlicher Ratgeber.

Herrmann war ein begeisternder akademischer Lehrer, dessen Wirkung auf seine Zuhörer, vor allem darin bestand, daß er Sachverhalte einfach und einprägsam vermitteln konnte. Seine vitale, lebensbejahende Persönlichkeit schuf – verbunden mit preußischer Knappheit und Klarheit – eine harmonische und aufmunternde Arbeitsatmosphäre und einen ansteckenden Kameradschaftsgeist in seiner Klinik. **1953**

Als Nachfolger Alexander Herrmanns erhielt 1969 Hans Heinz Naumann, zu dieser Zeit Ordinarius an der 1. HNO-Klinik der Freien Universität Berlin, den Ruf nach München. **1969**

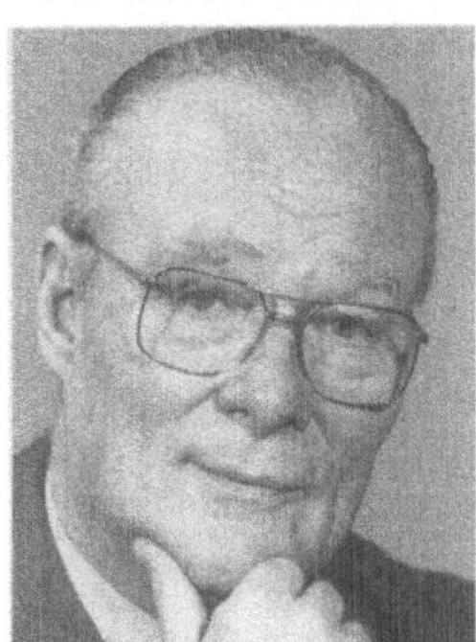

***Hans Heinz Naumann** (* 1919)*
Amtszeit in München: 1970–1986
1951 Habilitation bei Max Meyer in Würzburg
1961 Ruf an die HNO-Klinik der Freien Universität Berlin
1964 Ablehnung eines Rufes nach Heidelberg
1969 Ruf nach München
1986 Emeritierung

Unter H. H. Naumann in München habilitierte Schüler: Ahmad Ali Behbehani (später Leitender Arzt einer HNO-Abteilung in München); Ingo Herrmann (später Fachvertreter in Groningen, dann tätig in Rom); E. R. Kastenbauer (später Ordinarius am Klinikum Westend der FU Berlin und dann Ordinarius in München); Fritz Klingholz (Experimentelle Phoniatrie und Audiologie an der Münchner Klinik); Frank Martin (später Leiter der Phoniatrischen Abteilung der Klinik und dann Leitender Arzt einer HNO-Abteilung in München); Klaus Mees (später C2-Professor an der Münchner Klinik); Rüdiger Reichert; Hans Scherer (später Ordinarius am Klinikum Steglitz der FU Berlin); Karin Schorn (später C3-Professorin und Leiterin der Abtlg. für Audiologie und Pädaudiologie der Münchner Klinik); Hans Martin Theopold; Eberhard Wilmes (1993 Ablehnung eines Rufes als Ordinarius an die Fakultät Mannheim/Heidelberg; später Chefarzt in München); Thomas P. U. Wustrow (Einleitung des Habilitationsverfahren; siehe weiter unten).

Weitere habilitierte Mitarbeiter: Gerhard Boette (siehe oben); Helmuth Gastpar (siehe oben); Volker Jahnke (habilitiert in Marburg; später Chefarzt und dann Ordinarius am Klinikum Rudolf Virchow, ab 1995 an der Charité, beide in Berlin); Wolfgang Lesoine (siehe oben); Ernst Loebell (siehe oben); Manfred Münzel (später Chefarzt in Hamburg-Harburg); H. W. Naumann (habilitiert in Berlin; später Leitender Arzt einer HNO-Abteilung in München).

Nur im Forschungsbereich tätige Habilitierte: Gerd Albrecht (Biochemische Forschungsabteilung der Klinik); Karl Wolfgang Hochstraßer (Leiter der Biochemischen Forschungsabteilung der Klinik; † 1993).

Hans Heinz Naumann wurde in Berlin geboren. Eine internistische Ausbildung erhielt er bei E. Schliephake an der Medizinischen Poliklinik in Würzburg, seine Fachausbildung bei Th. Nühsmann in Straßburg und Würzburg sowie Max Meyer und H. L. Wullstein in Würzburg.

Wie schon in Berlin (siehe S. 32), stellte sich für Naumann in München eine gleiche Doppelaufgabe: Die beiden alten Klinikteile in der Pettenkoferstraße mußten zunächst baulich und einrichtungsmäßig von Grund auf an die zeitgemäßen Erfordernisse angepaßt werden. Gleichzeitig war eine neue Klinik im Klinikum Großhadern im Detail zu pla-
1978 nen und einzurichten. Sie konnte schließlich 1978 in Betrieb genommen werden – unter Beibehaltung der alten Klinik in der Pettenkoferstraße. Auf diese Weise blieb im Zentrum der Stadt eine leistungsfähige HNO-Poliklinik mit großer Operationsabteilung, einer Betten-Station (30 Betten), einer audiologischen und einer phoniatrischen Abteilung für die Bedürfnisse des Klinikums „Innenstadt" erhalten. Zugleich konnte in der Peripherie Münchens im neuen Klinikum „Großhadern" eine auf interdisziplinäre Kooperation und Forschungsarbeit ein- und ausge-

richtete Klinik (mit rund 120 Betten) und Poliklinik mit allen wünschenswerten diagnostischen und therapeutischen Möglichkeiten ihre Arbeit aufnehmen.

Die wissenschaftliche Arbeit von H. H. Naumann erstreckte sich auf verschiedene Hauptthemen, etwa die Mikrozirkulation in Innenohr und Nasenschleimhaut, intravitalmikroskopisch-experimentelle Forschung und Experimentalfilme zur Physiologie und Pathophysiologie der oberen Luftwege; des weiteren die Pathophysiologie der lymphoepithelialen Organe u.a. Die Einrichtung einer biochemischen Forschungsabteilung diente vorwiegend der Aufklärung der Zusammensetzung und Enzymatologie der Sekrete der Schleimhäute, der Auffindung klinischer Nachweismethoden von Immunglobulinen und weiteren Bestandteilen des Nasen-Sekretes und anderer Körperflüssigkeiten.

Die Thematik seiner Publikationen verschob sich im Laufe der Jahre mehr zu klinischen und operativen Fragen. Dazu gehörten zahlreiche Referate vor nationalen und internationalen Gremien sowie Handbuch- und Atlas-Beiträge. Ein von ihm herausgegebenes 4bändiges Operations-Manual „Kopf- und Hals-Chirurgie" mit Ausgaben auch in Englisch und Italienisch erfuhr eine weite Verbreitung. Eine 2. Auflage begann 1995 zu erscheinen. Zusammen mit W. Becker und C. R. Pfaltz schrieb er ein Lehrbuch für Studenten, das – teilweise in mehreren Auflagen – in 6 Sprachen übersetzt wurde. Dazu kommt eine HNO-Differentialdiagnostik und die Gesamt-Herausgeberschaft der dreibändigen „Oto-Rhino-Laryngologie in Klinik und Praxis". – H. H. Naumann ist Mitherausgeber und war turnusmäßig Schriftleiter der Zeitschrift „Laryngo-, Rhino-, Otologie".

Nach der Emeritierung von H. H. Naumann übernahm Ernst Rudolf Kastenbauer, bis dahin Ordinarius am Klinikum Westend der FU Berlin, die Leitung der Münchner Univ.-Klinik. **1986**

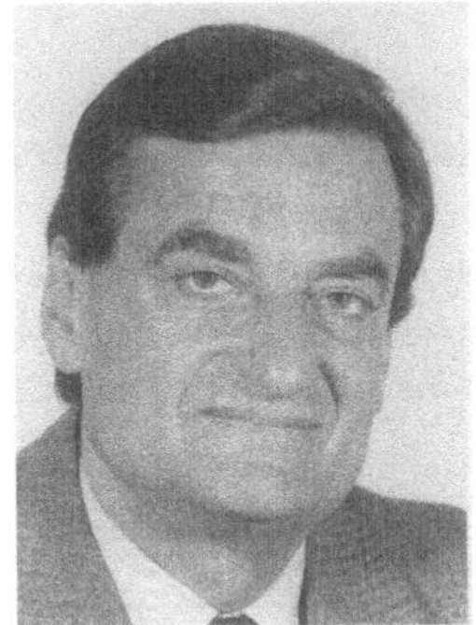

Ernst Rudolf Kastenbauer *(* 1937)*
Beginn der Münchner Amtszeit: 1986
1972 Habilitation bei H. H. Naumann in München
1979 Ruf auf das Ordinariat am Klinikum Westend der FU Berlin
1985 Ruf nach München

Unter E. R. Kastenbauer in München habilitierte Schüler: Jesus Bujia; Jens Feyh; Gerhard Grevers; Wolfgang Issing; Stefan Holtmann; Gerd Rasp; Volker Schilling; Thomas P. U. Wustrow (Abschluß d. Habilitation; siehe oben).

Weitere habilitierte Mitarbeiter: Helmuth Gastpar (siehe oben); Fritz Klingholz (siehe oben); Klaus Mees (siehe oben); Karin Schorn (siehe oben); Eberhard Wilmes (siehe oben).

Ausschließlich im Forschungsbereich: Gerd Albrecht (siehe oben); Karl Wolfgang Hochstraßer (siehe oben); Wolfgang Gebhard und Viktor Reimann (Biochemisches Forschungslabor).

E. Kastenbauer wurde in Landsberg geboren. Seine Fachausbildung erhielt er bei A. Herrmann und H. H. Naumann in München.

Unter Kastenbauer wird das Prinzip der Klinik, das gesamte Fachgebiet in allen Teilbereichen auf aktuellem Stand zu vertreten, beibehalten. Schwerpunkte sind die Chirurgie der Schädelbasis und die Mikrochirurgie. Neu etabliert wurde die Einpflanzung von Cochlear-Implants bei gehörlosen Patienten sowie deren Rehabilitation. Als spezielles Interessengebiet Kastenbauers ist zusätzlich die plastische und wiederherstellende Chirurgie im Kopf-Hals-Bereich zu nennen.

Experimentell-wissenschaftlich wird in der Klinik auf dem Gebiet der Onkologie, der Entzündungsforschung, der Cholesteatomforschung, der Transplantations-Immunologie und der Immunhistochemie an den Schleimhäuten des Fachgebietes gearbeitet.

Klinische *und* experimentelle neue Schwerpunkte der Klinik sind die photodynamische Therapie von Haut- und Schleimhaut-Tumoren, der Ausbau der Laser-Chirurgie im gesamten Fachgebiet, die Lithotripsie von Speichelsteinen, die Implantation von Wall-Stents bei Trachealstenosen sowie die Allergologie.

E. R. Kastenbauer ist Mitherausgeber und Kapitel-Autor eines Bandes der 3bändigen „Oto-Rhino-Laryngologie in Klinik und Praxis", die in zeitgerechtem Rahmen die Nachfolge der früheren Handbücher antrat. Außerdem ist er Band-Herausgeber und Kapitel-Autor bei der 2. Auflage des dreibändigen, in deutscher und in englischer Version erscheinenden Operations-Manuals „Kopf- und Hals-Chirurgie".

Er ist auch Mit-Herausgeber und turnusmäßig Schriftleiter der Zeitschrift „Laryngo-, Rhino-Otologie".

Der gegenwärtige Bettenbestand der beiden Klinikteile umfaßt 120 + 29 Betten, die Zahl der ärztlichen und sonstigen akademischen Mitarbeiter beträgt 50.

Phoniatrie

Eine Abteilung für Stimm- und Sprachheilkunde war bereits unter A. Herrmann in der Pettenkoferstraße wieder eingerichtet worden (siehe auch S. 237 unter Nadoleczny). Deren fachliche Leitung hatte zunächst bis 1971 Ernst Loebell (siehe unter Hannover).

1970 konnte dieser Abteilung eine staatlich anerkannte Logopäden-Schule mit 45 Schülern angegliedert werden. Nach dem Weggang Loebells nach Bern leitete Gabriele Full-Scharrer, nach deren Pensionierung 1988 1970

> **Frank Martin** (* 1943),
> habilitiert 1981 bei H. H. Naumann in München,

die phoniatrische Abteilung und die Logopäden-Lehranstalt der Klinik. Nach dem Ausscheiden Martins wurde seit 1990 Ilona Nejedlo die kommissarische Leitung der Abteilung übertragen.

(N)

Literatur:

Beck J (1963) Ludwig Haymann zum Gedächtnis. Laryng Rhinol Otol 42:237
Beck J (1939) Hans Neumayer zum Gedächtnis. Arch Ohr usw Heilk 146:1
Frenzel H (1956) Wilhelm Brünings 80 Jahre alt. Laryng Rhinol Otol 35:151
Gosepath HJ (1957) Die Geschichte der Hals-Nasen-Ohren-Heilkunde in München. Dissertation, Universität München
Greifenstein A (1936) Wilhelm Brüningss zum 60. Geburtstag. Arch Ohr usw Heilk 141:1
Herzog H (1958) Bernhard Heine zum Gedächtnis. Z Hals-Nasen-Ohren-Heilk 22:229
Kastenbauer ER, Persönliche Mitteilungen
Kressner A (1958) In memoriam Wilhelm Brünings. HNO 7:255
Kressner A (1976) Zur 100. Wiederkehr des Geburtstags von W. Brünings. HNO-Informationen. Heft 2:49
Leicher H (1959) Wilhelm Brünings zum Gedächtnis. Laryng Rhinol Otol 38:68
Naumann, HH (1985) Zur Entstehung der HNO-Klinik und Poliklinik der LMU München. HNO-Informationen 2:9
Siebenmann F (1908) Hofrat Dr. Friedrich Bezold. Z Ohrenheilk 57:1

München

Technische Universität München

Hals-Nasen-Ohren-Klinik und Poliklinik

Eine 2. Medizinische Fakultät wurde 1967 in München gegründet und an die Technische Universität München angegliedert. **1967**

Im Zusammenhang damit wurde die 1957 neu eingerichtete HNO-Abteilung im Städtischen Krankenhaus „Rechts der Isar", die Alfred Kressner neben seiner Praxis in der Stadt leitete, vom Bayerischen Staat zur HNO-Klinik der Medizinischen Fakultät der TU München bestimmt.

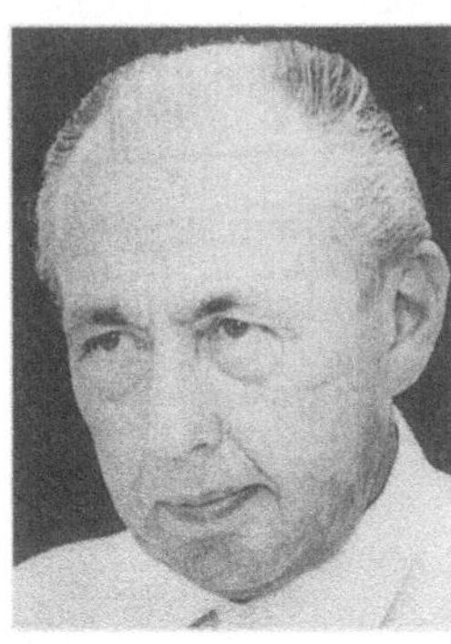

Alfred Kressner *(1911–1989)*
Amtszeit: 1967–1978
1947 Habilitation bei W. Brünings in München
1967 Ernennung zum Fachvertreter an der Medizinischen Fakultät der Technischen Universität in München
1978 Emeritierung
1989 verstorben in München

Unter A. Kressner habilitierte Schüler und/oder Mitarbeiter: Heine Chüden; Hans J. Kornmesser; Melchior Westhues (später Chefarzt in Starnberg).

Alfred Kressner stammte aus Bielefeld. Seine Fachausbildung erhielt er bei Wilhelm Brünings in München. Nach dessen Ausscheiden aus dem Amt war er von 1950–1952 kommissarischer Leiter der Münchner Univ.-HNO-Klinik. Kressner ließ sich dann in eigener Praxis in München nieder und übernahm 1955 zusätzlich die allmählich entstehende HNO-Abteilung im Städtischen Krankenhaus „Rechts der Isar".

Als ausgezeichneter und origineller Operateur vertrat er das gesamte Fach; in seinen Publikationen befaßte er sich bevorzugt mit laryngologischen und traumatologischen Themen, wobei die tumorchirurgische und die funktionsverbessernde Kehlkopf-Chirurgie im Vordergrund standen. Ein weiterer Schwerpunkt war das Grenzgebiet zur Zahn-, Mund- und Kiefer-Heilkunde.

Alfred Kressner hatte am Wiederaufbau und der Weiterentwicklung der akademischen Einrichtungen für die HNO-Heilkunde in München nach dem 2. Weltkrieg einen wichtigen Anteil.

1978/1979 Nach der aus persönlichen Gründen beantragten vorzeitigen Emeritierung von Kessner wurde die Klinik von 1978–1979 von dem Oberarzt H.-J. Kornmesser kommissarisch geleitet. Als neuer Klinikdirektor wurde Werner Schwab, damals Ordinarius in Berlin-Westend, berufen. Er übernahm Mitte 1979 seine neue Funktion in München.

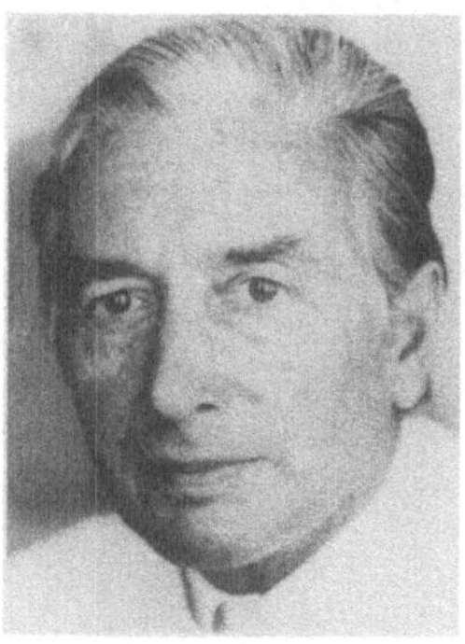

***Werner Schwab** (* 1922)*
Amtszeit in München: 1979–1991
1954 Habilitation bei W. Kindler in Heidelberg
1968 Ruf auf den Lehrstuhl Berlin-Charlottenburg der FU Berlin
1979 Ruf auf den Lehrstuhl an der Medizinischen Fakultät der TU München
1991 Emeritierung
(Weitere Einzelheiten zu Schwab siehe West-Berlin, Seite 36)

Unter W. Schwab in München habilitierte Schüler: Karl-F. Hamann; Werner L. Mang.

Weitere habilitierte Mitarbeiter: Heine Chüden (siehe oben); Gerhard Böhme (habilitiert in Leipzig; Freier Mitarbeiter für Phoniatrie; siehe unten).

Werner Schwab wurde in Hanau geboren. Seine Fachausbildung erhielt er in Heidelberg bei A. Seiffert und W. Kindler.

Unter seiner Initiative entstand in München im Universitäts-Klinikum „Rechts der Isar“ ein leistungsfähiges Forschungslaboratorium der Sinnesfunktionsdiagnostik. Die Mitarbeiter für diese Arbeitseinheit hatte er aus seiner Klinik in Berlin mitgebracht.

Der Hauptakzent seiner klinischen Arbeit lag auf dem Gebiet der Onkologie (Kooperation mit der Radiologie, z.B. bei der Spaltneutronen-Therapie, der Afterloading-Technik) und andererseits der Tumordokumentation.

Die Publikationen Schwabs behandeln verschiedene klinische Themen. Hierzu gehören Buchbeiträge zur TNM-Klassifizierung/UICC im Kopf-Hals-Bereich und zur Krebsnachsorge, die Monographie „Praxis der Krebsbehandlung in der ORL“ sowie eine Operationslehre.

Hatte er in Berlin die Aufgabe gehabt, ein neu zu errichtendes Gebäude für eine sog. Kopfklinik an die Bedürfnisse einer Universitätsklinik anzupassen und in Betrieb zu nehmen, erwartete ihn in München die Renovierung der inzwischen veralteten Klinikräume einschließlich des Ausbaus der Diagnostik-Einheiten, der OP-Abteilung und der Sanierung der Bettenstationen (65 Betten). Im Rahmen der Poliklinik wurde auch eine phoniatrische Arbeits-Einheit eingerichtet (siehe unten). Es entstand so eine Klinik, die den aktuellen Anforderungen des gesamten Fachgebietes voll entsprechen konnte.

Nach der Emeritierung von W. Schwab Ende 1991 wurde Wolfgang Arnold, bislang Chefarzt in Luzern, zu seinem Nachfolger im Amt berufen. **1992**

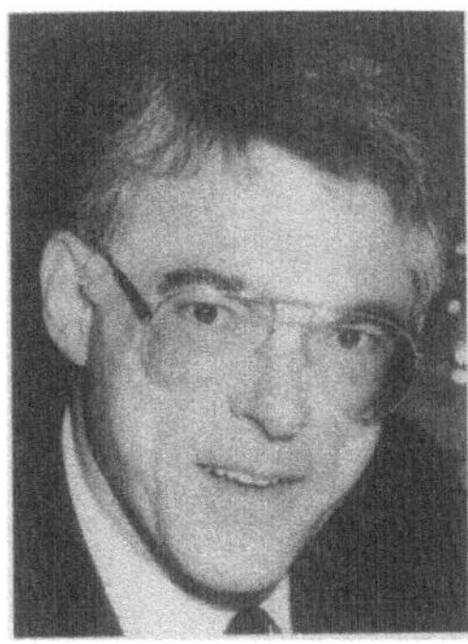

Wolfgang Arnold *(* 1941)*
Amtszeit ab 1992
1973 Habilitation bei K. H. Vosteen in Frankfurt/M.
1981–1991 Chefarzt am Kantonhospital in Luzern
1987 Ablehnung eines Rufes nach Heidelberg
1989 Ablehnung einer Berufung als Abteilungsleiter für Allgemeine HNO-Heilkunde an der Klinik Göttingen
1991 Ruf auf den Lehrstuhl an der Technischen Universität München

Unter W. Arnold in München habilitierte Schüler und/oder Mitarbeiter: Thomas Janssen (Experimentelle Audiologie); Kerstin Lamm; Viktor Bonkowski (später Oberarzt an der Univ.-HNO-Klinik Regensburg). Weitere habilitierte Mitarbeiter: Karl-F. Hamann (siehe oben); Reinhardt Kau (habilitiert in Düsseldorf); Anton Kollàr (habilitiert in Brünn; Leiter der klinischen Audiologie [1992–95]).

Wolfgang Arnold wurde in München geboren. Seine Fachausbildung erhielt er unter K. H. Vosteen in Frankfurt/M. und in Düsseldorf.

Nach Arnolds Amtsantritt konnte die Modernisierung der Klinik fortgeführt und durch die Einrichtung von 4 Forschungslaboratorien (Innenohrphysiologie, Morphologie, Immunologie, Elektronenmikroskopie) ergänzt werden.

Klinische Schwerpunkte Arnolds sind bisher die Ohrchirurgie einschließlich der Cochlear-Implant-Einpflanzung und -Rehabilitation sowie die fachbezogene Tumor- und Schädelbasischirurgie, ferner die experimentelle und klinische Audiologie.

Seine wissenschaftlichen Hauptgewichte liegen bei der Morphologie, Molekularbiologie, Pathophysiologie und Pharmakologie des Innen- und Mittelohres und bei der Rezeptor-Molekularbiologie neuroendokriner Tumoren.

Referate über das Lymphsystem des Ohres, die Physiologie des Innenohres und die Reaktionsformen der Mittelohr-Schleimhaut haben W. Arnold zum Autor. Dazu kommen die Co-Edition und Kapitelbearbeitung bei einem Atlas (Diseases of the Head and Neck) und bei einer „Checkliste HNO", ferner eine Monographie über die Physiologie der Ohrtrompete sowie ein weiteres Buch „Pathology of the Ear" (zusammen mit J. Friedmann). Arnold ist auch geschäftsführender Herausgeber der Serie „Advances in ORL" sowie Mitbegründer der „ORL-NOVA".

Die Bettenzahl der Klinik beträgt 65. Die Zahl der ärztlichen und sonstigen akademischen Mitarbeiter beläuft sich auf 26.

Phoniatrie

Eine phoniatrische Sprechstunde wurde 1982 von W. Schwab eingerichtet und zunächst von der phoniatrisch vorgebildeten Assistentin K. Joussen abgehalten. Seit 1987 wird diese Ambulanz von dem als Freier Mitarbeiter an der Klinik tätigen Phoniater

Gerhard Böhme
(von Leipzig umhabilitiert und apl. Professor)

fachärztlich versorgt. Später kam die Assistentin Eva Bünte-Waggershausen hinzu. Über einen Kooperationsvertrag zwischen dem Klinikum der Technischen Universität und einer privaten Unternehmensgruppe hat seit kurzem eine 2. Logopäden-Lehranstalt in München ihre Arbeit aufgenommen.

(N)

Literatur:

Arnold W, Persönliche Mitteilungen
Kornmesser H (1990) Nachruf auf Alfred Kressner. HNO-Informationen Heft 4:56
Schwab W, Persönliche Mitteilungen

Münster

Westfälische Wilhelms-Universität Münster

Klinik und Poliklinik für Hals-, Nasen- und Ohrenheilkunde

Eine Universität Münster war 1780 gegründet, 1818 jedoch wieder aufgelöst worden. 1902 wurde die theologisch-philosophische Akademie zu Münster dann wieder Universität – zunächst ohne klinische Einrichtungen. Die Bauarbeiten für ein Klinikum wurden zwar 1915 begonnen, durch den 1. Weltkrieg jedoch unterbrochen. **Vor 1924/1925**

Erst 1924 wurde die Medizinische Fakultät Münster gegründet. **1924**

Der erste akademische Fachvertreter für HNO-Krankheiten in Münster wurde Hermann Marx.

Hermann Marx *(1877–1953)*
Amtszeit in Münster 1924–1928
1909 Habilitation bei W. Kümmel in Heidelberg
1924 Ruf nach Münster
1928 Ruf nach Würzburg
(Weitere Details zur Person und Foto siehe unter Würzburg, Seite 287)

Habilitierter Mitarbeiter in Münster: Karl Hellmann (?).

Vermutlich wegen der stark verzögerten Errichtung einer voll leistungsfähigen HNO-Klinik in Münster nahm Marx 1928 einen Ruf auf den Lehrstuhl in Würzburg an.

Neuer Fachvertreter in Münster wurde 1928 der Ordinarius in Innsbruck, Heinrich Herzog. **1928**

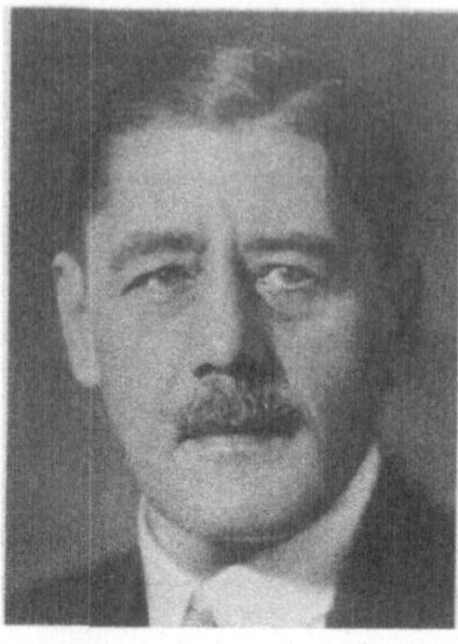

Heinrich Herzog *(1875–1938)*
Amtszeit 1928–1937
1907 Habilitation bei F. Bezold in München
1916 Ruf nach Innsbruck
1928 Ruf nach Münster
1937 Emeritierung
1938 in Münster verstorben

Unter Herzog in Münster habilitierte Schüler und/oder Mitarbeiter: Wilhelm Berger (später Ordinarius in Königsberg); E. Knapp.

Heinrich Herzog stammte aus Pfaffenburg in Bayern. Seine Lehrer im Fach waren Friedrich Bezold und Bernhard Heine in München. Heinrich Herzog war bereits 12 Jahre Vertreter des Faches in Innsbruck, als er den Ruf nach Münster erhielt. Für die Annahme mag entscheidend gewesen sein, daß Münster ihm offenbar deutlich bessere Arbeitsmöglichkeiten als Innsbruck bieten konnte.

Auf experimentell-forschendem Gebiet, dem seine Vorliebe galt, befaßte sich Heinrich Herzog mit physiologischen und morphologischen Fragen, so etwa mit der „experimentellen Labyrinthitis" oder der Entstehung der Otolithen. Auf dem Gebiet der angewandten klinischen Forschung interessierten ihn besonders die Funktionsprüfungen des Ohres, die retrobuläre Neuritis des N. opticus und die Recurrenslähmung. Die endonasalen Operationen an den Nasen-Nebenhöhlen im Sinne von Halle und Hajek wurden von Herzog in Münster etabliert.

1937/1938 Bis zur Bestimmung eines Nachfolgers leitete Siegfried Unterberger, Oberarzt der Klinik von J. Zange in Jena, die Klinik in Münster.

1938 Die Nachfolge Heinrich Herzogs trat 1938 Helmut Loebell, bis dahin Oberarzt in Marburg, an.

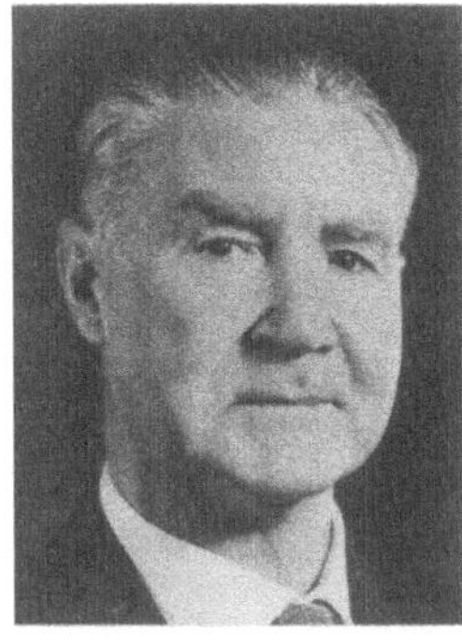

***Helmut Loebell** (1894–1964)*
Amtszeit 1938–1962
1926 Habilitation bei W. Uffenorde in Marburg
1938 Ruf nach Münster
1962 Emeritierung
1964 in Münster verstorben

Unter H. Loebell habilitierte Schüler und/oder Mitarbeiter: Walter Eckel (später Chefarzt in Dortmund); Hugo Eickhoff (später Ordinarius in Aachen); Reinhard Hütteroth; Eckhard Nessel (später zeitweise Leiter der phoniatrischen Abteilung an der Klinik in Münster).

Helmut Loebell stammte aus Gerdauen in Ostpreußen. Seine Lehrer im Fach waren Julius Hegener in Hamburg und Walther Uffenorde in Marburg.

Während Helmut Loebells langer Amtszeit nahm die Klinik insgesamt einen steilen Aufschwung. Während des bald nach Amtsantritt ausbrechenden 2. Weltkrieges kam es zwar zunächst zu beträchtlichen Verzögerungen und Hindernissen für den geplanten Ausbau. Die Klinik mußte nach Bad Salzuflen ausgelagert werden und konnte erst 1945 wieder in die alten, wiederhergestellten Gebäude in der Chirurgischen Klinik nach Münster zurückkehren. Da die vorhandene räumliche Unterbringung ungenügend war, begann nach Kriegsende unter maßgeblicher Beteiligung von Loebell die Planung für den großzügigen Bau einer eigenen HNO-Klinik. 1959 konnte der stattliche und funktionell 1959
sehr modern konzipierte Neubau bezogen werden. Nicht einmal eine individuelle Klimatisation der einzelnen Krankenzimmer fehlte. Von Loebell wurde auch eine phoniatrische Abteilung eingerichtet (siehe unten).

Die wissenschaftlichen Schwerpunkte Loebells bezogen sich auf so unterschiedliche Gebiete wie die Labyrinth-Histopathologie, die Phoniatrie und das Grenzgebiet zwischen HNO-Heilkunde und Zahnheilkunde. Loebell unterhielt darüber hinaus – teilweise induziert durch seinen Einsatz für die Phoniatrie – einen engen Kontakt auch zu anderen Fächern wie Neurologie, Psychiatrie, Psychologie, aber auch Heilpädagogik.

Ein weiteres, von ihm initiiertes Novum war die Einrichtung eines regionalen „Audiologischen Zentrums" zur Früherkennung von Hörstörungen bei Kindern und deren Rehabilitation.

Aus seinem umfangreichen Schrifttum seien lediglich erwähnt seine Monographie (zusammen mit Johannes Koch, Essen) über Fragen der Begutachtung im HNO-Gebiet und sein in vielen Auflagen erschienenes Lehrbuch „HNO-Heilkunde für Zahnmediziner".

1962 Nach der Emeritierung von H. Loebell erhielt 1962 Karl Mündnich den Ruf nach Münster.

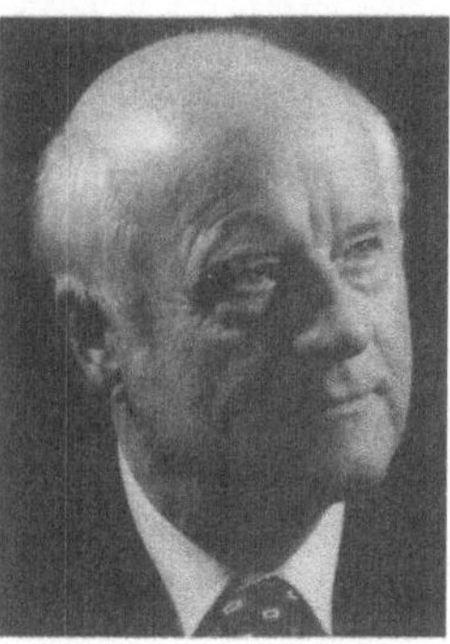

***Karl Rudolf Mündnich** (1908–1993)*
Amtszeit 1962–1976
1939 Habilitation bei K. Amersbach in Prag
1960 bis 1962 Chefarzt in Ludwigshafen
1962 Ruf nach Münster
1976 Emeritierung
1993 verstorben in Münster

Unter Karl Mündnich habilitierte Schüler und/oder Mitarbeiter: Manfried Hoke (später Abtlg. f. experimentelle Audiologie; 1986 selbständige Abteilung an der Klinik); Walter Kumpf (später Leiter der klinischen Audiologie der Klinik); Herrmann Kraus; Klaus Terrahe (später Chefarzt am Katharinen-Hospital in Stuttgart).

Weitere habilitierte Mitarbeiter: Hans Bauer (siehe unten); Walter Eckel (siehe oben); Eckhard Nessel (siehe oben); Dietmar Zühlke (habilitiert in München; später Lehrstuhlinhaber am Klinikum Steglitz der FU Berlin).

Karl Mündnich wurde in Dunkeltal im Riesengebirge geboren. Seine Lehrer im Fach waren K. Amersbach in Prag und A. Herrmann in München. Studienaufenthalte bei Wittmaack in Hamburg und Holmgren in Stockholm gaben ihm Gelegenheit, sich spezielles Zusatzwissen zu erwerben.

Nach dem 2. Weltkrieg und der Vertreibung aus Prag hatte sich Mündnich zunächst als Praktiker in Steyr niedergelassen. Nach dem Wechsel A. Herrmanns nach München leitete Mündnich zunächst kommissarisch (1952/53) die Mainzer Klinik, um dann Herrmann als Oberarzt nach München zu folgen. Von dort ging er als Chefarzt nach Ludwigshafen, um dann den Lehrstuhl in Münster zu übernehmen.

Im Bereich seiner Klinik sorgte K. Mündnich für wichtige Verbesserungen und Erweiterungen: Die von H. Loebell begründete Abteilung für

Stimm- und Sprachstörungen wurde mit dem Audiologischen Zentrum vereinigt und zu einer selbständigen Abteilung gemacht. Mit der Leitung wurde H. Bauer (siehe unten) betraut. Ebenso wurde eine leistungsfähige Abteilung für experimentelle Audiologie (Leiter M. Hoke) integriert.

Karl Mündnichs Haupt-Interessengebiet war auch in Münster das weite Feld der operativen Therapie. Während der Phase der Ausdehnung des Faches nach dem 2. Weltkrieg gehörte er zu den aktivsten Vertretern der These, daß das Fach der HNO-Heilkunde am Operationstisch zu verteidigen sei. So gab er der „großen" Tumorchirurgie wesentliche Impulse, erweiterte Indikationen, verbesserte viele Techniken und dehnte deutlich die Grenzen des Fachgebietes aus – sei es im Bereich der operativen Onkologie, der Wiederherstellungs-Chirurgie oder der funktionellen Chirurgie. Mit seinem Namen sind die Beatmungs-Bronchoskopie und das Notfallbronchoskop ebenso verbunden wie die Entwicklung oder methodische Verbesserung laryngologischer mikro- und makro-chirurgischer funktionsschonender Operationsmethoden. Der Ausbau der Tomographie im Ohrbereich war Gegenstand einer mit Kurt Walter Frey herausgegebenen Monographie. Eine spezielle operative Aufgabe, nämlich die plastische und funktionelle Rehabilitations-Chirurgie bei Ohrmißbildungen erhielt von ihm und seinen Mitarbeitern wesentliche Impulse. In einer Monographie legte er seine Erfahrungen mit den plastischen Operationen im Fachgebiet (zusammen mit A. Serçer) nieder. Auch mehrere umfassende Beiträge zu Handbüchern und Operationslehren stammen aus Mündnichs Feder.

Nach der Emeritierung von K. Mündnich wurde Harald Feldmann als 1976
Nachfolger im Amt berufen.

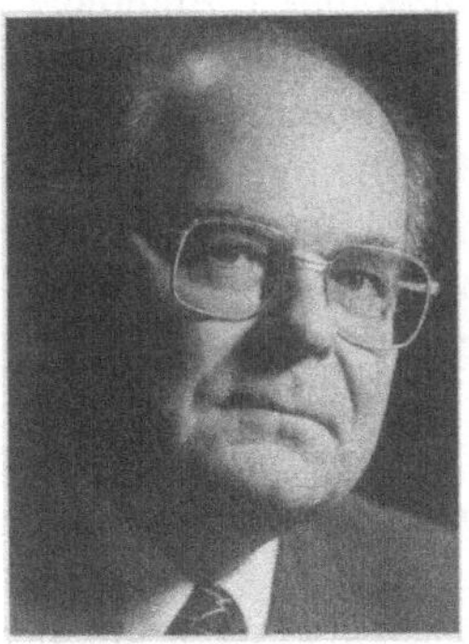

***Harald Feldmann** (* 1926)*
Amtszeit 1976–1991
1963 Habilitation bei W. Kindler in Heidelberg
1976 Ruf nach Münster
1991 Emeritierung

Unter H. Feldmann habilitierte Schüler und/oder Mitarbeiter: Thomas Deitmer; Karl-Bernd Hüttenbrink (später Ordinarius in Dresden); Wilfried Richrath; Wolfgang Stoll (später Ordinarius in Münster und Nachfolger Feldmanns).

Weitere habilitierte Mitarbeiter: Manfried Hoke (siehe oben); Hermann Kraus (siehe oben); Walter Kumpf (siehe oben); Eckhard Nessel (siehe oben).

Harald Feldmann stammt aus Weferlingen in der Altmark. Seine Lehrer im Fach waren W. Kindler und H.-G. Boenninghaus in Heidelberg.

1978–1981 In der Klinik wurden unter H. Feldmann umfassende Baumaßnahmen (u.a. die komplette Erneuerung des Op.-Traktes und aller Krankenstationen; Einrichtung einer Archivanlage) durchgeführt. In einem großzügigen Anbau, dessen Planung noch auf Mündnich zurückging, ließen sich in 3 Stockwerken nun unterbringen die klinische Audiologie und Neurootologie, die experimentelle Audiologie samt Labors und Werkstätten sowie die Abteilung für Stimm- und Sprachstörungen mit der Lehranstalt für Logopäden (siehe unten).

Im Rahmen der Umstrukturierung der Medizinischen Einrichtungen
1986 wurde 1986 die Abteilung für experimentelle Audiologie verselbständigt
und umbenannt in „Institut für experimentelle Audiologie". Zu seinem Leiter wurde Manfried Hoke ernannt. Das Institut ist im räumlichen Zusammenhang mit der Klinik untergebracht und beschäftigt zahlreiche, hauptsächlich aus Drittmitteln finanzierte wissenschaftliche Mitarbeiter.

Für eine Forschergruppe „Biomagnetismus und Biosignalanalyse"
1990/91 (begründet von Hoke und Feldmann) wurde 1990/91 eigens ein weiterer
Neubau errichtet.

Harald Feldmanns Hauptarbeitsgebiete waren die klinische Audiologie, die Begutachtung (Monographie: „Das Gutachten des HNO-Arztes", in mehreren Auflagen), die Erforschung des Tinnitus (Monographie: „Tinnitus") und die Geschichte der Medizin, speziell die Entwicklung der Hörprüfmethoden. Auf dem operativen Sektor gab er für die Erleichterung der osteoplastischen Techniken am Ohr und an den Nasen-Nebenhöhlen eine elektrische Mikrostichsäge an. Neben zahlreichen Einzelpublikationen, die sich mit verschiedenen Themen des Faches – darunter auch medizinhistorischen – befaßten, stammen aus der Feder Feldmanns mehrere Handbuchartikel in allen drei Auflagen des im Thieme-Verlag erschienenen Handbuchs sowie eine Monographie über die Geschichte der Hörprüfmethoden und ein Buch über die Klinik der HNO-Notfälle, das derzeit in der 2. Auflage und einer japanischen Ausgabe vorliegt. Feldmann ist Mitherausgeber der Laryngo-, Rhino-, Otologie und war für mehrere Jahre auch deren verantwortlicher Schriftleiter.

Ein weiteres Verdienst Feldmanns um das Fach besteht in der Realisierung einer stattlichen Sammlung historischer HNO-ärztlicher Instrumente, die von ihm 1991 der Obhut des Deutschen Medizinhistorischen Museums in Ingolstadt übergeben wurde.

Nach der Emeritierung von H. Feldmann erhielt sein ehemaliger Oberarzt Wolfgang Stoll, der seit 1988 die Klinik in Essen interimistisch geleitet hatte und dann unter K. Jahnke dort noch einige Zeit als Oberarzt geblieben war, den Ruf auf den vakanten Lehrstuhl. **1991**

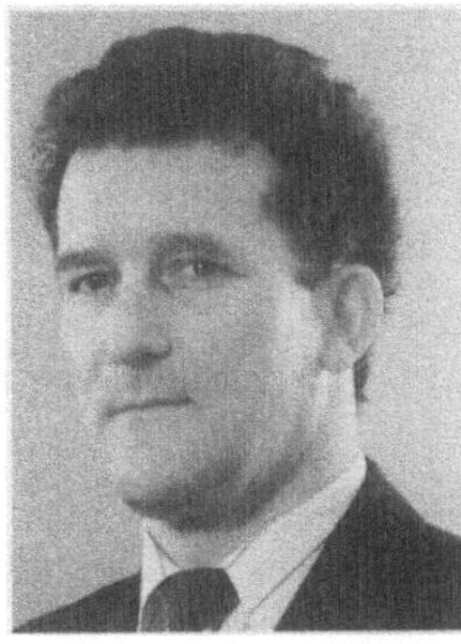

Wolfgang Stoll *(* 1947)*
Beginn der Amtszeit 1991
1981 Habilitation bei H. Feldmann in Münster
1988/89 kommissarische Leitung der vakanten Klinik in Essen
1991 Ruf nach Münster

Habilitierte Mitarbeiter: Thomas Deitmer (siehe oben); Karl-Bernd Hüttenbrink (siehe oben); Walter Kumpf (siehe oben).

W. Stoll ist in Gettenau (Hessen) geboren. Seine Lehrer waren H.-G. Boenninghaus in Heidelberg und H. Feldmann in Münster.

Hauptarbeitsgebiete Wolfgang Stolls sind die Vestibularisforschung, die Begutachtung vestibulärer Störungen und die Rhinochirurgie. Neben der Einführung der Cochlear-Implant-Technik – vor allem bei prä- und postlingual ertaubten Kindern eingesetzt – und einer Intensivierung der Orbita-Chirurgie in Zusammenarbeit mit der Augenklinik wurde von Stoll der Einsatz der Laserchirurgie im Kehlkopfbereich weiter entwickelt.

Stoll ist Verfasser einer Monographie über Schwindel und Gleichgewichtsstörungen sowie Herausgeber einer Abhandlung über Schwindel und schwindelbegleitende Symptome. Seine Einzelpublikationen und Buchbeiträge beziehen sich auf ein breites Spektrum klinischer Themen.

Nach einer zweijährigen Umbauphase zur Modernisierung des stationären Bereichs wurde die alte Bettenzahl von 80 wieder erreicht. Die Zahl der ärztlichen und sonstigen akademischen Mitarbeiter beträgt 21.

Phoniatrie

Im Verbund mit der HNO-Kernklinik wurde die aus der von H. Loebell begründeten Abteilung für Stimm- und Sprachstörungen und dem Audiologischen Zentrum entstandene Phoniatrische Abteilung in den
1975 Rang eines Lehrstuhls für „Phoniatrie und Pädaudiologie" erhoben. Als Leiter wurde 1975 berufen

Hans Bauer (* 1926)
1963 Habilitation bei W. Kindler in Heidelberg
1991 Emeritierung

Besondere Arbeitsgebiete von ihm waren die hormonell bedingten Stimmstörungen sowie die Ätiopathogenese funktioneller Stimmstörungen unter psychosomatischen Aspekten, das offene Näseln, ferner die auditiven Wahrnehmungsstörungen. Der Poliklinik für Phoniatrie und Pädaudiologie wurde eine Logopädenschule (45 Schüler) unter Bauers Leitung angegliedert.

1991 Als Nachfolgerin von H. Bauer übernahm 1991

Antoinette Lamprecht-Dinnesen,
habilitiert 1988 in Düsseldorf bei Vosteen,

die Leitung der Phoniatrie und Pädaudiologie sowie der Logopäden-Lehranstalt. Arbeitsschwerpunkte von A. Lamprecht-Dinnesen sind u.a.: Objektive Stimmschallanalysen zur Untersuchung der Regelung und Steuerung des Phonationsbeginns; die Weiterentwicklung von Vorsorge- und Nachsorge-Programmen bei Cochlea-Implant-Patienten; Früherkennungsprogramme zur Aufdeckung einer kindlichen Schwerhörigkeit; die klinische Wertigkeit der spontanen otoakustischen Emissionen; die molekulargenetische Charakterisierung von monosymptomatischen hereditären Hörstörungen im Kindesalter.

Zu diesem Lehrstuhl gehören 8 planmäßige Stellen für akademische Mitarbeiter.

(N)

Literatur:

Berendes J (1959) Helmut Loebell zum 65. Geburtstag. Z Ärztl Fortbildung 48:179
Eckel W (1964) Helmut Loebell zum 70. Geburtstag. Laryng Rhinol Otol 43:465
Eckel W (1965) In memoriam Helmut Loebell. Laryng Rhinol Otol 44:141
Feldmann H, Persönliche Mitteilungen
Lamprecht-Dinnesen A, Persönliche Mitteilungen
Terrahe K (1993) Nachruf für Karl Mündnich. HNO-Informationen Heft 3:53

Regensburg

Universität Regensburg

Hals-, Nasen-, Ohren-Klinik

Die Planung eines Klinikums zur Vervollständigung der Universität Regensburg begann 1969. 1969

Die Detailplanung der künftigen HNO-Klinik und -Poliklinik wurde bis zur Ernennung des künftigen Klinik-Leiters von der Univ.-HNO-Klinik der Ludwig-Maximilian-Universität München im Rahmen der vorgegebenen Raumplanung vorgenommen.

1990 erfolgte die Berufung der Direktoren von 14 Kliniken und Instituten. Für die HNO-Klinik wurde Jürgen Strutz berufen, bislang Oberarzt an der Freiburger Klinik. 1990

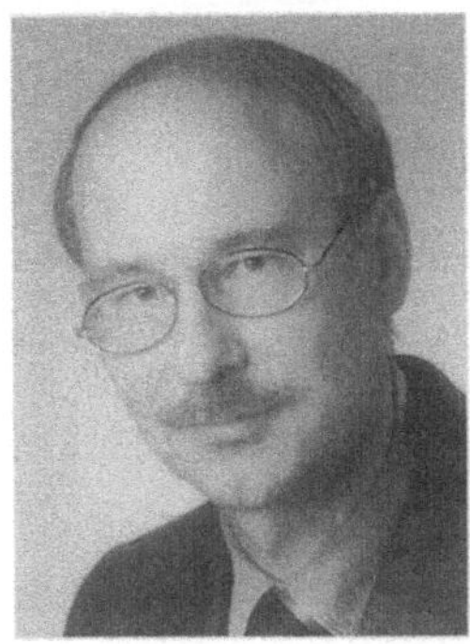

***Jürgen Strutz** (* 1950)*
Beginn der Amtszeit 1992
1984 Habilitation bei Chl. Beck in Freiburg
1990 Ruf nach Regensburg

Habilitierte Mitarbeiter: (Tamàs Hacki (Leiter der Abteilung für Phoniatrie und Pädaudiologie); Werner Hosemann (habilitiert in Erlangen); Viktor Bonkowski (habilitiert bei W. Arnold in München).

Jürgen Strutz wurde in Waren geboren. Eine Ausbildung in Neuroanatomie erhielt er bei W. B. Spatz und seine Fachausbildung bei Chl. Beck, beide in Freiburg.

Ein Schwerpunkt seiner wissenschaftlichen Arbeit ist die Neuroanatomie der zentralen Hörbahn. Klinische Schwerpunkte sind u.a. die Chirurgie des Mittelohres und der Otobasis, die Cochlear-Implant-Einpflanzung, die Nasen-Nebenhöhlen-Chirurgie sowie die Neuro-Otologie.

1992 Die HNO-Klinik wurde 1992 eröffnet. Der poliklinische Bereich konnte sofort komplett in Betrieb genommen werden, während zunächst nur 28 Betten für den klinischen Bereich zur Verfügung standen. 1993 wurde die Bettenzahl auf 45 erhöht. Für 1996 ist eine Erweiterung auf knapp 60 Betten geplant. Die Zahl der akademischen Mitarbeiter beträgt 21.

1993 wurde eine Abteilung für Phoniatrie und Pädaudiologie unter Leitung von T. Hacki eröffnet.

(N)

Rostock

Universität Rostock

Hals-Nasen-Ohrenklinik und Poliklinik „Otto Körner"

Vor 1900

Vor der Jahrhundertwende war es zuerst Adolf Barth, damals noch Assistent an der chirurgischen Klinik unter Trendelenburg und Madelung, der sich in Rostock der Ohrenkranken annahm und der 1881 eine otologische Poliklinik einrichtete. Barth hatte während seiner Militärdienstzeit mit einem Schüler Hermann Schwartzes zusammengearbeitet und Gefallen an der Otologie gefunden. Er ging dann 1883 nach Berlin und bildete sich bei August Lucae otologisch weiter. (Über Barths weitere Laufbahn s. Leipzig, s. S. 199.)

Sein Nachfolger in Rostock wurde Christian Lemcke, Assistent der inneren Klinik, der sich bei Adam Politzer in Wien otologisch ausgebildet hatte. 1894 habilitierte er sich in Rostock. Lemcke betreute neben Ohrenkranken auch Patienten mit Kehlkopfkrankheiten und unterrichtete über beide Gebiete. Er starb 1894, erst 44 Jahre alt.

1894

Als neuer Fachvertreter in Rostock wurde 1894 Otto Körner berufen.

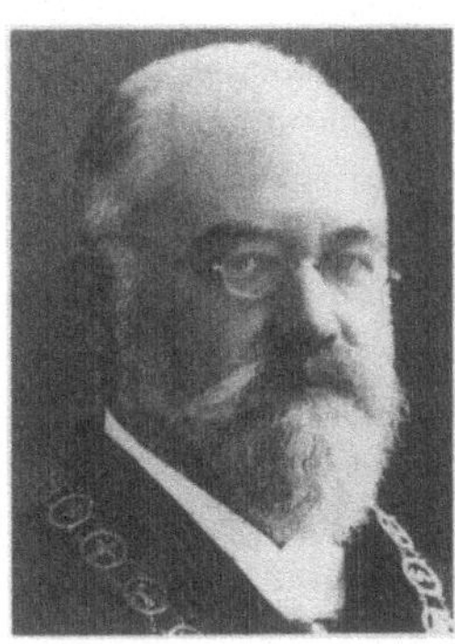

Otto Körner *(1858–1935)*
Amtszeit 1894–1929
1894 Berufung nach Rostock
1895/96 Rufe nach Breslau, Heidelberg und Leipzig abgelehnt
1901 Ernennung zum etatmäßigen Ordinarius
1913 Rektor der Universität
1929 Emeritierung
1935 in Rostock verstorben

Habilitierter Schüler: Karl Grünberg (später Ordinarius in Bonn).

Körner stammte aus Frankfurt. Nach einer kurzen otologischen Ausbildung bei Abraham Kuhn in Straßburg und Unterweisungen auf dem Gebiet der Laryngologie bei Felix Semon in London arbeitete er in seiner Vaterstadt als Assistent des Laryngologen Moritz Schmidt. Er unterhielt daneben noch eine private Sprechstunde für Ohrenkranke, auch war er allgemeinärztlich tätig. Vor allem aber arbeitete er intensiv wissenschaftlich. Im Senkenbergschen Institut in Frankfurt fand er das Material über vergleichende anatomische Untersuchungen am Schädel und für topographische Studien am menschlichen Schläfenbein. Er veröffentlichte erste Ergebnisse. Sie wurden zur Grundlage seiner bedeutenden Monographie über „Die otitischen Erkrankungen des Hirns, der Hirnhäute und der Hirnblutleiter", die 1894 erschien und zu der die damalige Autorität auf dem Gebiet der Chirurgie, Ernst von Bergmann in Berlin, ein Vorwort schrieb. Körner wurde damit sogleich in Fachkreisen bekannt. Noch im Erscheinungsjahr erhielt Körner den Ruf nach Rostock.

Körner vertrat in Rostock von Anfang an die ganze Hals-Nasen-Ohrenheilkunde. Schon nach kurzer Tätigkeit konnte er erreichen, daß für das junge Fach eine Klinik gebaut wurde. Sie konnte schon 1899 eingeweiht werden und erfüllte die damaligen Ansprüche hervorragend. Für diesen Erfolg Körners war der Umstand förderlich, daß er mehrere Rufe an andere Universitäten ablehnte. Der nächste Schritt in der akademischen
1901 Laufbahn war das planmäßige Ordinariat (1901). Körner war der erste Fachvertreter, der diese Position in Deutschland für das Fach erreichte. Schließlich war Körner auch der erste Otolaryngologe, der an einer Universität in Deutschland in das Amt des Rektors gewählt wurde.

Neben der erwähnten Monographie, die mehrfach neu aufgelegt wurde, stammen von ihm weitere Publikationen, zumeist anatomische Studien. 1909 verfaßte Körner ein Lehrbuch, das in ungewöhnlich vielen Auflagen erschien und das anfangs von ihm, später vom Nachfolger und von dessen Schülern jeweils auf den neuesten Stand gebracht, eine ganze Reihe von Arztgenerationen mit dem HNO-Fach vertraut gemacht hat. 40 Jahre lang war Körner Schriftleiter der „Zeitschrift für Ohrenheilkunde", die er, ein Verfechter der Einheit des Faches, schon bald in „Zeitschrift für Hals-Nasen-Ohrenheilkunde" umbenannte. Für seine philologischen Studien, u.a. über die antike Heilkunde, wie sie Homer beschrieben hat, und über die Darstellung der Sinnesempfindungen in der Ilias bei Homer wurde ihm der Dr. phil. h.c. verliehen.

Körner war ein hochgebildeter, unermüdlich tätiger Mann von großer Überzeugungskraft und diplomatischem Geschick.

1929 Als Körner 1929 emeritiert wurde, berief man Otto Steurer, Oberarzt in Tübingen.

***Otto Steurer** (1893–1959)*
Amtszeit 1929–1945
1923 Habilitation in Tübingen bei W. Albrecht
1929 Berufung nach Rostock
1941–1944 Rektor
1942 Ablehnung eines Rufes nach Bonn
1945 Berufung nach Hamburg
(Weitere Angaben s. Hamburg)

Habilitierter Mitarbeiter: Georg Kriegsmann.

Steurer stammte aus Freudenstadt. Er wurde nach vorausgehender pathologisch-anatomischer Ausbildung Schüler von Karl Wittmaack in Jena und Walter Albrecht in Tübingen. Seine wissenschaftlichen Interessen lagen seiner Ausbildung gemäß auf dem Gebiet der Histo-Pathologie und dort wieder unter dem Einfluß seiner Lehrer bei otologischen Fragen. Steurer verfaßte neben Einzelpublikationen mehrere Handbuchbeiträge.

Die Kriegsverhältnisse brachten es mit sich, daß es durch Personalmangel Einschränkungen, vor allem in der wissenschaftlichen Arbeit gab. Die klinischen Aufgaben dagegen wuchsen wegen der notwendigen Versorgung auch verwundeter Soldaten und Zivilisten. Steurer mußte im Krieg das Amt des Rektors übernehmen. 1945, noch vor der Besetzung Rostocks durch die Sowjetarmee, erreichte ihn der Ruf auf den Lehrstuhl in Hamburg zur Nachfolge K. Wittmaacks. Er folgte diesem Ruf.

1945–1946

Die Rostocker Klinik hatte nur geringe Kriegsschäden erlitten. Jedoch war die Tätigkeit an der Klinik in der Zeit des Kriegsendes und im darauf folgenden Jahr für alle Mitarbeiter entbehrungsreich und gefahrvoll. Der einzige in der Stadt Rostock verbliebene niedergelassene Facharzt, Dr. Bernhard Hannemann, nahm es auf sich, die Klinik kommissarisch zu leiten, bis 1946 der Rostocker Lehrstuhl mit Walter Hesse aus Berlin wieder besetzt werden konnte.

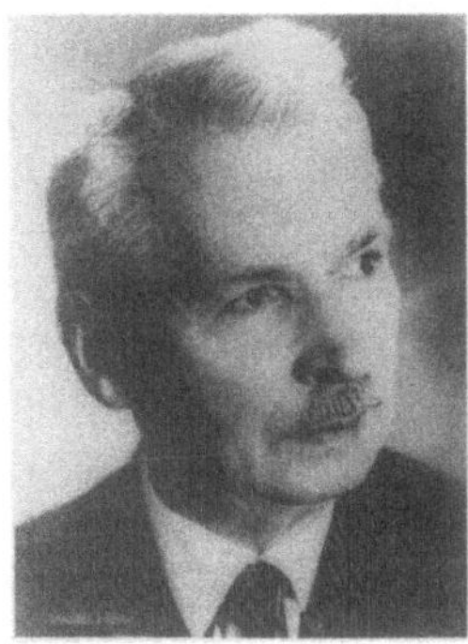

***Walter Hesse** (1894–1984)*
Amtszeit 1946–1961
1928 Habilitation in Königsberg unter O. Stenger
1936 Praxis in Berlin
1946 Berufung nach Rostock
1961 Emeritierung
1984 in Rostock verstorben

Habilitierte Schüler: Ernst Lehnhardt (später Lehrstuhl in Hannover), Werner Ristow (später Professor an der Frankfurter Universitätsklinik).

Hesse war nach einer Grundausbildung in innerer Medizin, Pathologie und Physiologie jeweils 2 Jahre Assistent in Jena bei Karl Wittmaack und in Berlin bei Carl v. Eicken, ehe er 1928 zu Paul Stenger nach Königsberg ging. Als Stenger 1934 emeritiert wurde, führte er die Königsberger Klinik kommissarisch. Einige Zeit nach dem Dienstantritt von Stengers Nachfolger, Wilhelm Berger, verließ er Königsberg und eröffnete eine Praxis in Berlin-Schöneberg. Dort erreichte ihn nach Kriegsende der Ruf auf den Rostocker Lehrstuhl.

In Rostock hat er in 15 schwierigen Nachkriegsjahren die Klinik wieder leistungsfähig gemacht, die damals neuen Untersuchungs- und Behandlungsverfahren eingeführt und mit seinen Mitarbeitern wissenschaftlich gearbeitet. Sein Interesse galt unter anderem der Olfaktometrie, der Fokalinfektion und der Bakteriologie der Mittelohrentzündungen. Auch förderte er den Ausbau der audiologischen und verstibulären Diagnostik (Lehnhardt, Ristow).

1961 Als 1961 Hesse in den Ruhestand trat, wurde Kurt Dietzel aus Greifswald berufen.

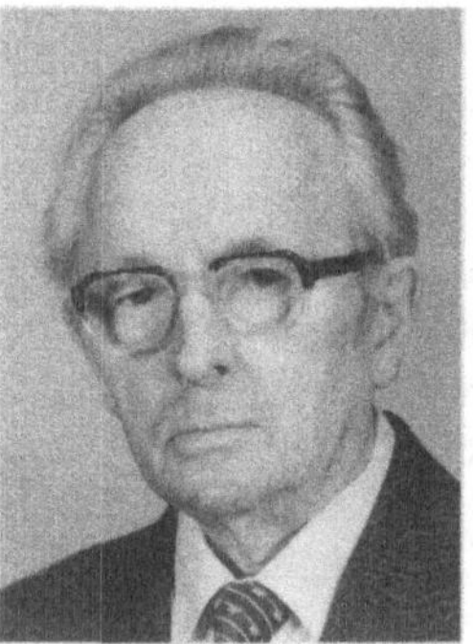

Kurt Dietzel *(* 1912)*
Amtszeit 1961–1978
1956 Habilitation in Leipzig bei W. Tonndorf
1958 Berufung nach Greifswald
1961 Berufung nach Rostock
1978 Emeritierung

Habilitationen (bzw. „Promotion B") in der Amtszeit Dietzels: Dieter Kleinefeld; Reinhard Nowak; Johannes Pahn (Phoniatrie an der Klinik); Joachim Steps (später Chefarzt in Rostock).

Dietzel stammt aus Gera. Beim Medizinstudium hat ihn in Jena Johannes Zange beeindruckt. Die beabsichtigte Ausbildung zum HNO-Arzt kam aber zunächst nicht zustande, da er bei Kriegsausbruch als Truppenarzt eingezogen und während des Krieges nicht freigestellt wurde, auch mußte er dann noch mehrere Jahre in russischer Kriegsgefangenschaft verbringen. Erst 1950 trat er als Assistent in die Leipziger Klinik unter Wilhelm Lange ein. Seine Ausbildung setzt er unter Langes Nachfolger Woldemar Tonndorf fort und wurde Oberarzt. Nach dessen Tod 1957 leitete er die Klinik kommissarisch, bis Fritz Moser 1958 sein Amt in Leipzig antrat. Dietzel folgte im gleichen Jahr einem Ruf nach Greifswald und wurde 3 Jahre später nach Rostock berufen.

Dietzels wissenschaftliches Wirken galt weiten Gebieten des Faches. Er wurde durch preisgekrönte bronchoskopische Studien bekannt, bearbeitete dann oto-histologische Themen und widmete sich ferner traumatologischen Fragen. In Rostock setzte er sich mit den fachlichen und organisatorischen Problemen auseinander, die sich mit den Hörstörungen im Kindesalter ergeben. So konnte er verbindliche, für die DDR gültige Regelungen hinsichtlich einer frühzeitigen Diagnose und der fachgerechten Betreuung dieser Kinder erreichen.

Er übernahm auch die Schriftleitung einer für die Fachärzte der DDR gegründeten Fachzeitschrift.

1972 wurde die Klinik um einen Anbau erweitert. Es entstand eine phoniatrische Abteilung unter der Leitung von Johannes Pahn. 1972

Nach Dietzels Eintritt in den Ruhestand 1978 wurde als Nachfolger Heinz-Joachim Scholz, Oberarzt in Jena, berufen. 1978

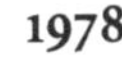

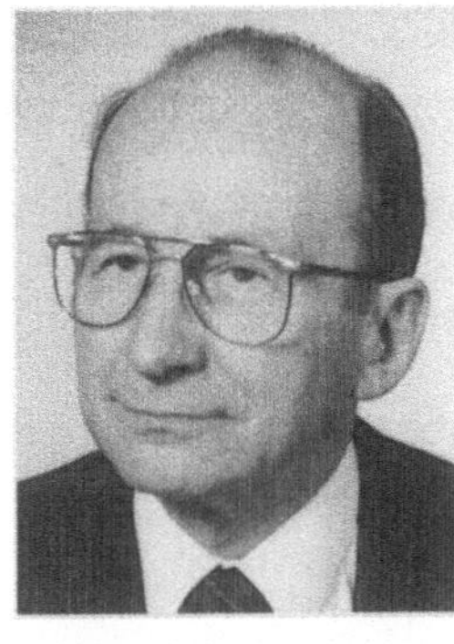

***Heinz-Joachim Scholz** (* 1928)*
Amtszeit 1978–1992
1969 Habilitation in Jena bei R. Albrecht
1978 Berufung nach Rostock
1992 Ausscheiden aus dem Amt

Habilitationen (bzw. „Promotion B") in der Amtszeit von Scholz: Burkhard Kramp; Ursula Vick.

Scholz stammt aus Schlesien. Er wurde Schüler von Rosemarie Albrecht in Jena. Ein Schwerpunkt seiner klinischen Tätigkeit war, wie schon in Jena, die Tumorchirurgie mit den plastisch-rekonstruktiven Verfahren. Wissenschaftlich wurde besonders auf dem Gebiet der Neurootologie gearbeitet und die Vestibularisdiagnostik erweitert (Stabilometrie und Photoelektro-Nystagmographie).

Scholz schied im Zuge der mit der deutschen Wiedervereinigung zusammenhängenden Personalveränderungen 1992 aus dem Amt.

1989 1989 erhielt die Klinik, die nun 90 Jahre alt war, die Bezeichnung „Otto-Körner-Klinik".

1993 Nach dem Ausscheiden von Scholz wurde 1992/93 die kommissarische Klinikleitung Burkhard Kramp übertragen.

Ende 1993 erhielt Hans-Wilhelm Pau, Oberarzt der Univ.-HNO-Klinik in Hamburg, den Ruf auf den Rostocker Lehrstuhl.

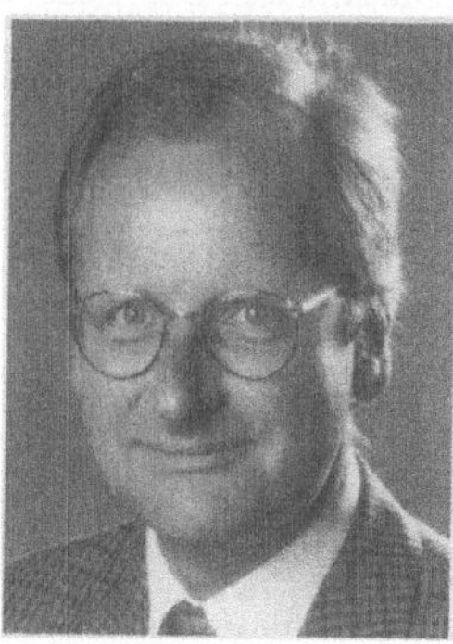

***Hans-Wilhelm Pau** (* 1949)*
Amtszeit ab 1994
1982 Habilitation in Hamburg bei U. Koch
1993 Berufung nach Rostock

Übernommene habilitierte Mitarbeiter: B. Kramp; U. Vick; J. Pahn (s.o.).

Pau, der bei W. Becker in Bonn ausgebildet worden war und der dann mit U. Koch an die Hamburger Klinik ging, hat sich bevorzugt wissenschaftlich mit der Tubenfunktion und der Mittelohrmechanik befaßt.

Die Rostocker Klinik verfügt 1995 über 60 Betten, an ihr sind 19 Ärzte und sonstige akademische Mitarbeiter tätig.

(F)

Literatur:

Berendes J (1964) Otto Körner – Arzt, Forscher, Hochschullehrer und Humanist. HNO-Informationen 3:21

Dietzel K, Persönliche Mitteilung

Elsner L, Guntau M, Heitz G, Seemann U (1989) Otto-Körner-Klinik – 90 Jahre Universitätsklinik für Hals-Nasen- und Ohrenheilkunde Rostock". In: Beiträge zur Geschichte der Universität Rostock, herausgegeben vom Rektor der Universität Rostock

Ristow W (1964) Herrn Prof. Dr. Walter Hesse zum 70. Geburtstag. Z Laryng Rhinol Otol 43:393
Zange J (1936) Otto Körner. Nachruf. Archiv Ohren usw. Heilk. 140:I

Tübingen

Eberhard-Karl-Universität Tübingen

Klinik für Hals-, Nasen- und Ohrenkrankheiten

1888 war eine Ohrenklinik von Joseph Wagenhäuser unter sehr bescheidenen räumlichen Bedingungen eröffnet worden. Um 1900 kam ein Operationsraum dazu. Als Assistenzärzte fungierten auf Zeit abkommandierte Militärärzte; erst nach 1910 wurden der Klinik „reguläre" Assistentenstellen zugeteilt. **Vor 1900**

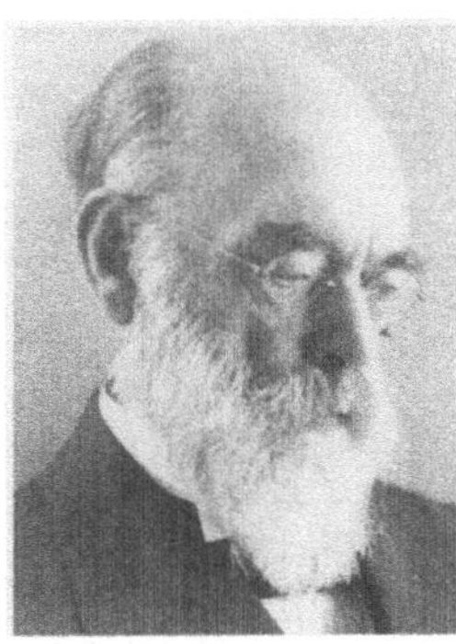

Joseph Wagenhäuser *(1852–1931)*
Amtszeit: 1888–1914
1883 Habilitation bei V. von Bruns in Tübingen
1886 Ablehnung eines Rufes nach Jena
1903 ordentliche Professur
1914 Emeritierung
1931 gestorben in Tübingen

Unter J. Wagenhäuser habilitierter Schüler: Walther Albrecht (später Ordinarius in Tübingen).

Joseph Wagenhäuser war geborener Würzburger. Er arbeitete kurze Zeit als Volontär bei Schwartze in Halle und wechselte 1876 nach Würzburg zu Anton von Tröltsch. 1882 kam Wagenhäuser an die Tübinger Chirurgische Klinik zu Viktor von Bruns, wo er sich 1883 mit der Arbeit „Beiträge zur Anatomie des kindlichen Schläfenbeins" habilitierte.

Joseph Wagenhäuser's Liebe galt überwiegend der Otologie, die er in Tübingen mehr oder weniger aus dem Nichts aufbaute und gegen deren Vereinigung mit der Rhinologie und Laryngologie er sich lange zur Wehr setzte. Allerdings mußte er sich 1910 in die Fusion der 3 Spezialfächer zu einer HNO-Klinik unter seiner Leitung als Ordinarius für HNO-Heilkunde fügen. **1910**

Wagenhäuser war in erster Linie ein versierter Kliniker, in der Therapie eher konservativ, jedoch ein ausgezeichneter Ohr-Operateur. Seine wissenschaftliche Produktion war nicht sehr umfangreich und befaßte sich vorwiegend mit Kasuistik und zusammenfassenden klinischen Fachberichten.

Er war aber auch Autor einiger Kapitel in bekannten Lehrbüchern des Faches.

1914 Auf Wagenhäuser folgte 1914 Walther Albrecht als Leiter der Tübinger Klinik. Albrecht war bis dahin Oberarzt an der Charité in Berlin.

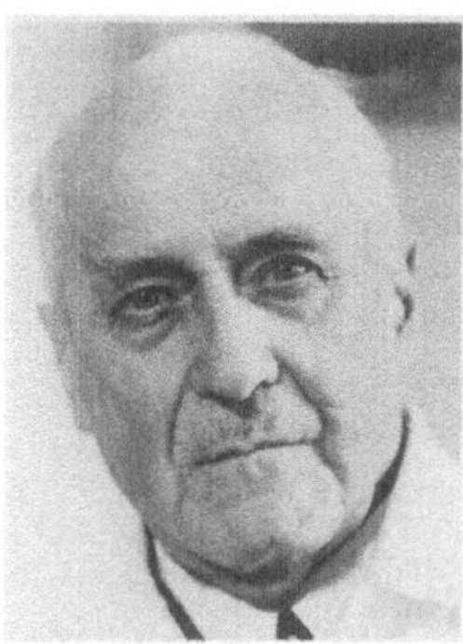

***Walther Albrecht** (1881–1960)*
Amtszeit: 1914–1951
1910 Habilitation bei J. Wagenhäuser in Tübingen
1911 Oberarzt bei Killian an der Charité in Berlin
1914 Ruf nach Tübingen
1921 Ernennung zum ordentlichen Professor
1928 Ablehnung eines Rufes nach Münster
1951 Emeritierung
1960 in Tübingen gestorben

Unter W. Albrecht habilitierte Schüler: Kurt Gauger; Max Schwarz (später Ordinarius in Frankfurt und dann in Tübingen); Otto Steurer (später Ordinarius in Rostock und dann in Hamburg).

Walther Albrecht kam in Ulm zur Welt. Seine akademischen Lehrer waren B. Fränkel in Berlin, G. Killian in Freiburg und Berlin und J. Wagenhäuser in Tübingen.

Albrecht war eine sehr eindrucksvolle und erfolgreiche Arzt- und Forscher-Persönlichkeit. Als er die Leitung der Klinik übernahm, war diese inzwischen für die angewachsenen Aufgaben viel zu klein geworden. Wegen des 1. Weltkriegs verzögerten sich zunächst jedoch alle Modernisierungs- und Erweiterungspläne. Erst 1920 konnte gemeinsam mit der
1920 Hautklinik ein Neubau bezogen werden, der jedoch ab 1926 schon wieder zu eng wurde. Auf das ausdauernde Drängen Albrechts hin wurde
1938 die HNO-Klinik schließlich 1938 in der frei werdenden alten Chirurgischen Klinik untergebracht (130 Betten).

W. Albrecht war in allen Bereichen der HNO-Heilkunde zuhause. Noch aus seiner Berliner Zeit brachte er ein besonderes Interesse für die endoskopischen Verfahren und für rhinologische Operationen mit. Auch die Stimm- und Sprachtherapie wurde auf seine Intiative hin seit

1939 an seiner Klinik durchgeführt (siehe unten). Die wissenschaftliche Tätigkeit Albrechts war breit fundiert, für die Entwicklung des Faches richtungsweisend und erstreckte sich auf alle damals aktuellen Teilgebiete. Im Rahmen seiner genetischen Untersuchungen auf der Basis der Stammbaum- und Zwillingsforschung befaßte er sich mit der Taubstummheit, der Innenohrschwerhörigkeit, der Otosklerose, der chronischen Otitis und zunehmend mit der Rolle der „Konstitution" bei verschiedenen Erkrankungen. Auch morphologisch-histologische Untersuchungen waren eines seiner bevorzugten Tätigkeitsfelder. Die von ihm begonnene (und von M. Schwarz fortgeführte) Sammlung histologischer Felsenbein-Schnittserien war beispielhaft und international bekannt.

Ein umfangreiches Lehrbuch für das gesamte Fachgebiet, das Albrecht zusammen mit A. Denker herausgab, erlebte viele Auflagen.

Auf W. Albrecht folgte nach dessen Emeritierung 1951 Max Schwarz auf 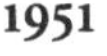 1951
den Tübinger Lehrstuhl.

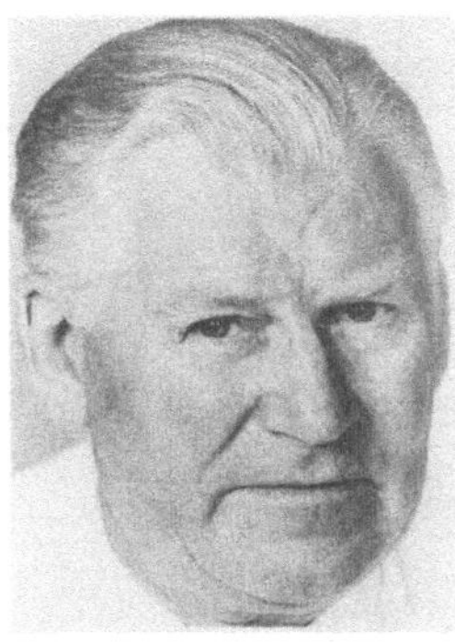

Max Schwarz (1898–1991)
Amtszeit in Tübingen 1951–1966
1929 Habilitation bei W. Albrecht in Tübingen
1937 Ruf nach Frankfurt/M.
1945–1951 Chefarzt in Karlsruhe
1951 Ruf nach Tübingen
1966 Emeritierung
1991 verstorben in Freiburg/Br.

Unter Max Schwarz in Tübingen habilitierte Schüler: Helmut Breuninger (später Leiter der phoniatrischen Abteilung der Tübinger Klinik, siehe unten); Reiner Herrmann (später Chefarzt in Karlsruhe); Ernst Müller (später Ordinarius in Kiel); Ulrich Oltersdorf (später Chefarzt in Calw).

Max Schwarz war wie W. Albrecht in Ulm geboren. Seine akademischen Lehrer waren der Anatom Martin Heidenhain und Walther Albrecht, beide in Tübingen.

Max Schwarz hatte sich zunächst wissenschaftlich mit der Erb- und Konstitutionsforschung im Fachgebiet beschäftigt. Der Erforschung der Schleimhautbiologie blieb er nach seiner Tätigkeit in Frankfurt auch an seinem neuen Wirkungsort Tübingen treu. Zu den Untersuchungen und theoretischen Deduktionen über die formative Kraft der Schleimhaut und ihre unterschiedliche biologische Wertigkeit traten zusätzlich Forschungsthemen wie die Cholesteatomgenese und die Pathophysiologie der Tonsillen.

Von ihm stammt auch eine Sammlung von histologischen Präparaten der Entwicklung der menschlichen Nasennebenhöhlen, die er neben der Fortführung der Albrecht'schen Felsenbein-Sammlung neu einrichtete.

In mehreren Handbuchartikeln, in seiner Monographie „Die Schleimhäute des Ohres und der oberen Luftwege", in einem weiteren Buch über die Cholesteatom-Entstehung und in seiner „Differentialdiagnose" hat er grundlegende klinische und theoretische Beiträge für das Fachgebiet geleistet.

Schwarz war auch zeitweilig verantwortlicher Redaktor des „Archiv für klinische und experimentelle Ohren-Nasen- und Kehlkopfheilkunde".

Nach der Emeritierung von M. Schwarz erhielt Dietrich Plester, zu die-
1966 ser Zeit als Oberarzt an der Düsseldorfer Klinik tätig, 1966 den Ruf auf
den Tübinger Lehrstuhl.

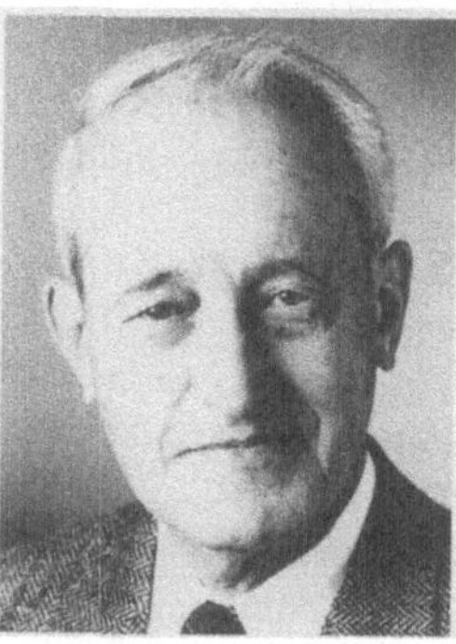

Dietrich Plester *(* 1922)*
Amtszeit: 1966–1988
1957 Habilitation bei A. Meyer zum Gottesberge in Düsseldorf
1966 Ruf nach Tübingen
1988 Emeritierung

Unter D. Plester habilitierte Schüler: Werner Giebel (später Biochemisches Forschungslabor der Phoniatrischen Abteilung); Jan Helms (später Ordinarius in Mainz und danach in Würzburg); Henning Heumann (später Chefarzt in Stuttgart); Rainer Langnickel (später Chefarzt in Straubing); Eberhard Steinbach; Michael Strohm (später Chefarzt in Karlsruhe).

Weitere habilitierte Mitarbeiter: Helmut Breuninger (siehe oben); Henning Hildmann (Habilitation in Aachen; später Ordinarius in Bochum); Ernst Koburg (habilitiert in Düsseldorf); Klaus Jahnke (habilitiert in Köln; später Ordinarius in Essen); Z. Matutinovic (später Ordinarius in Rijeka, Kroatien).

Dietrich Plester stammt aus Essen. Nach einem ethnographischen Studium und einer pharmakologischen Ausbildung erhielt er seine Fachausbildung bei H. L. Wullstein in Siegen und A. Meyer zum Gottesberge in Düsseldorf.

Nach der Amtsübernahme Plesters wurden in Tübingen eine neue großzügige Operationsabteilung, eine Kinderaudiologie und eine größere Poliklinik eingerichtet. Seiner Initiative verdanken auch ein Biochemisches und ein Elektronenmikroskopisches Forschungslabor innerhalb der Klinik ihre Entstehung. Dazu wurden neu eingerichtet ein Felsenbein-Labor, ein Tieroperations-Saal und ein Fotolabor.

Der Schwerpunkt der wissenschaftlichen und klinischen Arbeit von D. Plester lag auf dem Gebiet der Otologie. Der Boden für die Weiterentwicklung der in den 50er und 60er Jahren von Wullstein, Zöllner und Moritz ausgearbeiteten Mikrochirurgie des Mittelohres war durch die jahrzehntelange Forschung auf dem Gebiet der Pathophysiologie und Pathogenese der entzündlichen Ohrerkrankungen in Tübingen vorbereitet. Plester machte als brillanter Ohr-Operateur die Tübinger Klinik zu einem gesuchten und international anerkannten Zentrum für die gehörverbessernde Mikrochirurgie des Ohres. Seine Mitarbeiter wurden von ihm stimuliert, sich vor allem mit der Forschung auf dem Gebiet des Innenohres und der Pathophysiologie des Mittelohres zu beschäftigen. Zahlreiche Vortrags- und Demonstrationsreisen Plesters in alle Teile der Welt, jährliche Operationskurse in Tübingen und sein gastfreundliches Haus führten ihn und seine Klinik zu hoher Anerkennung und Wertschätzung durch die internationale Kollegenschaft. Eine zusammen mit Hildmann und Steinbach herausgegebene otologische Operationslehre faßt seine tierexperimentellen und vor allem klinischen Erfahrungen zusammen. Auch nach seiner Emeritierung hat er sich – z.B. bei der wissenschaftlichen Organisation der Fortbildungstagungen des Berufsverbandes – sehr effizient für die Fortbildung der Kollegen in der Praxis eingesetzt.

Dem emeritierten D. Plester folgte 1988 Hans Peter Zenner, bis dahin 1988
Oberarzt der Würzburger Klinik, auf den Tübinger Lehrstuhl.

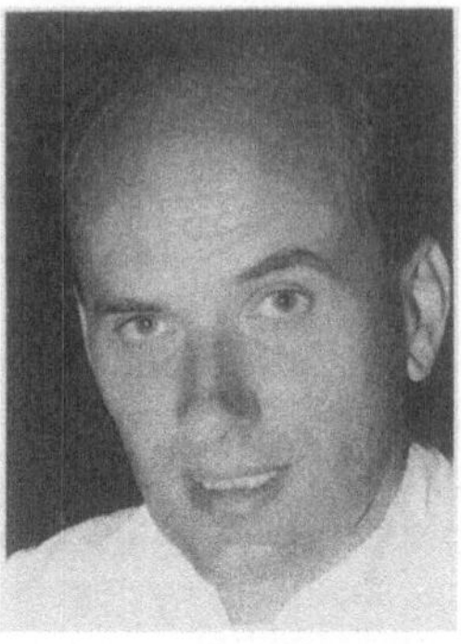

Hans Peter Zenner (1947)*
Beginn seiner Amtszeit: 1988
1981 Habilitation bei W. Kley in Würzburg
1988 Ruf nach Tübingen
1993/94 Ablehnung eines Rufes nach Berlin (Charité)

Unter H. P. Zenner habilitierte Schüler: Friedrich Bootz (später Ordinarius in Leipzig); Arne Ernst; Peter K. Plinkert; Martin Ptok (später Direktor der phoniatrischen Klinik der Medizinischen Hochschule in Hannover).

Weitere habilitierte Mitglieder der Klinik: Henning Heumann (siehe oben); Thomas Lenarz (habilitiert in Heidelberg; später Ordinarius in Hannover); Johann Peter Ruppersberg (habilitiert in Ulm für Physiologie; Leiter der Klinischen Forschergruppe „Sensorische Biophysik").

Weiterer Sektionsleiter: Antony William Gummer (Physiologie; Leiter der Klinischen Forschergruppe „Physiologische Akustik").

H. P. Zenner wurde in Essen geboren. Seine akademischen Lehrer waren E. Helmreich (Physiologische Chemie) in Würzburg und W. Kley in Mainz und Würzburg.

H. P. Zenner führt die Haupt-Arbeitsrichtung der Tübinger Klinik fort. Er erweiterte durch Baumaßnahmen und Einrichtungsergänzungen seit 1989 die Forschungsflächen der Klinik, errichtete das Hörforschungszentrum Tübingen, erweiterte durch Umbau die Operationsabteilung, erneuerte die Poliklinik und richtete eine HNO-Intensivstation ein.

Seine eigenen wissenschaftlichen Arbeitsschwerpunkte sind die Pathophysiologie des Innenohres, die Allergologie im Fachgebiet und die Otochirurgie. Neben zahlreichen Einzelpublikationen liegt vor allem zur Physiologie und Pathophysiologie des Innenohres auch eine Reihe von Kongreß-Referaten und Buch-Beiträgen vor.

Ein umfangreiches Kapitel in Band I der „Oto-Rhino-Laryngologie in Klinik und Praxis" (1993) kann als Referenzpublikation für den aktuellen Stand der Innenohrphysiologie gelten. Eine Monographie und zahlreiche Referate über die Allergologie in der HNO-Heilkunde stecken auch für dieses Gebiet den gegenwärtigen Erkenntnisstand ab. Dazu gesellt sich noch eine Monographie „Praktische Therapie der HNO-Krankheiten“.

Zenner ist außerdem turnusmäßiger verantwortlicher Redaktor der Zschr. „HNO“.

Im Rahmen der Tübinger Klinik wird über die Ohrchirurgie hinaus auch die Rhinochirurgie und die Onkochirurgie mit spezieller Aufmerksamkeit gepflegt. Die von Plester an der Klinik eingeführten Operationskurse werden unter Zenner fortgeführt.

1993 erhielt Zenner einen Ruf auf das Ordinariat für HNO-Heilkunde an der Charité der Humboldt-Universität Berlin, den er 1994 ablehnte.

Der derzeitige Bettenbestand der Klinik beläuft sich auf 94 Betten. Die Zahl der ärztlichen und sonstigen akademischen Mitarbeiter der Gesamtklinik beträgt 38.

Phoniatrie

Seit 1939 wurde von W. Albrecht auch die Stimm- und Sprachtherapie an **1939**
seiner Klinik im damals üblichen Rahmen gepflegt. Unter M. Schwarz und D. Plester hatte dann vor allem H. Breuninger die Betreuung der phoniatrischen Patienten übernommen.

Die offizielle Institutionalisierung einer „Abteilung für Phoniatrie und
Pädaudiologie“ erfolgte 1976. Die Eröffnung einer staatlich anerkannten **1976**
Logopädenschule mit 30 Logopädenschülern pro Jahr folgte 1980. Die **1980**
Leitung der Schule hatte bis 1984 **H. Breuninger** inne.

1985 übernahm **1985**

> **Rolf Arold** (* 1937),
> habilitiert 1980 bei A. Miehlke in Göttingen,

mit der Berufung auf eine C3-Professur als Ärztlicher Direktor die Leitung der Abteilung samt der Logopädenschule.

Akademische Mitarbeiter: Martin Ptok (siehe oben); Werner Giebel (siehe oben); Harry de Maddalena.

Zu den Haupt-Arbeitsgebieten Arolds gehören die nichtinvasiven Untersuchungsmöglichkeiten der Glottisfunktion und die Spektralanalyse von Vokalen sowie andererseits (zusammen mit W. Giebel; siehe oben) biochemische Untersuchungen an den Schleimdrüsen des Kehlkopfs bei funktionellen Dysphonien; die biochemische Charakterisierung von Innenohrstrukturen; die frühe Sprachentwicklung bei mit Hörgeräten erstversorgten Kindern; die Früherkennung von Hörschäden; die Hörgeräte-Anpaßstrategien im frühen Kindesalter und die experimentelle Pathologie der Cochlea während der Ontogenese.

(N)

Literatur:

Albrecht W (1931) Josef Wagenhäuser. Arch Ohr usw Heilk 129:I
Arold R, Persönliche Mitteilungen
Oltersdorf U (1968) Max Schwarz zum 70. Geburtstag. Laryng Rhinol Otol 47:569
Plester D, Persönliche Mitteilungen
Schwarz M (1957) Walther Albrecht zum 75. Geburtstag. Laryng Rhinol Otol 36:1
Schwarz M (1961) In memoriam Walther Albrecht. Laryng Rhinol Otol 40:145
Zenner HP (1991) Nachruf auf Max Schwarz. HNO-Informationen Heft 3:71
Zenner HP, Persönliche Mitteilungen

Ulm

Universität Ulm

Klinik und Poliklinik für Hals-Nasen-Ohren-Heilkunde

In Ulm wurde 1967 die Universität gegründet. **Vor 1972**

1969 nahm die Universität Ulm den Studienbetrieb mit den Fachbereichen Medizin und Physik auf. 1972 kam der Fachbereich Zahnmedizin dazu.

Die Inbetriebnahme einer Universitäts-HNO-Klinik beschränkte sich
1972 zunächst auf eine Ambulanz. **1972**

1974 konnte dann eine Bettenstation (40 Betten) und die Operations- **1974**
Abteilung in Betrieb genommen werden. Die Trägerschaft für die HNO-Klinik, aber auch für die Augenklinik, Hautklinik und die Radiologie lag zunächst aus verwaltungstechnischen Gründen beim Bundes-Verteidigungsministerium. Erst 1979 wurden alle Kliniken als Kliniken der Uni- **1979**
versität Ulm etabliert und dem Land Baden-Württemberg unterstellt.

Erster Direktor der Ulmer HNO-Klinik wurde Reinhard Pfalz, bis dahin Oberarzt in Hamburg.

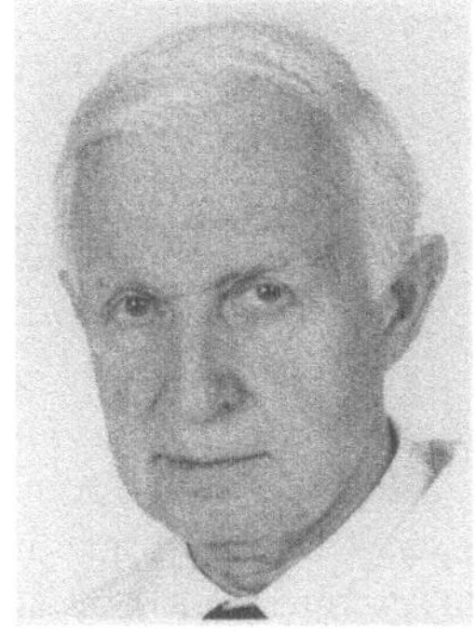

Reinhard Pfalz *(* 1930)*
Amtszeit: 1972–1995
1968 Habilitation bei R. Link in Hamburg
1972 Ruf nach Ulm
1995 Emeritierung

Unter R. Pfalz habilitierte Schüler: Heinrich Lenders; Jürgen Schäfer.

Weitere habilitierte Mitarbeiter: Helge S. Johannsen (habilitiert in Hamburg; Sektionsleiter für Phoniatrie und Pädaudiologie); Wolfgang Pirsig (habilitiert in Hamburg; Sektionsleiter für Rhinologie und Rhonchopathie).

Reinhard Pfalz wurde in Breslau geboren. Seine Lehrer der Medizin waren Wolf Dieter Keidel (Physiologie) in Erlangen und Rudolf Link in Hamburg.

Seit 1979 konnte an der neu gegründeten Klinik neben der Klinikarbeit auch Forschung betrieben werden. Schwerpunkte der klinischen und wissenschaftlichen Arbeit waren bzw. sind die elektroakustische Forschung, ferner die Entwicklung des Er:YAG-Lasers für die Tympanoplastik, die Rhinologie beim Kind und das obstruktive Schlaf-Apnoe-Syndrom. Dazu kam die Einrichtung eines Schlaflabors und einer in die Gesamtklinik integrierten Sektion für Rhinologie und Rhonchopathien.

1995 Nach der Emeritierung von R. Pfalz wurde Gerhard Rettinger, bis dahin Oberarzt an der Erlanger Klinik, nach Ulm berufen.

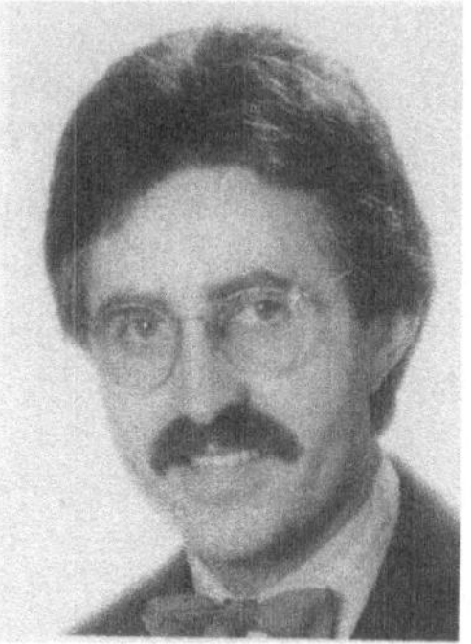

***Gerhard Rettinger** (* 1947)*
Beginn seiner Amtszeit: 1995
1982 Habilitation bei M. Wigand in Erlangen
1989 Ablehnung eines Rufes nach Gießen
1995 Ruf nach Ulm

Habilitierte Mitarbeiter: Wolfgang Pirsig (siehe oben); Heinrich Lenders (siehe oben); Jürgen Schäfer (siehe oben).

G. Rettinger wurde in Nürnberg geboren. Er erhielt seine fachliche Ausbildung zunächst bei dem Chirurgen G. Hegemann und dann bei M. Wigand und H. Masing in Erlangen.

Bisherige klinische Arbeitsschwerpunkte Rettingers sind die „minimal invasive" Rhinochirurgie, die plastisch-rekonstruktive Chirurgie im Kopf-Hals-Bereich einschließlich der Mißbildungschirurgie sowie der Einsatz der Computer-Tomographie im HNO-Bereich.

Wissenschaftliche Untersuchungen befaßten sich mit der Klimatisierung der oberen Luftwege. Von ihm stammen 9 Beiträge in Lehr- und

Operationsbüchern sowie 2 Referate vor der Deutschen Fachgesellschaft.

Die beiden Sektionsleiter (H. Pirsig für „Rhinologie und Rhonchopathie" und H. S. Johannsen für „Phoniatrie und Pädaudiologie") sind in die Klinik für Hals-, Nasen-, Ohrenheilkunde eingebunden und deren Leiter unterstellt.

Der gegenwärtige Bettenbestand der Klinik umfaßt rund 40 Betten, die Zahl der Ärzte und sonstigen akademischen Mitarbeiter der Klinik beträgt 16.

Phoniatrie

Eine Sektion für Phoniatrie und Pädaudiologie mit dem Schwerpunkt „Stottern im Kindesalter" steht unter der Leitung von

> **H. S. Johannsen** (* 1941),
> habilitiert 1976 bei R. Link in Hamburg.

Johannsen versorgt u.a. eine seit 1978 bestehende Phoniatrische Ambulanz. **1978**

Er hat zugleich die Fachleitung einer Schule für Logopäden im Schulzentrum für nichtärztliche medizinische Berufe inne.

(N)

Würzburg

Julius-Maximilians-Universität Würzburg

Klinik und Poliklinik für Hals-, Nasen- und Ohrenkranke

Vor 1900

Die Vertretung der klinischen Otologie in Würzburg begann mit Anton Friedrich von Tröltsch (1829–1890), der sich 1860/61 für Ohrenheilkunde habilitierte und einschlägige Vorlesungen abhielt. 1877 wurde im Rahmen einer Allgemeinen Poliklinik auch eine Poliklinik für Ohrenkranke gegründet, deren Leiter von Tröltsch wurde.

Wegen einer fortschreitenden Erkrankung von Tröltschs wurde 1883 der Dozent Wilhelm Kirchner mit der Leitung der Ohren-Poliklinik betraut und 1890 zum ao. Professor ernannt.

Die Laryngologie wurde in Würzburg zuerst von dem Internisten Carl Gerhardt (1833–1902) praktiziert. Gerhardt habilitierte sich 1860 (für Innere Medizin) und hielt u.a. Vorlesungen über Kehlkopfkrankheiten und Kurse über Kehlkopfspiegeln ab. Er wirkte als Internist dann von 1861 bis 1871 in Jena, ab 1871 dann wieder in Würzburg und ab 1885 an der Charité in Berlin. Kurse und Vorlesungen über laryngologische Themen wurden in den folgenden Jahren von unterschiedlichen Dozenten abgehalten, bis Otto Seifert als Assistent Gerhardts und seit 1883 Dozent für Innere Medizin, die Laryngologie einschließlich der Rhinologie zu seinem Spezialgebiet machte. Unter schwierigsten räumlichen und finanziellen Umständen gab Otto Seifert seine laryngoskopischen Kurse. Der Bau eines Ambulatoriums für Hals- und Nasen-Kranke wurde noch 1897 von der Würzburger Fakultät abgelehnt!

Um 1900

Würzburg hatte um 1900 also eine Ohren-Poliklinik unter Wilhelm Kirchner, aber nur ein Ambulatorium für Hals- und Nasen-Kranke, das von Otto Seifert privat betrieben wurde und 1898 wegen zu hoher Kosten wieder geschlossen werden mußte. Erst 1905 erhielt Otto Seifert die Gelegenheit, mit Zustimmung von Fakultät und Ministerium die Keimzelle für eine Poliklinik für Nasen- und Kehlkopf-Kranke einzurichten.

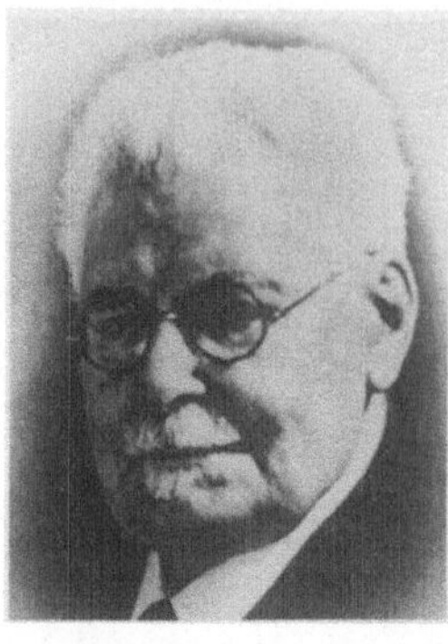

Wilhelm Kirchner (1849–1935)
Amtszeit: 1890–1920
1881 Habilitation bei F. v. Tröltsch in Würzburg
1919 ordentliche Professur
1920 Emeritierung

Wilhelm Kirchner wurde in Eberbach (Bayern) geboren. Seine Lehrer im Fach waren v. Tröltsch in Würzburg, Politzer und Gruber in Wien.

Vor 1907 wurden Ohr-Operationen in Würzburg routinemäßig in der Chirurgischen Klinik vorgenommen. Erst von diesem Zeitpunkt ab
1907 konnte Wilhelm Kirchner die anfallenden Ohreingriffe in eigener Regie vornehmen.

Bei seiner Berufung hatte er vom Ministerium zwar die provisorische Einrichtung einer Poliklinik für Ohrenkranke zugesagt bekommen. Größere Eingriffe und die Unterbringung stationärer Patienten mußten jedoch auch nach 1907 noch in einer Privatklinik erfolgen.

Wissenschaftliches Arbeitsgebiet Kirchners war die Otologie in ihrer Gesamtheit. Neben zahlreichen praktisch-klinischen Publikationen zu diesem Gebiet verfaßte er ein „Handbuch der Ohren-Heilkunde", das in mereren Auflagen erschien.

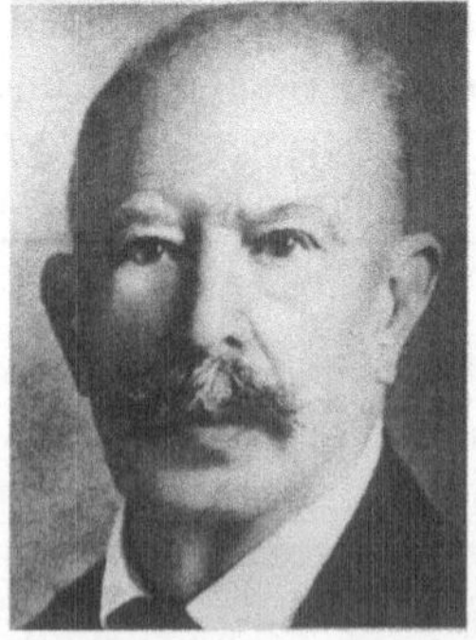

***Otto Seifert** (1853–1933)*
Amtszeit: (1906 bzw.) 1908–1919
1883 Habilitation (für Innere Medizin) bei C. Gerhardt in Würzburg
1906 ao. Professur in Würzburg für Haut- und Geschlechts-Krankheiten sowie Laryngologie und Rhinologie
1918 o. Professur
1919 Emeritierung
1933 verstorben in Würzburg

Otto Seifert wurde in Bimbach in Unterfranken geboren. Seine akademischen Lehrer waren C. Gerhardt (Innere Medizin) in Würzburg und L. von Schrötter (Laryngologie) in Wien.

Relativ spät trugen die Bemühungen Otto Seiferts, in Würzburg eine akademische Lehrstätte für Laryngologie und Rhinologie zu etablieren, Früchte. Unter erheblicher Raumnot und nur unter Finanzierung aus eigener Tasche konnten zunächst laryngoskopische Kurse von ihm durchgeführt werden. Seifert muß ein hervorragender Lehrer gewesen sein, der für sein Fach kämpfte, bis 1905 die Laryngologie Prüfungsfach wurde. Dann besserte sich die Situation: Otto Seifert konnte mit staatlicher Unterstützung eine Poliklinik für Hals- und Nasenkranke einrichten, für die ab 1912 einige Funktionsräume wie OP, Hörsaal und Kurs- 1912
raum zur Verfügung standen. 1919 wurde mit dem Bau einer Klinik für 1919
Hals- und Nasen-Kranke (neben dem Bau für eine Klinik für Ohren-Kranke) begonnen, was allerdings für Otto Seifert zu spät kam.

Das wissenschaftliche Oeuvre Seiferts befaßte sich mit verschiedenen klinischen Fragen seines Faches. Er war Mitarbeiter an mehreren Handbüchern. Ein besonderes Verdienst hat er sich durch das gemeinsam mit Friedrich Müller herausgegebene „Taschenbuch der Medizinischen Diagnostik" erworben. Dieses Buch hat sehr viele Auflagen erzielt und ist auch heute noch mit aktualisiertem Inhalt im Buchhandel!

Nach der Emeritierung von Otto Seifert wurde Paul Manasse, bis dahin Fachvertreter für Laryngologie in Straßburg/Elsaß, 1919 für das Fach 1919
„Nasen- und Kehlkopf-Krankheiten" nach Würzburg berufen.

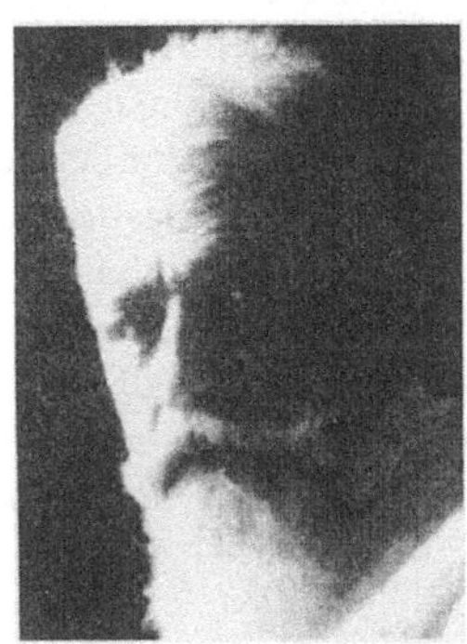

***Paul Manasse** (1866–1927)*
Amtszeit in Würzburg: 1919–1927
1896 Habilitation bei A. Kuhn in Straßburg
1900 Seit dem Tode A. Kuhns (1900) führte P. Manasse die Straßburger Klinik kommissarisch
1902 Ernennung zum ao. Professor und Nachfolger A. Kuhns in Straßburg
1918 Bei Kriegsende Entlassung Manasses aus dem Amt durch die französische Regierung
1919 Ruf nach Würzburg
1927 verstorben auf einer Reise in Italien

Unter Paul Manasse habilitierter Schüler: Max Meyer (später Ordinarius in Ankara und dann in Teheran; zuletzt Ordinarius in Würzburg).

Paul Manasse war Pommer, geboren in Naugard. Seine fachliche Ausbildung erhielt er bei Hoppe-Seyler (Physiologie), v. Recklinghausen (Pathologie), Naunyn (Innere Medizin) und Abraham Kuhn (Otologie), alle in Straßburg, ferner bei Laryngologen in Prag, Berlin und München.

Paul Manasse konnte nach der Emeritierung Kirchners zu Beginn sei-
1920 nes Ordinariats in Würzburg 1920 die Klinik für Ohrenheilkunde und die für Nasen- und Kehlkopfheilkunde in einer gemeinsamen HNO-Klinik vereinigen. Die fachlichen Voraussetzungen für die Beherrschung beider Gebiete brachte er durch seine Vorbildung in optimaler Weise mit. Gleichzeitig konnte er noch Einfluß nehmen auf die Planung des in Gang befindlichen Klinik-Neubaus mit 70 Betten im Luitpoldkrankenhaus. Bald nach der Inbetriebnahme reichte der Platz schon wieder nicht mehr aus. Auf Betreiben Manasses wurde daher in einem gesonderten Infektionsbau eine eigene Tuberkulosestation für die HNO-Klinik eingerichtet. 1927 verfügte die Klinik schließlich über 110 Krankenbetten und alle notwendigen Räumlichkeiten für Operationsbetrieb, Ambulanz, Forschungs-Laboratorien und Studenten-Unterricht.

Paul Manasse war ein rascher und versierter Operateur, ein sehr guter Organisator, ein origineller, ambitionierter und unbestechlicher Wissenschaftler, aber ebenso ein passionierter Arzt.

Sein wissenschaftliches Fundament war die pathologische Anatomie. Besondere Arbeitsschwerpunkte bildeten die Kehlkopf-Tuberkulose, die Geschwülste der Nasen-Nebenhöhlen und die Erkrankungen des Ohres und des Felsenbeins.

Ein Hauptwerk Manasses, das er zusammen mit K. Grünberg und W. Lange herausgab, war das „Handbuch der pathologischen Anatomie des menschlichen Ohres". Neben zahlreichen Einzelpublikationen sind ferner zu nennen seine Monographien über die Tuberkulose der oberen Luftwege und über die Otosklerose („Ostitis chronica metaplastica"). Dazu kamen Kongreßreferate und Beiträge über die Schädelverletzungen im 1. Weltkrieg. Paul Manasse war sehr bescheiden. An Äußerlichkeiten war ihm nichts gelegen und Repräsentationspflichten haßte er. Aber für seine Klinik und seine Mitarbeiter war er immer zu sprechen und half, wo er konnte. Seine Klinik war im internationalen Vergleich beispielhaft.

1927 Nach dem plötzlichen Ableben Manasses erhielt der Fachvertreter in Münster, Hermann Marx, den Ruf auf das Würzburger Ordinariat.

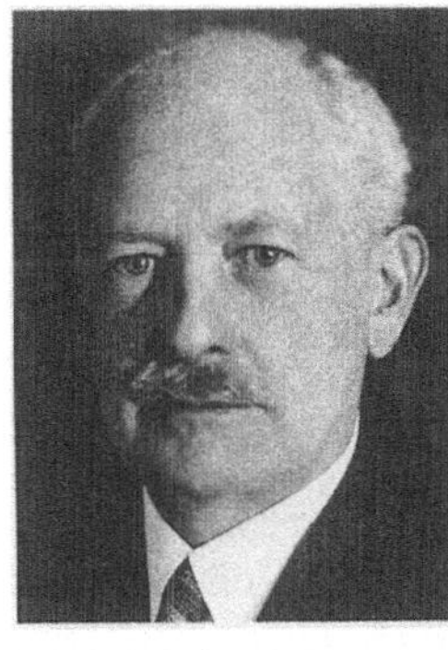

Herrmann Marx (*1877–1953*)
Amtszeit in Würzburg: 1928–1947
1909 Habilitation bei W. Kümmel in Heidelberg
1924 Ruf nach Münster
1927 Ruf nach Würzburg
1947 Emeritierung
1953 verstorben in Würzburg

Unter H. Marx habilitierter Schüler: Eberhard von Oettingen.
Weitere habilitierte Mitarbeiter: Karl Hellmann; Max Meyer (siehe oben); Moritz Weber (habilitiert in Leipzig; später Chefarzt in Karlsruhe).

Hermann Marx kam in Worms zur Welt. Seine medizinischen Lehrer waren der Pathologe Arnold, der Chirurg Czerny, der Ophthalmologe Leber und der Otologe Kümmel - alle in Heidelberg.

Hermann Marx war eine bestimmende Persönlichkeit für die Oto-Rhino-Larnygologie der dreißiger- und vierziger Jahre unseres Jahrhunderts. In Würzburg fand er eine große, sehr gut ausgestattete Klinik vor, die er im Laufe der Jahre einrichtungsmäßig weiter vervollkommnen konnte, ohne erhebliche bauliche Eingriffe oder Erweiterungen vornehmen zu müssen. Als in den letzten Wochen des 2. Weltkriegs allerdings „seine“ Klinik weitestgehend ein Opfer von Bomben und Feuer wurde, stand er am Ende einer brillanten beruflichen Laufbahn. Die persönliche Kränkung, nach Kriegsende die Leitung seiner Klinik vorzeitig abgeben zu müssen, wurde durch seine akademische Rehabilitierung und Emeritierung nachträglich wenigstens offiziell gelöscht.

Das wissenschaftliche Oeuvre von Marx war breit angelegt. Es reichte von Arbeiten über die experimentellen Schädigungen des Gehörorgans und über die Hörtheorien bis zu den eitrigen otogenen und rhinogenen endokraniellen Komplikationen. Die otogene Sepsis war das Thema seines Hauptreferates 1937 vor dem Deutschen Kongreß und sein „Kurzes Handbuch der Ohrenheilkunde“ war nicht nur die Krönung seiner otologischen Arbeit und Erfahrung, sondern die Informationsquelle für mehrere Otologen-Generationen. Auch ein weiteres Handbuch „Die Nasenheilkunde in Einzeldarstellungen“ mit ähnlicher Substanz und Breitenwirkung, das wegen der kriegsbedingten Engpässe allerdings in mehreren Teilen ausgeliefert wurde, stammt von Marx.

Andere von Marx bearbeitete Themenkomplexe waren die Mißbildungen, die Geschwülste und die Traumatologie des Ohres, die Nasen-Nebenhöhlen-Entzündungen und ihre Komplikationen und als besonders die Jüngeren interessierendes, immer aktuelles Thema die „Fehler und Gefahren bei chirurgischen Operationen des Fachgebietes". Zu diesem Thema existieren mehrere, zeitlich weit auseinanderliegende Arbeiten von Marx und ein Kongreßreferat, das auch heute noch lesenswert ist.

1947 Nach dem Ausscheiden von Hermann Marx wurde 1947 Theodor Alexander Nühsmann, bis zur Besetzung Straßburgs durch die Alliierten Ordinarius in Straßburg, vom Frühjahr bis Herbst 1947 mit der kommissarischen Leitung der Würzburger Klinik beauftragt. (Einzelheiten zu Nühsmann siehe unter Bonn, Seite 48.)

1947 Ende 1947 traf Max Meyer, der frühere Oberarzt bei Manasse und Marx und zwischenzeitliche Ordinarius in Ankara und Teheran, als neuer Fachvertreter in Würzburg ein.

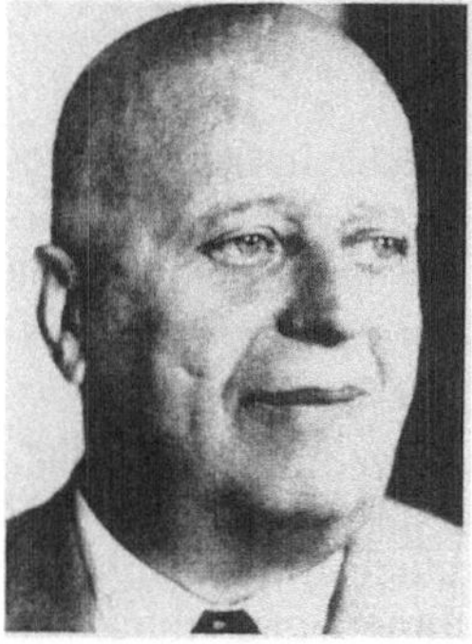

Max Meyer (1890–1954)
Amtszeit in Würzburg: 1947–1954
1923 Habilitation bei Manasse in Würzburg
1935 Ruf nach Ankara
1941 Ruf nach Teheran
1947 Ruf nach Würzburg
1951–1953 Rektor der Universität Würzburg
1954 verstorben in Würzburg

Unter Max Meyer habilitierte Schüler: Walter Kley (später Ordinarius in Mainz, danach in Würzburg); Hans Heinz Naumann (später Ordinarius an der Freien Universität in Berlin, dann an der Universität in München).

Max Meyer war Berliner, sein Vater der bekannte Laryngologe Edmund Meyer. Seine medizinische Fachausbildung erhielt er bei dem Pathologen Versé in Berlin und dann bei Paul Manasse und Hermann Marx in Würzburg.

Max Meyer war eine lebensbejahende, sehr vielseitig interessierte Persönlichkeit, ein passionierter Arzt, ein sehr kritischer und kreativer Wissenschaftler und ein überzeugender akademischer Lehrer.

Als er – aus dem Orient in die Heimat zurückgekhrt – die sehr stark durch Kriegseinwirkungen zerstörte Klinik 1947 übernahm, setzte er alle Kraft ein, um raschest den Wiederaufbau voranzutreiben. Dies gelang und innerhalb weniger Jahre entstand die Klinik in Bausubstanz und Einrichtung weitgehend neu und in ihrer Organisation nach neuzeitlichen Gesichtspunkten ausgerichtet.

Max Meyers Weltoffenheit übertrug sich auf den Geist und den Stil seiner Klinik und ermöglichte es seinen älteren Mitarbeitern, auch weltweite Kontakte zu knüpfen. Seine Pflichten als Hochschullehrer nahm Max Meyer sehr ernst, so daß er trotz der erheblichen Belastung durch den Wiederaufbau der Klinik in schwerer Zeit das Amt des Rektors der Universität übernahm.

Im Mittelpunkt der klinischen Arbeit standen bei Max Meyer die Otologie und die Rhinologie – entsprechend seinen wissenschaftlichen Interessen. Dabei veranlaßte er ältere Mitarbeiter, etwa die sich neu etablierende Mikrochirurgie des Ohres und die extensive Tumorchirurgie des Fachgebietes an der Würzburger Klinik einzuführen.

Wissenschaftliche Schwerpunkte waren die pathologische Anatomie des Ohres und der oberen Luftwege, ferner der Einfluß des Liquordrucks auf das Hörvermögen („große Liquorpunktion"), aber auch viele einzelne klinische Sachverhalte und Fragestellungen, bei deren Beantwortung Max Meyer sein analytisches Denken bewies. Ein Hauptwerk, das er zusammen mit Felix Nager verfaßte, war die Monographie „Die Erkrankungen des Knochensystems und ihre Erscheinungen an der Innenohrkapsel des Menschen".

Er war Mitherausgeber und turnusmäßig verantwortlicher Redaktor der unter seiner Beteiligung wiedergegründeten „Zeitschrift für Laryngologie, Rhinologie und Otologie".

Für die Studenten war er ein packender Lehrer und sein Ansehen als geradliniger und unbestechlicher Wissenschaftler war weltweit.

Nach dem überraschenden Ableben Max Meyers erhielt Horst Ludwig Wullstein, zu dieser Zeit Chefarzt in Siegen, den Ruf auf den Würzburg Lehrstuhl. **1955**

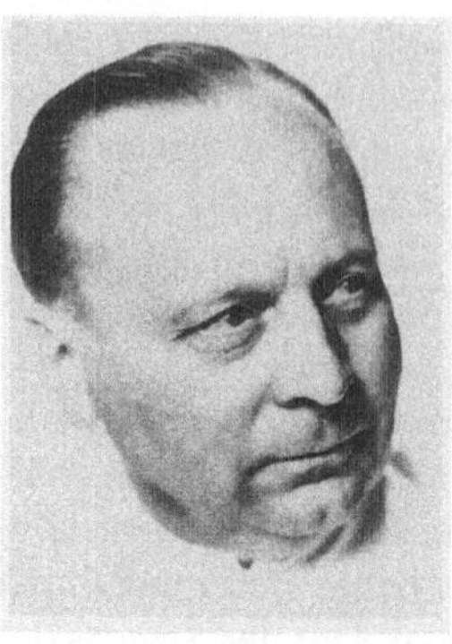

Horst Ludwig Wullstein (*1906–1987*)
Amtszeit: 1955–1975
1937 Habilitation bei J. Zange in Jena
1947–1955 Chefarzt in Siegen
1955 Ruf nach Würzburg
1958 Ablehnung eines Rufes nach Graz
1960 Ablehnung eines Rufes nach Hamburg
1975 Emeritierung
1987 verstorben in Würzburg

Unter Wullstein habilitierte Schüler: Oskar Bandtlow; Ralph Rudolf Baumann; Heinrich Grünberg; Hermann Lenz (später Chefarzt in Köln); Werner Prott (später Chefarzt in Minden); Hans Georg Schmitt (später Ordinarius für Medizinische Informatik in Essen); Ernst August Schnieder; Malte Erik Wigand (später Ordinarius in Erlangen); Sabina R. Wullstein; Siegfried Zehm (später Chefarzt in Hamburg-Heidberg).

Weitere habilitierte Mitarbeiter: Claus Frenz Claussen (habilitiert in Berlin; später Extraordinarius für Neurootologie in Würzburg); Walter Kley (siehe oben); Hans Heinz Naumann (siehe oben); Sigurd Rauch (habilitiert in Genf; später Chefarzt in Olten/Schweiz).

H. L. Wullstein wurde in Halle/S. als Sohn des Chirurgen Ludwig Wullstein geboren. Er arbeitete zunächst bei dem Physiologen Trendelenburg in Berlin und erhielt dann seine fachliche Ausbildung bei Johannes Zange in Jena und Th. Nühsmann in Straßburg. Studienaufenthalte bei dem Phoniater Nadoleczny in München und bei dem Neurochirurgen Tönnis in Köln dienten der Abrundung.

H. L. Wullstein war eine herausragende Persönlichkeit – vielseitig interessiert, immer auf der Suche nach neuen Wegen und Verbesserungen – rastlos und erfolgreich. Nachdem er nach Kriegsende zunächst in Siegen eine Krankenhaus-Abteilung für die Bedürfnisse der modernen Mikrochirurgie des Ohres aufgebaut hatte, konnte er dort außer der neuen Fensterungsoperation zur Gehörverbesserung bei Otosklerosekranken auch seine Grundideen zur Tympanoplastik entwickeln. Mit seiner Berufung nach Würzburg erhielt er die Möglichkeit, diese und andere Entwicklungsbereiche im Fach mit den Möglichkeiten einer großen Klinik zur endgültigen Reife zu bringen. Damit wurde die Würzburger Klinik bald zu einem Anziehungspunkt für interessierte Kollegen aus aller Welt und zu einem Zentrum modernster Ohrchirurgie. Die Einrichtung der Klinik wurde speziell für Diagnostik, Operationsbereich und Dokumentation ständig erweitert. Geschickt nutzte Horst Wullstein einen Ruf nach Hamburg, um bei den Bleibeverhandlungen eine komplette neue Klinik – konzipiert nach seinen Ideen und Vorstellungen als „Kopfklinik" – vom bayerischen Staat zugesagt zu bekommen. Die Verwirklichung dieses Großprojektes beschäftige Wullstein bis zu seiner Emeritierung 1975, so daß er selbst nur noch relativ kurze Zeit in diesem neuen Hause arbeiten konnte.

Nicht nur die Otologie verdankt H. L. Wullstein entscheidende Impulse und wichtige Entwicklungsschritte, auch das übrige Fachgebiet profitierte von seinem Hang zur Perfektion – etwa die Traumatologie im Bereich von Gesicht und vorderer Schädelgrube, die Tumorchirurgie im Hals- und Gesichtsbereich, die Endoskopie – um die wichtigsten zu nennen.

Wullsteins wissenschaftliches Interesse erstreckte sich in den frühen Jahren auf die Pathohistologie des Ohres. Die Monographie „Die Klinik der Labyrinthitis und Paralabyrinthitis aufgrund des Röntgenbefundes" stammt aus dieser Periode. Abgesehen von zahlreichen Publikationen, Vorträgen und Operationsfilmen über Detailprobleme bei der Tympanoplastik, aber auch breit gestreut zu anderen klinischen und audiologischen Themen, stammen von ihm auch richtungsweisende Kongreß-Referate und Kapitel in Handbüchern und Operationslehren. 1968 erschien seine Monographie „Operationen zur Verbesserung des Gehörs", 1986 die „Tympanoplastik", die er mit seiner Frau Sabina verfaßt hat.

Besonders fruchtbar waren sein kompromißloses logisches Denken, seine Neigung zum Darstellen des Prinzipiellen und zum Methodisieren und seine unstillbare klinische und wissenschaftliche Neugier.

Nach der Emeritierung von H. L. Wullstein wurde Walter Kley, zu dieser Zeit Ordinarius in Mainz, 1975 als sein Nachfolger berufen. 1975

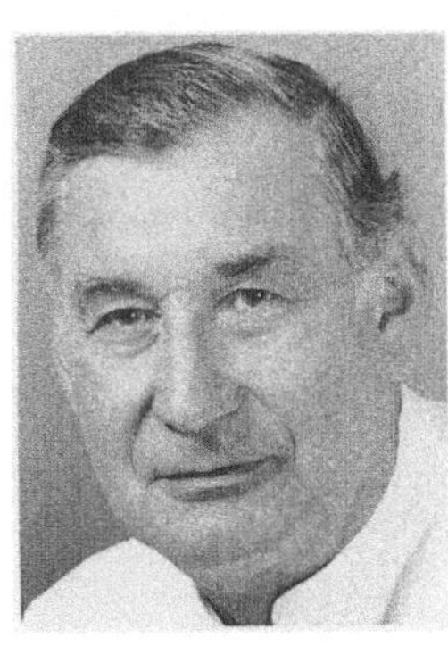

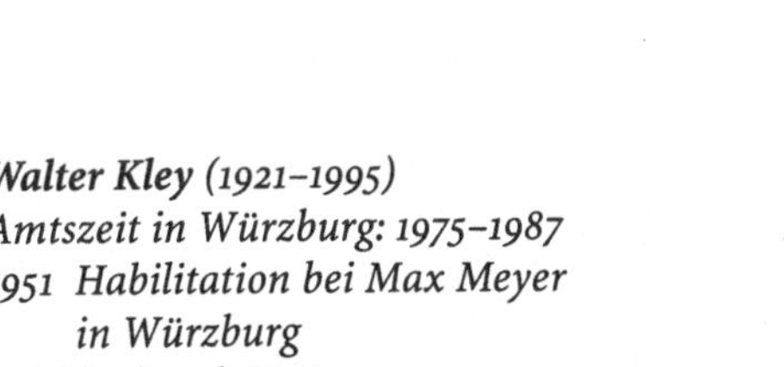

***Walter Kley** (1921–1995)*
Amtszeit in Würzburg: 1975–1987
1951 Habilitation bei Max Meyer in Würzburg
1966 Ruf nach Mainz
1975 Ruf nach Würzburg
1987 Emeritierung
1995 verstorben in Würzburg

Unter Walter Kley habilitierte Schüler: Franz Xaver Brunner; Christian von Deuster (später Leiter der Phoniatrie und Pädaudiologie an der Würzburger Klinik); Karl Foet (später Chefarzt in Frankfurt/M.-

Höchst); Jürgen Naujoks (später Chefarzt in Stade); Claus Naumann (später Chefarzt in Heilbronn); Wolfram Richter (später Chefarzt in Gummersbach); Hans Peter Zenner (später Ordinarius in Tübingen). Weitere habilitierte Mitarbeiter: Claus Frenz Claussen (siehe oben); Ingo Herrmann (habilitiert in München; später Fachvertreter in Groningen/Niederlande; dann Tätigkeit in Rom).

Walter Kley wurde in Germersheim/Pfalz geboren. Er erhielt seine Fachausbildung bei Hermann Marx, Theodor Nühsmann, Max Meyer und Horst Wullstein – alle in Würzburg.

Die Arbeitsschwerpunkte Walter Kleys lagen im klinischen Bereich. Er vertrat das gesamte Fach in der Tradition der Würzburger Klinik mit einem besonderen Akzent auf der Otologie. Ein anderes spezielles Arbeitsgebiet von Kley war die Traumatologie des Gesichts und der Schädelbasis. Entsprechend seinen klinischen Schwerpunkten durfte die intensive Beschäftigung mit audiologischer und röntgenologischer Diagnostik nicht fehlen. Daneben führte er die von Wullstein begründeten Kurse für plastische und wiederherstellende regionale Chirurgie fort und richtete – ein weiteres von ihm geschätztes Arbeitsgebiet – eine leistungsfähige allergologische Abteilung ein. Desungeachtet blieb die Arbeit im Operationssaal sein bevorzugtes Tätigkeitsfeld. W. Kley war ein sehr sorgfältiger, einfallsreicher und geschickter Operateur und ein hervorragender Kliniker – beliebt auch als Lehrer bei Mitarbeitern und Studenten.

Sein wissenschaftliches Interesse erstreckte sich – mit unterschiedlicher Dichte – über das ganze Fachgebiet. Die meisten seiner Publikationen befaßten sich mit klinischen Detailfragen. Daneben verfaßte er Kongreß-Referate und Beiträge zu Operationslehren, die bis heute Bestand haben.

1987 Als Nachfolger W. Kleys wurde 1987 Jan Helms, bis dahin Ordinarius in Mainz, nach Würzburg berufen.

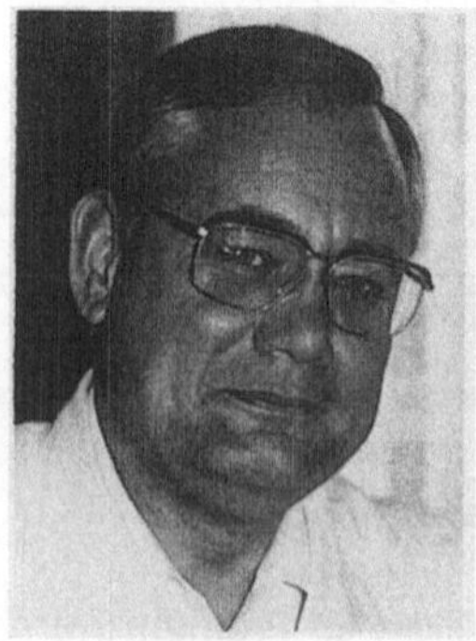

Jan Helms (1937)*
1987 Beginn seiner Amtszeit in Würzburg
1974 Habilitation bei D. Plester in Tübingen
1976 Ruf nach Mainz
1987 Ruf nach Würzburg

Unter J. Helms in Würzburg habilitierte Schüler: Wolfgang Gerbisch; Götz Geyer (später Chefarzt der HNO-Abteilung der Städt. Krankenanstalten in Solingen); Rudolf Hagen; Dirk Höhmann; Christian Milewski. Weitere habilitierte Mitarbeiter: Franz Xaver Brunner (siehe oben); Claus Frenz Claussen (siehe oben); Christian von Deuster (siehe unten).

Jan Helms wurde in Kiel geboren. In Tübingen erhielt er seine Fachausbildung bei D. Plester. Über seine Zeit als Direktor der Mainzer Univ.-HNO-Klinik siehe unter Mainz, Seite 218.

Seine bisherigen Arbeitsschwerpunkte sind die Ohr- und Schädelbasis-Chirurgie und der Einsatz von Knochen-Ersatzmaterialien in diesem Bereich; außerdem die Aufklärung physikalischer Vorgänge im Mittelohr (Vibrationsmuster am Trommelfell, innerhalb der Ossikulakette und an der Stapes-Fußplatte). Über die Schädelbasis-Chirurgie wird von ihm eine enge Zusammenarbeit mit der Neurochirurgie gepflegt, die schließlich auch zur Gründung verschiedener, international und fachlich gemischter Arbeitsgruppen für Schädelbasis-Chirurgie einen Anstoß gab.

Seine Publikationen erstrecken sich überwiegend auf otologische Fragestellungen, mit denen sich auch seine Kongreßreferate und Handbuchbeiträge befassen, z.B. über die Gefäße der hinteren Schädelgrube, über elektronenmikroskopische Befunde am Vestibularnerven und -ganglion bei M. Ménière, über die chirurgische Anatomie des Felsenbeins (in: Plester, Wende, Nakayama: Das Akustikusneurinom) und über die Rekonstruktion von Schädeldefekten mit Ersatzmaterial auf Glasionomer-Basis. Zusammen mit J. Krmpotić und W. Draf veröffentlichte Helms eine „Chirurgische Anatomie des Kopf-Hals-Bereiches", die eine wertvolle Hilfe für die Arbeit im Operationssaal darstellt. Unter seiner Herausgeberschaft konnte jüngst der Band „Ohr" der „Oto-Rhino-Larnygologie in Klinik und Praxis" erscheinen. Er ist ferner mit R. Jahrsdoerfer Herausgeber des 2. Bandes der 2. Auflage des in deutscher und englischer Version erscheinenden Operations-Manuals „Kopf- und Hals-Chirurgie" (Gesamt-Herausgeber: H. H. Naumann).

Die Klinik verfügt derzeit über 129 Betten (einschl. eigener Intensivstation). Zusammen mit dem Klinikdirektor sind in ihr 33 ärztliche bezw. akademische Mitarbeiter tätig.

Phoniatrie

Seit 1957 – in der Amtszeit H. Wullsteins – wurden die klinischen Aufgaben der Phoniatrie in Würzburg von Hildegard Essler wahrgenommen. 1957

1978 1978 übernahm

Christian von Deuster (* 1939),
habilitiert 1980 bei W. Kley in Würzburg,

die phoniatrischen Aufgaben im Rahmen der Klinik mit dem Auftrag, die Abteilung für Phoniatrie und Pädaudiologie zu leiten. Er wurde 1986 zum C3-Professor ernannt.

Seine Arbeitsschwerpunkte sind die Sprachentwicklungsstörungen, die auditive Wahrnehmung und die Teilleistungsstörungen bei Sprach- und Hörbehinderungen.

(N)

Literatur:

Deuster Chr v und Ptok M (1986) Zur Geschichte der Hals-Nasen-Ohren-Heilkunde, insbesondere in Würzburg. H. Wellm, Pattensen Han.
Deuster Chr v, Persönliche Mitteilungen
Kahler O (1933) Nachruf auf Otto Seifert. Arch Ohr usw Heilk 134:171
Kley W, Persönliche Mitteilungen
Körner O (1928) Paul Manasse zum Gedächtnis. Z. Hals-Nas.-Ohren-Heilk 19:313
Kümmel W (1928) Paul Manasse. Arch Ohr usw Heilk 117:I–IV
Leicher H (1954) Max Meyer zum Gedächtnis. Laryng Rhinol Otol 33:717
Meyer M (1954) Hermann Marx. Laryng Rhinol Otol 33:717
Oettingen E v (1977) Zur 100. Wiederkehr des Geburstags von Hermann Marx. HNO-Informationen 1:45
Schwartze H (1891) Anton von Tröltsch. Arch Ohrenheilk 31:1
Seiferth LB (1954) In memoriam Max Meyer. HNO 4:350
Weber M (1954) Hermann Marx. HNO 4:128

Namensregister

A

B

G

H

I, J

K

N

O

P

Q

R

S

T

X, Y, Z

Beiträge der Industrie zur Entwicklung der modernen Hals-Nasen-Ohren-Heilkunde. Einführung zum Anhang

Firmenportraits

In ihrem gemeinsamen Bemühen um Fortschritt haben sich Medizin und Technik, Ärzte, Instrumentenmacher, Pharmazeuten und Apotheker wohl zu allen Zeiten gegenseitig angeregt und gefördert. Diese Zusammenarbeit hat sich in den letzten beiden Jahrhunderten in dem Maße vertieft, in dem die Medizin wissenschaftlicher und technischer wurde. Die Geschichte dieser Beziehung ist von Heinz Goerke in seinem Buch „Medizin und Technik, 3000 Jahre ärztliche Hilfsmittel für Diagnostik und Therapie“ (Verlag Callwey, München 1988) aus der Sicht der Gesamtmedizin dargestellt worden; aus der Sicht der Spezialfächer müßte sie noch geschrieben werden.

Im 19. Jahrhundert hatten sich die Spezialgebiete Otologie, Laryngologie und Rhinologie formiert. Damit begann eine Entwicklung, die nicht nur durch die Einrichtung von Spezialsprechstunden und Fachkliniken gekennzeichnet war, sondern zugleich ein breites Umfeld umfaßte: die Publikation von speziellen Erfahrungsberichten und Lehrbüchern, die Gründung von Fachzeitschriften (Archiv für Ohrenheilkunde 1864, Monatsschrift für Ohrenheilkunde sowie für Kehlkopf-, Nasen-, Rachen- Krankheiten, 1866), die Bildung von regionalen, dann nationalen und internationalen Fachgesellschaften und die Organisation entsprechender Kongresse und Weiterbildungsveranstaltungen. An der Spitze dieser Entwicklung standen die Länder, in denen eine geeignete Infrastruktur und insbesondere eine leistungsfähige und innovationsbereite Industrie vorhanden war, die den rasch wachsenden technischen Wünschen der Medizin gerecht werden konnte. Hierin waren Deutschland, Österreich, England und Frankreich führend. Am Ende des 19. Jahrhunderts waren bereits alle Spezialinstrumente in ihren Grundformen bis zur Vollendung entwickelt: Ohrenspiegel, Nasenspecula, Kehlkopfspiegel, Stimmgabeln, alle chirurgischen Grundinstrumente, wie Pinzetten, Klemmen, Faßzangen, Wundsperrer, Nadelhalter usw. Es gab traditionsreiche, hervorragende Instrumentenmacher, wie die Firmen H. Windler in Berlin (gegründet 1819), F. J. Leiter in Wien (gegründet 1855), F. L. Fischer in Freiburg (gegründet 1866), das „Medicinische Waarenhaus“ und die Firma H. Pfau in Berlin und Wien, um nur einige zu nennen.

Etwa um die Jahrhundertwende begann die Verschmelzung der drei Spezialfächer zur Hals-Nasen-Ohren-Heilkunde. Technisch war diese Epoche durch gewaltige Fortschritte gekennzeichnet, die sofort ihren Niederschlag im diagnostischen und therapeutischen Instrumentarium fanden: die Elektrizität ermöglichte effektivere Beleuchtungen sowie den Einsatz von Motoren und der Elektroakustik, die sensationelle Entdeckung der Röntgenstrahlen eröffnete völlig neue diagnostische Dimensionen. Ein imposanter Höhepunkt war in den letzten Jahren vor dem ersten Weltkrieg erreicht. Anläßlich des 3. Internationalen Laryngo-Rhinologen-Kongresses 1911 in Berlin fand eine große begleitende Industrieausstellung statt, auf der 92 Firmen ihre Produkte präsentierten. Die Kataloge boten Hunderte von Spezialinstrumenten an, es gab elektrische Stirnlampen, Bronchoskope und Oesophagoskope mit proximaler oder distaler Beleuchtung und einem großen Arsenal von Zubehör, alle Arten von Faßinstrumenten, Knochenzangen, Meißeln. Meistens war die Anregung zur Entwicklung eines neuen Instrumentes von einem Arzt ausgegangen, der damit eine besondere Idee zur Diagnostik oder Therapie verwirklichen wollte, und zu Recht trugen schon damals wie heute solche Instrumente seinen Namen als ein bleibendes Zeichen für die fruchtbare Zusammenarbeit von Arzt und Instrumentenmacher. In anderen Fällen stellte die Industrie oder ein benachbartes Fachgebiet Instrumente zur Verfügung, für die erst sehr viel später die Verwendungsmöglichkeit im eigenen Fach erkannt wurde. So war die berühmte Ritter-Bohrmaschine mit biegsamer Welle, Klemmhandstück, stufenlosem Fußschalter und mehr als 350 verschiedenen Bohrern und Fräsen schon um 1912 in technischer Perfektion vorhanden und auf dem Markt, wurde aber noch fast ausschließlich von den Zahnärzten genutzt. Erst 40–50 Jahre später sollte sie ihren Siegeszug in der Mikrochirurgie des Ohres antreten.

Nach der Stagnation durch die beiden Weltkriege setzte ein vergleichbarer Aufschwung erst wieder nach 1945 ein. Stichworte, die den Fortschritt in dieser zweiten Jahrhunderthälfte kennzeichnen, sind: die Mikrochirurgie des Ohres, später auch des Kehlkopfes und der Nasennebenhöhlen, die Laser-Technik, der Einzug der Elektronik mit der Entwicklung der modernen Audiometrie und der Hörgeräte bis zum Cochlea-Implant, die Entwicklung der neuen bildgebenden Verfahren von der Röntgenschicht-Technik bis zur Computer-Tomographie, Kernspinresonanz-Tomographie und Ultraschalldiagnostik, die Errungenschaften der Pharma-Industrie z.B. mit der Einführung der Antibiotica und der modernen Narkosemittel.

Die Zusammenarbeit von Klinikern und der Industrie war und ist ein Merkmal des medizinisch-wissenschaftlichen Standortes Deutschland und zugleich Grundlage der großen Fortschritte, die erzielt werden konnten. Darum ist es eine sachgerechte und wertvolle Ergänzung, wenn neben der Darstellung der akademischen Lehrstätten auch einige der wichtigsten Industriefirmen, die das Spektrum der HNO-Heilkunde in der zweiten Hälfte dieses Jahrhunderts mitgestaltet haben, hier zu Wort kommen. Wir danken den Firmen, die durch ihren Beitrag die besondere Verbundenheit zu unserem Fach bekunden und damit zugleich mitgeholfen haben, daß dieses Buch zum 75jährigen Jubiläum unserer Gesellschaft in dieser Ausgestaltung erscheinen konnte.

Im Auftrag der
Deutschen Gesellschaft für Hals-Nasen-Ohren-Heilkunde,
Kopf- und Hals-Chirurgie

Prof. Dr. med. Harald Feldmann,
Schriftführer

Fast ein Jahrhundert ist ATMOS Partner der HNO-Ärzte

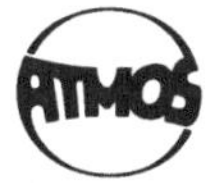

Seit Beginn dieses Jahrhunderts sind die Produkte der ATMOS Medizintechnik für hohen Qualitätsstandard und modernste Technologie bekannt. ATMOS entstand aus einer Apotheke in Berlin, welche sich auch mit Medizintechnik insbesondere mit der Vernebelung von Inhalaten beschäftigte. Aus einem damals gefertigten Druckregelventil „ATMOS" entstand der Firmenname. In den Kriegsjahren wurde die Firma ausgebombt und kam über Freiburg 1944 nach Lenzkirch in den Schwarzwald. 1967 wurden die Räumlichkeiten auf dem heutigen Firmengelände bezogen. Bald wurden die Gebäude zu klein für die neuen Aufgaben und es mußte angebaut werden. Im Jahre 1989 zerstörte ein Großfeuer weitgehend die Produktions- und Lagergebäude des inzwischen stark gewachsenen Unternehmens. Mit dem engagierten Einsatz aller Mitarbeiter entstand eine moderne Firma zur Herstellung von Medizintechnik, die in den unterschiedlichsten Bereichen der Humanmedizin ihre Anwendung findet.

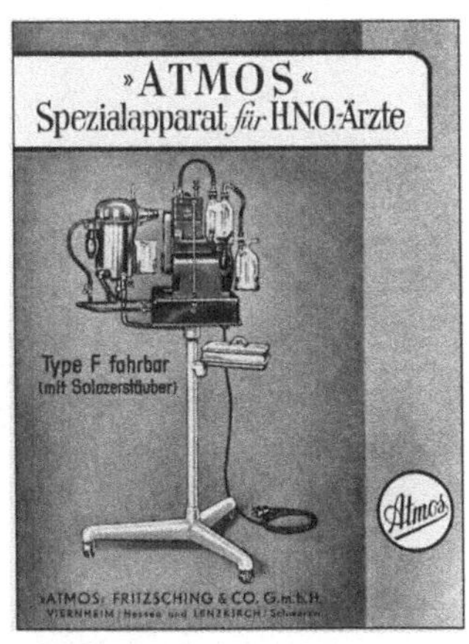

Spezialapparat Typ F für HNO-Ärzte (Archivbild)

Heute fertigen über 140 Spezialisten in intensiver Zusammenarbeit mit Kliniken, niedergelassenen Ärzten und Patienten Produkte zur medizinischen Diagnostik und Therapie. Medizintechnik aus dem Hause ATMOS wird in mehr als 70 Länder exportiert, rund 50 % der hergestellten Geräte werden in Deutschland verkauft. Der Vertriebszentrale in Köln unterstehen Vertriebsbüros in Verden, Leipzig, München, Frechen, Eppelheim und Schönfließ bei Berlin. Die Firma ATMOS investiert viel in die Weiterbildung ihrer Beschäftigten, in neue Produktionsverfahren und zeitgemäße Technologien. Das Ergebnis sind hochwertige Produkte, die auch höchsten Qualitätsnormen standhalten. ATMOS ist nach ISO 9001 zertifiziert. Jeder Mitarbeiter im „ATMOS-TEAM" ist sich dem Höchstmaß der Verantwortung bei der Entwicklung, Herstellung und dem Vertrieb von „Technik für Menschen" bewußt. Mit der Bereitschaft, diese Verantwortung zu tragen, will ATMOS auch in Zukunft als Partner der Ärzte und im Dienste der Gesundheit des Menschen tätig sein.

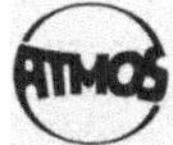

Medizintechnik GmbH & Co.
D-79853 Lenzkirch
Ludwig-Kegel-Straße 16

Telefon: 07653/6890
Fax: 07653/68988 (National)
++4976 53/68989 (Export)

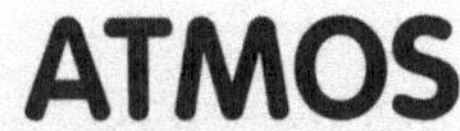

Technik für Menschen

50 Jahre OTOPRONT

Das erste HNO-Arbeitsgerät, das 1950 anläßlich eines HNO-Kongresses in Bad Kissingen von Herrn C.H. Happersberger, dem späteren Gründer der Firma Jost & Happersberger KG, vorgeführt wurde, war auf der Basis einer Dentaleinheit entwickelt worden. In Zusammenarbeit mit interessierten HNO-Ärzten, insbesondere dem damaligen Chefarzt der HNO-Abteilung der Wiesbadener Städt. Kliniken, Herrn Dr. med. Preusse und seinem Oberarzt, Herrn Dr. med. Müller, bekam die Einheit dann ihre spezifische Prägung. Der Name OTOPRONT wurde seinerzeit von Dr. Preusse kreiert.

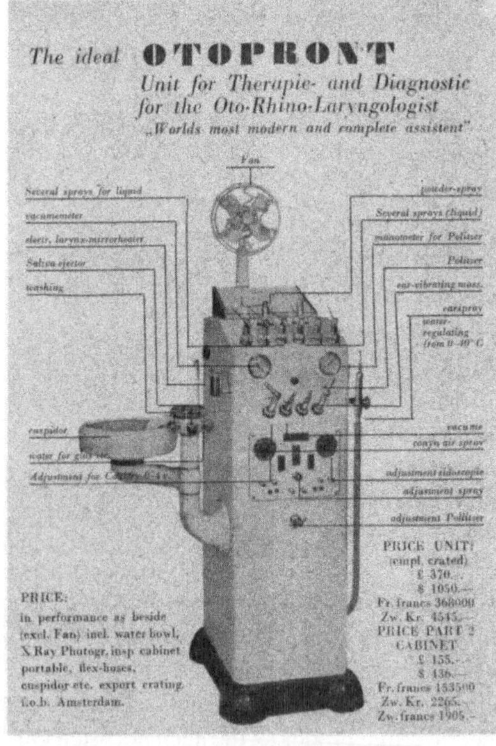

HNO-Diagnostik- und Therapiegerät OTOPRONT, 1953, schon die erste Serie erfreute sich größter Beliebtheit im In- und Ausland.

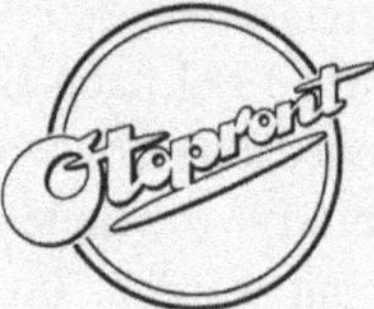

Otopront Logo, 1953

Im Laufe von mehreren Jahren wurden – in enger Zusammenarbeit mit einer ganzen Reihe von HNO-Ärzten – Aggregate wie z. B. höhenverstellbare Speifontäne, Tonsillenspülapparatur, KH-Spüleinrichtung, kalorische Anlage mit 27°C und 47°C Wasserbad, Trommelfellmassage, Röntgenbildbetrachter usw. entwickelt und in der Praxis erprobt.

Wichtige Meilensteine in der Verbreitung von OTOPRONT-Geräten waren in den Jahren 1959/1960 die Ausrüstung mehrerer Universitätskliniken mit solchen multifunktionalen Arbeitsgeräten (Heidelberg, Würzburg, Hamburg, Köln, Erlangen). Ebenso versorgten sich alle bedeutenden Bundeswehr-Krankenhäuser mit OTOPRONT-Geräten.

Trotz einer ständig wachsenden Zahl von Mitbewerbern konnte das OTOPRONT-Gerät seine marktführende Stellung bis heute bewahren. Auch weit über die Grenzen Europas hinaus vergrößerte sich der Anwenderkreis von OTOPRONT-Geräten sprunghaft.

1980 fand mit dem Ausscheiden des Gründers und Alleininhabers der Firma Jost & Happersberger KG aus dem aktiven Geschäftsleben ein Generationswechsel statt, dem eine Änderung der Gesellschaftsform in eine GmbH, der Firma HAPPERSBERGER OTOPRONT GmbH, folgte.
Die Angebotspalette wurde seit dieser Zeit sukzessive erweitert. Nach den Standard-Modellen FREIBURG und RAVENSBURG aus den 60er und 70er Jahren schloß sich nun die Modellreihe ESSEN an. Mit weit über 1000 verkauften Exemplaren wurde dieses Modell das erfolgreichste HNO Arbeitsgerät im deutschsprachigen Raum.

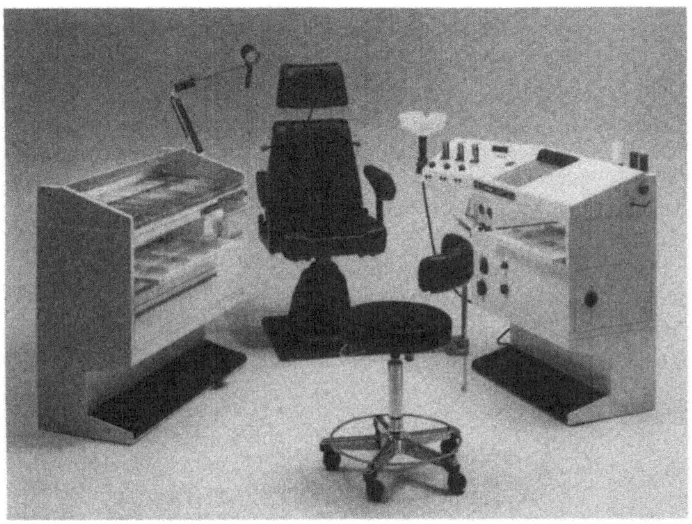

Arbeitsplatz ESSEN/MÜNCHEN/SIT, seiner Zeit voraus in Design, Technik und Ergonomie, weit über 1000 mal verkauft.

Zur Abrundung des Arbeitsplatzprogrammes wurde das Wandgerät ORL 1, das digitale US-A-Mode-Gerät Digital 4, das kalorische Vestibularisgerät Vario ttf mit geschlossenem Wasserkreislauf und die Luzerner Meßplatte mit verschiedenen Software Modulen und Schnittstelle zur Einbindung in die Praxis EDV entwickelt.

In der Zukunft werden noch stärker als bisher Themen wie Qualitätssicherung, Hygiene am Arbeitsplatz und Einbindung aller Meßergebnisse in PC- Netzwerke für Produktion und Gestaltung von Arbeitsplätzen eine Rolle spielen.

OTOPRONT hat sich dieser Herausforderungen mit seiner Kontinuität, Kundennähe und seinen permanenten technischen Innovationen angenommen.

Für das Jahr 2000 steht dann ein Jubiläum ins Haus. 50 Jahre OTOPRONT

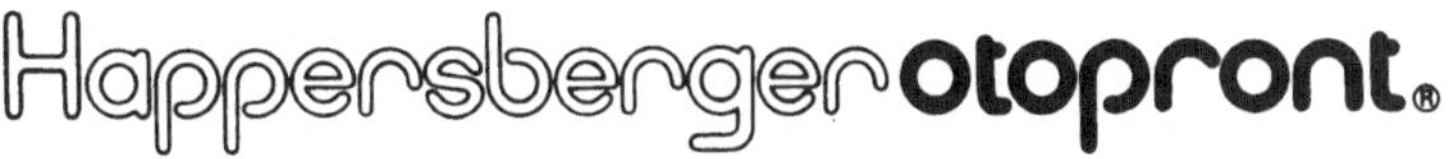

Fabrikation medizinischer Einrichtungen GmbH · 65327 Hohenstein 1 · Tel. 06120/5055 · Fax 5771

Das Unternehmen Geers Hörakustik

Seit über 40 Jahren ist Geers Hörakustik einer der größten Anbieter auf dem Markt für Hörgeräte. In seinen 70 Meisterbetrieben in West- und Ostdeutschland und weiteren 10 in Polen, Ungarn und der Tschechischen Republik werden Geers-Dienstleistungen und Hörgeräte aus eigener Fertigung angeboten.

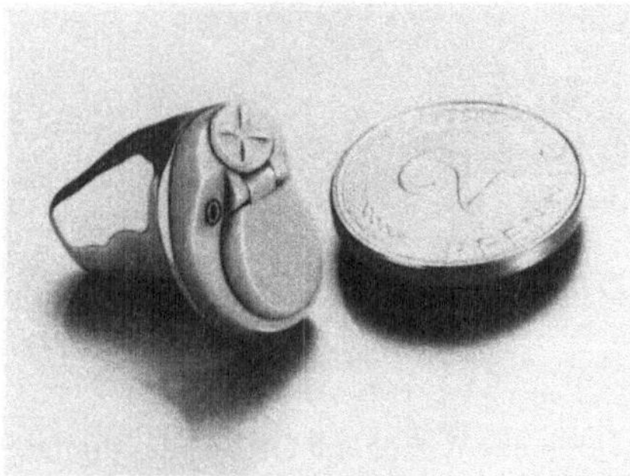

Im-Ohr-Hörgerät sonetta® 1983

Für seine Im-Ohr-Hörgeräte sonetta® und conchetta® erhielt Geers 1986 den Innovationspreis der deutschen Wirtschaft. Diese Auszeichnung wird an Unternehmen verliehen, die nicht nur eine neue Idee entwickelt, sondern diese Idee auch am Markt durchgesetzt haben.

In der Firmengruppe sind insgesamt 400 Mitarbeiter beschäftigt.

Anläßlich des 25. Firmenjubiläums wurde 1976 die GEERS-STIFTUNG ins Leben gerufen, eine gemeinnützige Stiftung des privaten Rechts zum Wohle der Hörbehinderten, insbesondere dem der hörbehinderten Kinder.

1995 stellte Geers Hörakustik ein neues Verfahren zur Anpassung von Hörgeräten vor. „A-life 9000®" ist ein interaktives System zum Erleben der akustischen Umwelt.

Geers Hörakustik
Westenhellweg 68
D-44137 Dortmund
Telefon (0231) 182950
Telefax (0231) 147030

Geers Aparaty Sluchowe Sp. z o.o.
ul. Hoza 40
PL-00-516 Warszawa
Telefon (0048-22) 291824

Geers Halló készülék Kft.
Révay köz 4
H-1065 Budapest VI.
Telefon (0036-96) 1112417

Geers Sluchadla spol. s r. o.
Lipová 12
CZ-12000 Praha 2
Telefon (0042-2) 292488

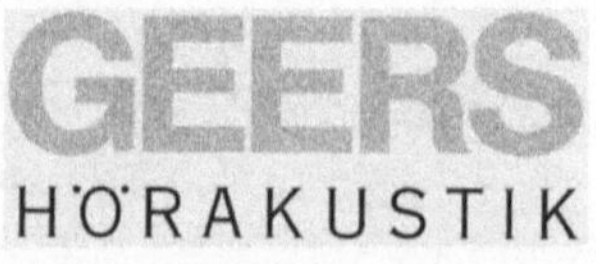

HNO-TECHNIK UND REHABILITATION AUS FRECHEN

HEIMOMED MEDIZINTECHNIK GMBH ist der spezialisierte Hersteller und Lieferant einer breiten Produktpalette für den niedergelassenen HNO - Arzt und die HNO - Abteilungen von Krankenhäusern und Kliniken. Planung, Einrichtung und Ausrüstung von Klinik und Praxis sowie ein breites Angebot an Instrumenten und Medicalprodukten werden durch umfangreiche Dienstleistungen und einen wirksamen 24-Stunden Reha-Service für Kehlkopflose ergänzt.

1970 als Heinze&Moriz GmbH gegründet, ist HEIMOMED heute ein mittelständiges Unternehmen der Medizintechnik mit Hauptsitz in Frechen. Eine von Beginn an konsequente Ausrichtung auf den HNO-Bereich und die Rehabilitation begründet die heutige Anerkennung im medizintechnischen Markt.

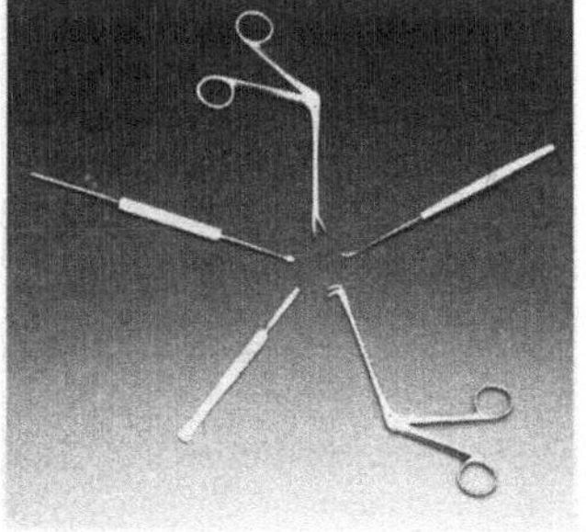

Ein fachkundiger eigener Außendienst berät den HNO - Bereich in allen Fragen des Bedarfs der ambulanten und stationären Einrichtung. Ein Schwerpunkt des Unternehmens ist die Entwicklung, Herstellung und der Vertrieb von chirurgischen Instrumenten und Geräten. Spezialanfertigungen und Neuentwicklungen in enger Kooperation mit den Ärzten charakterisieren die fachliche Kompetenz von HEIMOMED in dieser Fachrichtung.

Die bestmögliche Versorgung laryngektomierter und tracheotomierter Patienten ist die primäre selbstgestellte Aufgabe von HEIMOMED. Eine breite Palette von Kunststoff- und Silberkanülen bildet dafür die Basis, hochentwickelte Sprechhilfen und ein breites Produktspektrum an Zubehör komplettieren das Lieferprogramm. Optimale Qualitätskontrollen und frühzeitige Ausrichtung von Entwicklung und Produktion auf die gesetzlich geforderten Sicherheitsstandards betrachtet das Unternehmen als selbstverständlich.

Die partnerschaftliche Zusammenarbeit mit dem medizinischen Personal begleitet HEIMOMED durch direktes Training der Patienten nach der Behandlung und Versorgung mit Hilfsmitteln und Geräten. Mitarbeiter schulen die Patienten im Umgang und in der Pflege der Produkte und erreichen eine hohe Wirksamkeit und Akzeptanz der von der Medizin verordneten Maßnahmen und Produkte.

Für den behandelnden Arzt stellt HEIMOMED ein wirksames Service- und Liefersystem bereit, basierend auf den Erfahrungen des Unternehmens und adaptiert an die Notwendigkeiten des HNO- und des Rehabilitationsbereiches. Die Einrichtung des Reparatur- und Lieferservice im 24-Stunden Dienst war für das Unternehmen die Basis einer erfolgreichen Zusammenarbeit mit Ärzten und Patienten und eine sinnvolle Investition in die Zukunft.

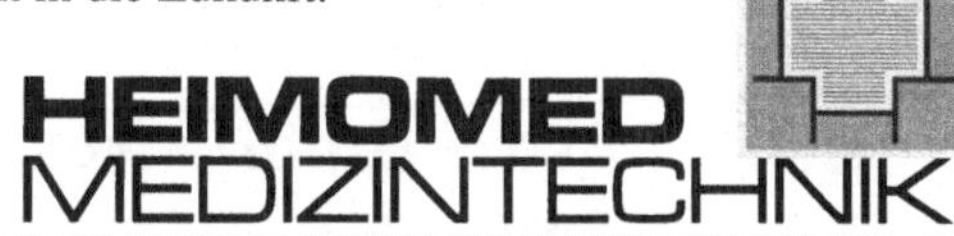

Bonnstr. 15 | 50226 Frechen
Postfach 1465 | 50204 Frechen
Tel. 02234 12 33 8 | Fax. 02334 12 33 9
Markt 13 | 99718 Clingen
Postfach 47 | 99716 Greußen
Tel. 03636 702006 | Fax 03636 702007

25 Jahre im Dienste der Neuro-Otologie

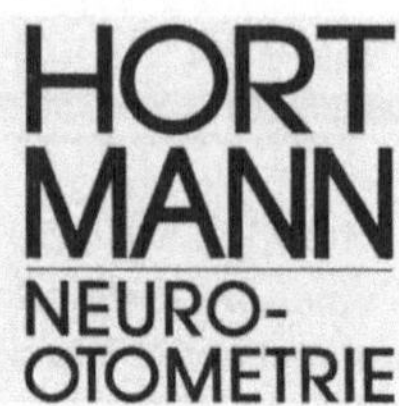

Die HORTMANN GmbH begeht im Januar 1996 ihr 25jähriges Firmenjubiläum; Zeit für einen kurzen Rückblick auf eine erfolgreiche Firmengeschichte.

Ziel der Unternehmensgründung war die Entwicklung neuer Meßmethoden und Geräte für die Neurootologie. Was als Steckenpferd und Feierabendbeschäftigung des Firmengründers auf Anregung und mit kompetenter Unterstützung des Frenzel-Schülers Professor KIRSTEIN begann, wurde so zum Ausgangspunkt umfangreicher Firmenaktivitäten.

In der Gründungsphase stand die Vestibulometrie mit den Entwicklungen PENG Photoelektronystagmograph, ENG-Registriergeräten, kalorischen Reizgeräten und Dreh-/Pendelstühlen im Vordergrund, gefolgt von den Elektroreizgeräten NEUROTEST und MYOTON sowie dem Nystagmusanalysator nach Professor BLAUERT.

1977 begannen in Zusammenarbeit mit der Firma PHONAK die Entwicklungen auf dem Gebiet der Audiometrie. Es entstanden in der Folge Screeninggeräte, Diagnostik- und Klinikaudiometer sowie die Audiometrieanlage für Kinder nach Professor BIESALSKI. Durch ständige Weiterentwicklungen besteht heute ein umfangreiches, modernes Programm für alle Formen der gängigen Audiometrie, zumeist im Zusammenspiel mit Personal-Computern und den jeweils verwendeten EDV-Anlagen.

Absolute Pionierarbeit wurde von der HORTMANN GmbH ab 1979 auf dem jungen Forschungsgebiet der Cochlea-Implantate geleistet wobei eigene Sprachcodierungs-Algorithmen sowohl für ein 4-Kanalsystem, später aber auch für ein 8- bzw. 12-kanäliges intra- und extracochleäres System entwickelt wurden, deren Grundideen z. T. noch heute in den marktgängigen Geräten zu finden sind.

Weitere wichtige Meilensteine in der Firmengeschichte waren Entwicklungen auf dem Gebiet der evozierten Potentiale sowie die Zusammenarbeit auf dem Gebiet der otoakustischen Emissionen mit Professor KEMP, London.
Die Firmenphilosophie versteht die Position der Firma nicht nur als Entwickler und Vermarkter neurootologischer Geräte. Der zufriedene Anwender, der eine Meßmethode erfolgreich und effizient einzusetzen vermag, steht im Mittelpunkt der Gesamtbemühungen. Daher runden spezielle Kurse und Schulungen mit kompetenten Referenten schon seit vielen Jahren das Dienstleistungsangebot der HORTMANN GmbH ab.

Die ausdauernden Bemühungen führten zu einem stetig wachsenden Unternehmen, welches z. Zt. etwa 70 Mitarbeiter beschäftigt und Kunden in mehr als 50 Ländern der Welt betreut.

HORTMANN GmbH · Neuro-Otometrie

Robert-Bosch-Straße 6 · 72654 Neckartenzlingen

Tel.: 0 71 27/92 99-0 · Fax: 0 71 27/92 99-99

Vom Meisterwerk der Natur zur Methode operativer Kunst

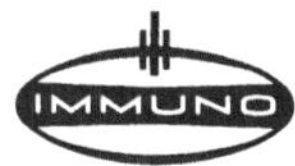

Mit dem Fibrinkleber kann der operierende Arzt eine Meisterleistung der Natur nachvollziehen: die biologische Wundversorgung. Die Fibrinklebung wurde Ende der siebziger Jahre von Immuno, einem der weltweit führenden Hersteller von Plasmapräparaten, eingeführt. Seither erschließt sich dieses äußerst gewebeschonende Verfahren immer neue Anwendungen.

In der HNO-Chirurgie als besonders vielseitigem Gebiet hat sich das physiologische Prinzip der Tissucol-Fibrinklebung bei vielen Indikationen bewährt. So werden mit dem Fibrinkleber diffuse Sickerblutungen effektiv gestillt. Bei der Versorgung von Dura-Defekten sind sicherer liquordichter Verschluß und vereinfachte Operationstechnik die wesentlichen Vorteile. In der modernen rekonstruktiven Chirurgie lassen sich Trans- und Implantate optimal fixieren. Bei Hautplastiken hat sich die flächenhafte Verklebung des Transplantats mit dem Wundbett vor allem auf konturierten Oberflächen bewährt. In der endolaryngealen Chirurgie begünstigt die wundheilungsfördernde Wirkung des Klebers die verwachsungsfreie Abheilung von Resektionsdefekten.

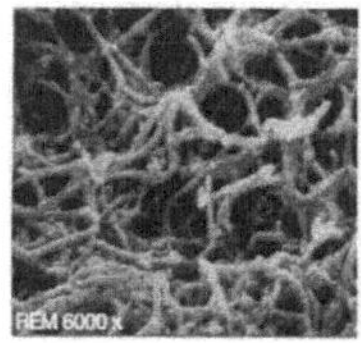

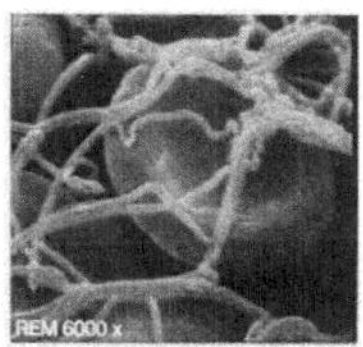

Die Fibrinklebung bereichert das operative Spektrum des HNO-Chirurgen: Physiologische Fibrinstruktur wie beim natürlichen Wundverschluß (li.: Fibrinklebung, re.: natürliches Blutkoagel). Bild: Immuno

Die Methode beruht auf dem Prinzip des natürlichen Wundverschlusses: Bei Verletzung von Blutgefäßen entsteht im Wundgebiet Thrombin, das die Umwandlung von Fibrinogen zu Fibrin bewirkt. Fibrin bildet ein Netz feinster Fasern, in das sich Blutkörperchen einlagern (s. Abb.). Es entsteht ein Blutgerinnsel, das die Blutstillung bewirkt und die Wundflächen „verklebt". Im Zuge der Wundheilung wird das Gerinnsel wieder abgebaut und durch Gewebe ersetzt.

Seit Anfang des Jahrhunderts gab es Klebeversuche mit Blutbestandteilen. Ohne Erfolg – die Konzentration der Kleberkomponenten war zu gering. Auch synthetische Kleber waren keine Lösung, vor allem wegen schlechter Gewebeverträglichkeit und mangelnder Elastizität. Folgende Anforderungen sind an einen Gewebekleber zu stellen:

- gute Gewebeverträglichkeit
- ungestörte Wundheilung
- Resorbierbarkeit
- hohe Elastizität
- Klebefähigkeit auch im feuchten Milieu
- möglichst hohe Reißfestigkeit.

Erst die Fibrinklebung mit Tissucol erfüllte diese Voraussetzungen. Wie bei der natürlichen Blutgerinnung wird dabei Fibrinogen – jedoch in etwa 30fach höherer Konzentration – in Fibrin umgesetzt. Das entstehende sehr dichte Fibrinnetz hat ausgezeichnete Fähigkeiten zur Blutstillung und Gewebeklebung, zudem weist es eine gute Reißfestigkeit und Elastizität auf. Nach der Klebung beginnt die Wundheilung mit dem Einsprossen von Fibrinoblasten in das Wundgebiet.

Das in der Gewebeklebung verwendete Fibrinogen und Thrombin stellt Immuno aus humanem Plasma her. Das forschungsintensive Unternehmen wurde 1953 in Wien gegründet. Erstes Produkt war ein Poliomyelitis-Immunglobulin. Die Entwicklung von antihämophilem Plasma verbesserte die Versorgung von Hämophilen. Weitere Meilensteine waren das erste Tetanus-Immunglobulin vom Menschen und ein Präparat zur Behandlung der Hemmkörperhämophilie. Maßstäbe setzte Immuno auch bei der Entwicklung produktspezifischer Virusinaktivierungs-Verfahren. Neue Dimensionen der Präparate- und Therapiesicherheit eröffnet die 1995 eingeführte generelle Testung von Plasma mit der IQ-PCR (IMMUNO Quality Assured Polymerase Chain Reaction).

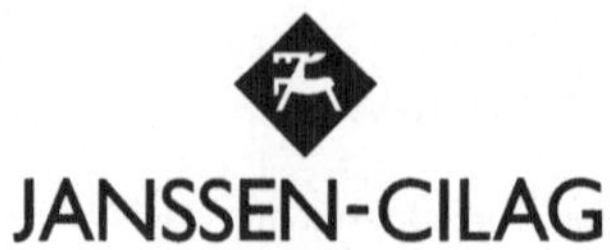

Janssen und Cilag sind Tochtergesellschaften von Johnson & Johnson, New Brunswick, USA, einem der weltweit führenden Konzerne im Gesundheitswesen, dessen Produktsortiment Arzneimittel und medizinische Bedarfsartikel umfaßt.

Indikationsgebiete	Handelsmarken
Allergologie	Livocab, Hismanal
Anästhesie	Sufenta, Dipidolor, Fentanyl, Rapifen, Dehydrobenzperidol
Dermatologie	Sempera, Terzolin, Nizoral, Daktar, Epi-Pevaryl
Gastroenterologie	Propulsin, Imodium, Vermox
Gynäkologie	Cilest, Pramino, Siros, TriNovum, Gyno-Pevaryl
Nephrologie/Immunologie	Erypo, Orthoclone
Psychiatrie/Neurologie	Haldol, Dipiperon, Impromen, Orap, Imap, Tagonis, Risperdal, Sibelium
Veterinärmedizin	Flubenol, Telmin, Stresnil, Surolan, Clinacox, Ripercol

Unsere Forschung

Die Forschung hat bei Janssen-Cilag traditionell einen sehr hohen Stellenwert. Knapp 15 % des Umsatzes, d.h. rund 1 Milliarde DM hat der Konzern 1994 in die weltweiten Aktivitäten seiner Pharmaforschungsorganisation investiert. Mit ca. 80 neuen Arzneimitteln seit den 50er Jahren nimmt Janssen-Cilag eine führende Stelle unter den forschenden Pharmaunternehmen ein. Fünf Janssen-Cilag-Produkte stehen auf der WHO-Liste der unverzichtbaren Medikamente.

Im Rahmen der Hals-Nasen-Ohren-Heilkunde leistete Janssen-Cilag mit der Entwicklung von Antihistaminika zwei wertvolle Beiträge zur Therapie der allergischen Rhinokonjunktivitis: Hismanal (Astemizol), Livocab (Levocabastin).
Hismanal ist eines der ersten nicht sedierenden Antihistaminika der neuen Generation zur Behandlung der allergischen Rhinokonjunktivitis als auch bei allergischen Hauterkrankungen.
Bei Livocab handelt es sich um das erste topische Antihistaminikum zur Therapie der allergischen Rhinokonjunktivitis. Durch den schnellen Wirkungseintritt von Augentropfen und Nasenspray ist ein bedarfsgerechtes Therapiemanagement möglich.

KIND Hörgeräte ist das große Filialunternehmen der Hör-Akustik mit über 160 Fachgeschäften in Deutschland sowie Filialen in Tschechien und Ungarn.

In den KIND Fachgeschäften bieten derzeit 750 KIND Hör-Akustiker den über 250.000 schwerhörigen Kunden neben modernster Hörgeräte-Technik, umfassende Dienstleistungen von der Beratung, Hörgeräte-Anpassung bis zur individuellen Nachsorge an. Das Produktprogramm reicht von klassischen Hinter-dem-Ohr Hörgeräten bis zu High-Tech-Hörgeräten im Mini-Format, die sich in Sekundenbruchteilen automatisch an das jeweilige Hörumfeld anpassen. Speziell ausgebildete KIND Hör-Akustiker und moderne Meß- und Anpaßtechnik bieten die Grundlage für eine individuelle und erfolgreiche Hörgeräte-Anpassung.

Die Verwaltung des Unternehmens befindet sich in Großburgwedel bei Hannover. Neben der kaufmännischen Verwaltung werden hier zentral umfassende Leistungen für die KIND Fachgeschäfte erbracht, wie z.B. eine Fertigung für Im-Ohr-Hörgeräte, ein Otoplastik-Labor zur Herstellung individueller Maßohrstücke, einen Hörgeräte Reparatur-Service, die Aus- und Weiterbildung mit speziellen Schulungen für Auszubildende, Gesellen und Meister.

Für die HNO-Praxis bietet der KIND Praxis-Service umfassende Dienstleistungen an, wie z.B. den KIND Audiometer-Service. Erfahrene KIND Service-Techniker führen Wartung und Eichung an Meßtechnik durch. Ein weiterer Bestandteil des KIND Praxis-Service ist ein eigenes Produktprogramm von Audiometern und Impedanzmeßgeräten.

Über das Unternehmen AKU & KIND Gesellschaft für EDV-Systeme wird die bewährte HNO-spezifische AKU PRAXIS EDV angeboten. Diese Software verfügt über eine komplette HNO-Wissensbasis. Alle gängigen Meßgeräte für die HNO-Praxis lassen sich in dieses System einbinden. Neue Applikationen wie **AKU*talk!*** – die Sprachsteuerung – und **AKU*image!*** – das digitale Bildmanagementsystem – ergänzen die AKU PRAXIS EDV zu einem innovativen, anwenderfreundlichen Arbeitsmedium.

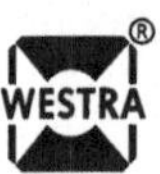

Technik, die dem Menschen nützt.

DIE WESTRA ELECTRONIC GMBH WURDE VON ANTON UND ANNELIESE KAMMERMEIER IM JAHRE 1968 ALS FAMILIENUNTERNEHMEN GEGRÜNDET.

⌘ ⌘ ⌘

Von Anfang an waren Forschung und Entwicklung auf dem Gebiet der Elektroakustik das selbstgewählte Arbeitsgebiet des Unternehmens. So gehört WESTRA heute zu den Marktführern bei Lautsprecherchassis für HiFi, Multimedia und in der industriellen Anwendung. Der Einstieg in die Medizintechnik erfolgte Anfang 1980.

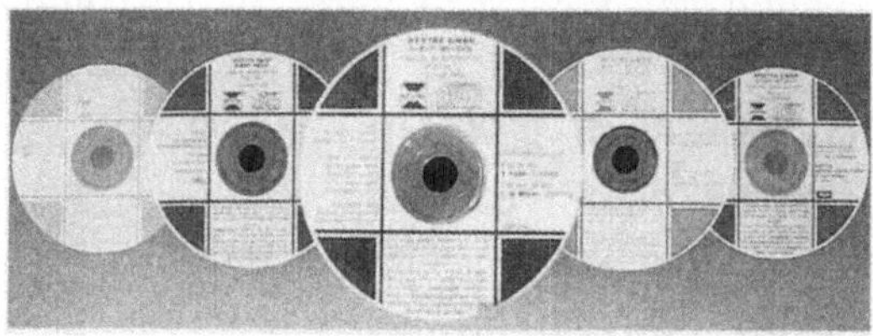

Mit der weltweit erstmaligen Einführung der CD-Technik in die Audiologie setzte die WESTRA 1983 einen Meilenstein für Qualität und Meßgenauigkeit. Beweis ist die heute weltweite Verbreitung dieser Technologie.

Der Produktionsbereich der WESTRA Medizintechnik umfasst heute viele audiologische CDs, Audiometer, Hörgeräteanpass-Systeme, das WHF®-Skalierungsverfahren, ERA-Geräte, Kinderaudiometrieeinrichtungen, Audiometrieboxen, sowie individuelle Sondergeräte.

Unsere Geräte sind bekannt für modernste Technologien und Zuverlässigkeit. Viele renommierte Kliniken zählen daher heute zu unseren treuen Kunden.

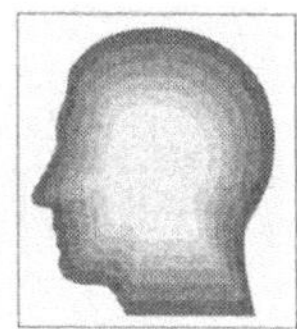

STUEMER

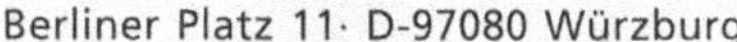

Im Jahr 1907 gründete Herr Ernst Stümer in Berlin das Unternehmen Stümer-Medizintechnik. Er schuf damit eines der ersten Unternehmen weltweit, das sich von Anfang an auf die HNO-Heilkunde spezialisierte.

Bereits nach wenigen Jahren wurden Niederlassungen in Wien und New York gegründet. In den Kriegswirren des zweiten Weltkriegs wurden die Firmenräume zerstört und Herr Stümer mußte das Land verlassen. Im Jahre 1956 gründete Herr Stümer das Unternehmen in Würzburg zum zweiten Mal. Hier begann eine der wichtigsten Epochen des Hauses Stümer, die enge und intensive Zusammenarbeit mit Professor Wullstein der

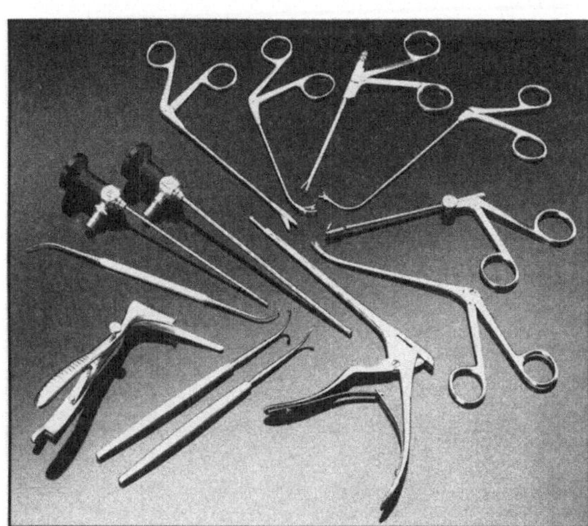

die Leitung der Universitäts-Hals-Nasen-Ohren-Klinik in Würzburg im Jahre 1955 übernommen hatte. Herr Stümer entwickelte in Zusammenarbeit mit Professor Wullstein ein komplettes Instrumentarium für die Mikro-Chirurgie des Ohres. Viele neue Entwicklungen, wie die mikroskopische Laryngoskopie und Instrumentarien für die ästhetische und wiederherstellende Gesichtschirurgie folgten.

Nach dem Tode von Herrn Stümer im Jahre 1969 wurde das Unternehmen fast 20 Jahre von Herrn Herbert Bomba im Sinne von Herrn Stümer weitergeführt.

In den Neunzigern folgten entscheidende Umbrüche im Hause Stümer. Mit der Übernahme der Geschäftsleitung durch Herrn Charles Schraut ging eine Reihe wesentlicher Veränderungen einher. So wurde in umfangreicher Detailarbeit in Zusammenarbeit mit führenden HNO-Kapazitäten ein neuer HNO-Katalog erstellt, der den neuesten Stand der technischen Entwicklung im HNO-Fach darstellt. Neue, wesentliche Produktgruppen wurden in das Lieferprogramm integriert, so die neuartigen, laserverschweißten, voll autoklavierbaren Endoskope, computergesteuerte Videosysteme und Hochgeschwindigkeits-Bohrmaschinen. Diese Geräte haben neue Möglichkeiten des Arbeitens, nicht nur im Bereich der HNO, sondern auch in den angrenzenden Gebieten der Neurochirurgie und der Gesichts- und Kieferchirurgie erschlossen.

Vom ersten Tage der Geschichte des Hauses Stümer an bis heute, wird jedes Instrument ausschließlich in Deutschland hergestellt. Alle Arbeitsgänge werden in Deutschland von erfahrenen Meisterbetrieben durchgeführt. Durch die Zusammenarbeit mit führenden medizinischen Kapazitäten wird das Stümer-Lieferprogramm immer auf dem neuesten Stand gehalten. Neueste Operationstechniken fließen sofort in die technische Entwicklung ein.

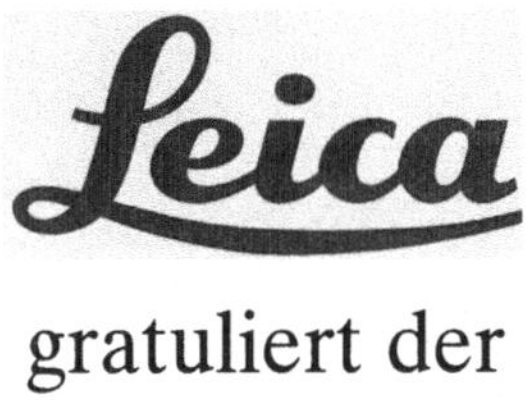

gratuliert der

Deutschen Gesellschaft für HNO-Heilkunde,
Kopf- und Hals-Chirurgie

zu ihrem

75jährigen Jubiläum.

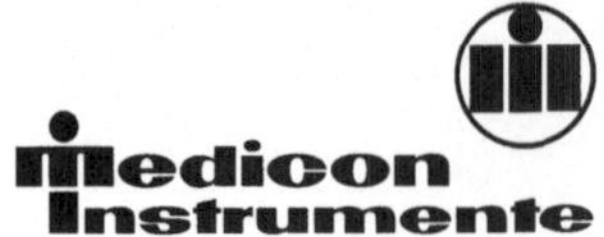

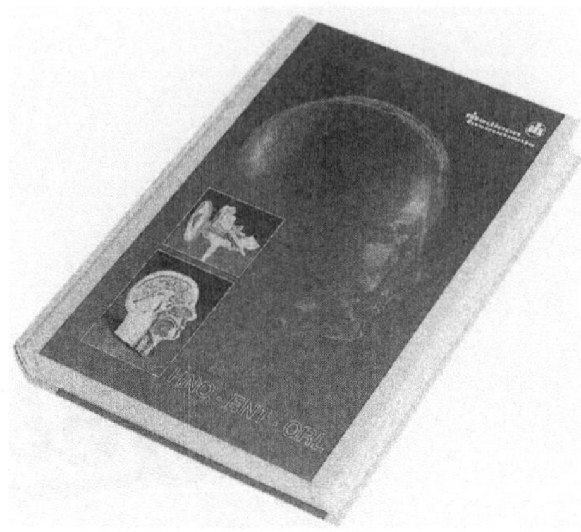

FIRMENPORTRAIT

Im Kreis Tuttlingen spielte die Metallverarbeitung aller Art schon immer eine ganz besonders große Rolle, begünstigt durch das seit 1696 ansässige Hüttenwerk. Aus einem Zweig der Metallverarbeitung, der Messerschmiedekunst, wuchs die Spezialisierung auf die Produktion von chirurgischen Instrumenten.

Die Medicon eG, die damals noch Chirurgiemechanikerunion hieß, wurde im Jahre 1941 in Tuttlingen aus dem Zusammenschluß von 6 Fertigungsbetrieben gegründet. Der Gedanke, sich in einer Genossenschaft zusammenzuschließen, basiert darauf, daß sich mehrere Betriebe mit sich ergänzenden Programmen, einer gemeinsamen Zielsetzung und durch einen vernünftigen Zusammenschluß mehr Chancen zur Realisierung ihrer Ziele ausrechnen konnten, als wenn sie es einzeln getan hätten.

Bereits bei der Gründung der Medicon eG wurden die Betriebe so ausgewählt, daß deren Fertigungsprogramme zusammengenommen ein komplettes Angebot an chirurgischen Instrumenten ergab.

Die Entwicklung der Firma mit heute 20 Mitgliedsbetrieben, einem Lieferprogramm von ca. 17.000 Artikeln und einer Mitarbeiterzahl von ca. 350 Personen hat den Gründern recht gegeben.

Die Produktpalette, die in einem Hauptkatalog, einem HNO-Katalog, einem Dental-Katalog sowie zahlreichen Sonderprospekten dokumentiert ist, umfaßt neben der Allgemeinchirurgie Spezialgebiete wie z. B. Herzgefäßchirurgie, Neurochirurgie, HNO-Chirurgie, Mikrochirurgie, Mund-Kiefer- und Gesichtschirurgie, Gynäkologie, Endoskopie und Arthroskopie. So gehören zum Fertigungsprogramm sowohl Nadelhalter und Tuchklemmen als auch Medicontainer zur Ver- und Entsorgung von Sterilgut, das Mikromotorsystem servotronic, Mikroinstrumente, Kaltlichtlaryngoskope und nicht zu vergessen 6 verschiedene Titan Plattensysteme zur Osteosynthese am Gesichtsschädel.

Die Medicon eG arbeitet eng mit Chirurgen in aller Welt zusammen. Durch diese engen Kontakte ist eine stetige Anpassung und Weiterentwicklung der Produkte an sich verändernde und neue Operationstechniken gewährleistet.

Das Wissen um und das Vertrauen in unsere Qualität versetzt uns in die Lage, auf die Instrumente in bezug auf Produktions- und Materialmängel langjährige Garantien zu geben. Das im März 1995 erteilte Zertifikat für ein eingeführtes Qualitätsmanagement nach ISO 9001 sowie für Medizinprodukte nach EN 46001 gibt zusätzlich die Sicherheit, daß die Zusammenarbeit mit Medicon reibungslos verläuft und sich der Anwender jederzeit auf geprüfte Qualität verlassen kann.

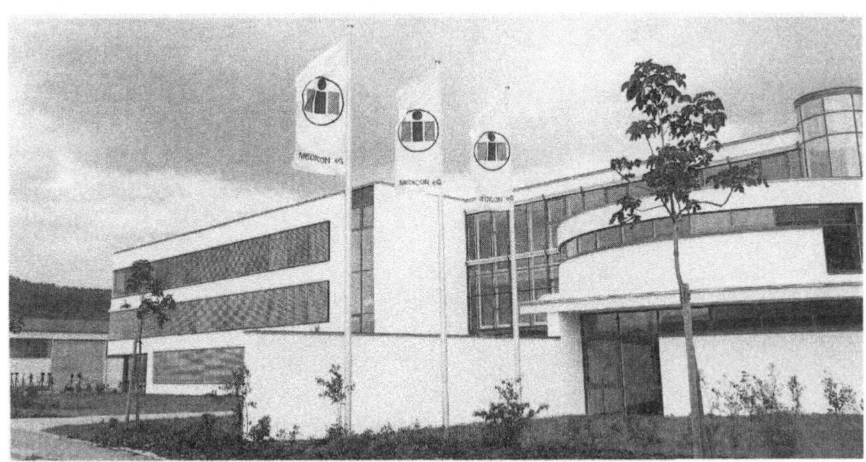

MEDICON eG · Postfach 4455 · D-78509 Tuttlingen
Telefon (0 74 62) 20 09-0 · Telefax (0 74 62) 20 09 50

Ihr bewährter Partner für patientengerechte Rehabilitation

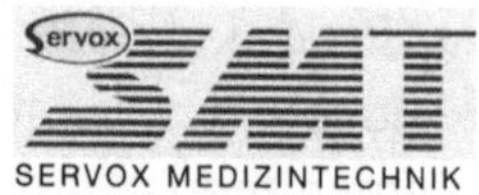

Wir unterstützen und versorgen seit vielen Jahren laryngektomierte und tracheotomierte Patienten mit unseren Hilfsmitteln, die wir in enger Zusammenarbeit mit Kehlkopfoperierten, Ärzten und Therapeuten entwickelt haben. Im Laufe der Zeit wurden von uns immer mehr Hilfsmittel entwickelt, die den individuellen Bedürfnissen und Anforderungen der Betroffenen entsprechen. Um die Erstversorgung für Patient und Arzt zu erleichtern, haben wir ein spezielles Erstausstattungs-Set zusammengestellt. Untergebracht in einer praktischen Tasche erhalten unsere Patienten diejenigen Hilfsmittel, die sie in der ersten Zeit am dringendsten benötigen.

Gemeinsam mit den Kehlkopflosenverbänden sowie Reha-Helfern, die Patienten mit Kehlkopfkrebs vor und nach der Operation betreuen, beraten wir die Betroffenen postoperativ seit vielen Jahren.

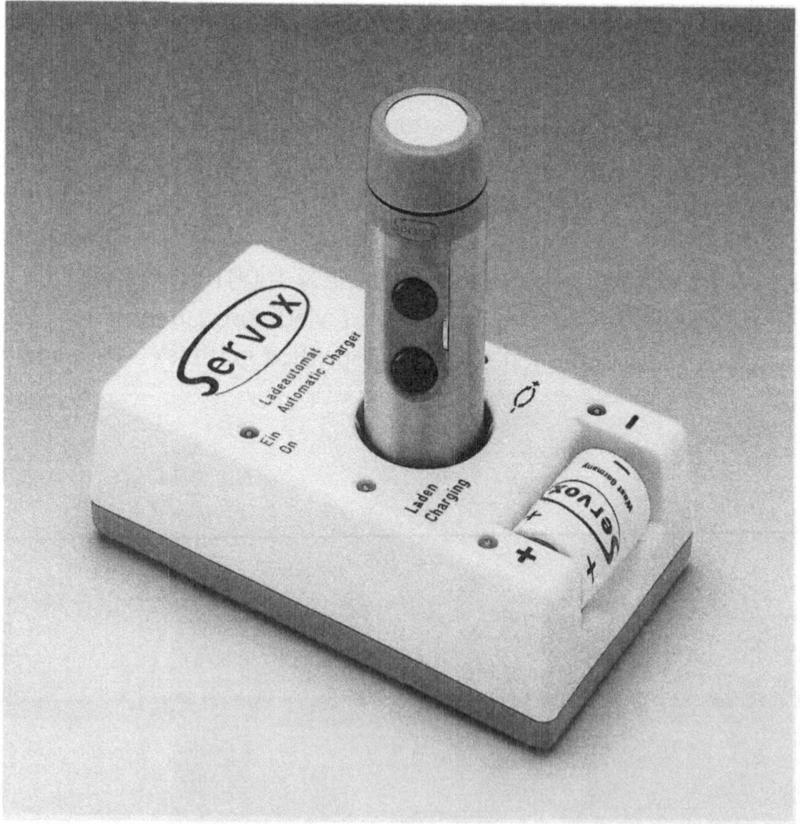

SERVOX INTON elektronische Sprechhilfe für Laryngektomierte

Ein Schwerpunkt im Rahmen der Rehabilitation liegt in der Produktion elektronischer Sprechhilfen für Patienten, die ihre Stimme durch operative Entfernung des Kehlkopfes verloren haben. Diese Sprechhilfen sollen es dem Benutzer ermöglichen, sich so schnell wie möglich wieder mit anderen Menschen zu verständigen. Dieses Gerät erzeugt einen Ton, der über die Weichteile des Halses oder Mundbodens in den Rachen- bzw. Mundraum übertragen wird. Dort wird er durch deutliches Artikulieren zu einer gut verständlichen Sprache geformt.

Das Sprechen mit einer elektronischen Sprechhilfe ist in der Regel schnell erlernbar und so eine Verständigung schon bald nach der Operation möglich. Auch das Telefonieren gelingt normalerweise nach kurzer Übung. Die Tonhöhe ist individuell regulierbar. Dies ist besonders für Frauen wichtig, da die Speiseröhrenstimme bei Frauen und Männern in der Regel gleich klingt. Mit einer elektronischen Sprechhilfe ist auch am Anfang ein flüssigeres, schnelleres und lauteres Sprechen möglich.

Die Ansatzstelle der Sprechhilfe Servox Inton ist üblicherweise der Mundboden oder der Hals. In Ausnahmefällen, etwa bei postoperativen Schwellungen der Halsregion oder Verhärtungen durch Bestrahlung, kann ein Ansetzen an der Wange erforderlich sein.

Auch ist der Aufsatz eines Mundrohres möglich. Damit wird der Ton über ein flexibles Rohr durch die Lippen in den Mundraum geleitet.

1990 haben wir zusätzlich ein Institut für Rehabilitation Laryngektomierter (IRL) gegründet.

Ziele dieses Institutes sind:

- Ausführliche Beratung und individuelle Betreuung von kehlkopflosen Patienten
- Logopädische Behandlung im häuslichen Bereich
- Stimmrehabilitationsseminare für Laryngektomierte
- Psychologische Betreuung Angehöriger
- Durchführung von Fortbildungsseminaren für Logopäden/Innen
- Schulung von Rehahelfern (Klinikbetreuern)
- Auswertung und Aufbereitung wissenschaftlicher Informationen

Unsere Zielsetzung für die Zukunft wird die Verbesserung bzw. Weiterentwicklung von Hilfsmitteln sowie die umfassende Information und Betreuung der Betroffenen sein, speziell im Hinblick auf die stimmliche Rehabilitation.

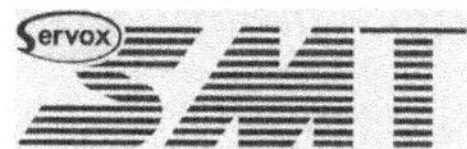

Servox Medizintechnik GmbH
Servatiusstr. 69 d · 51109 Köln
Tel: 02 21/ 8 99 00 0 · Fax: 02 21/ 8 99 00 77

DAS WELTUNTERNEHMEN:

Mit dem Bau von Endoskopen, Instrumenten und Geräten für die Hals-, Nasen- und Ohrenheilkunde hat Karl Storz 1945 die Arbeit begonnen; diesem Bereich der Medizin gehört nach wie vor die besondere Aufmerksamkeit des Unternehmens.

Ein komplettes Instrumentarium steht zur Verfügung: Stirnlampen und Binokularlupen, Instrumente für Mikrolaryngoskopie, indirekte Laryngoskope zur Diagnostik und zur Laryngo-Stroboskopie, Instrumente und Geräte zur funktionellen Nebenhöhlenchirurgie, Bronchoskope und nicht zuletzt flexible Endoskope für Diagnose und Operation.

Aus der kleinen Werkstatt im elterlichen Haus, in der vor fünfzig Jahren die Arbeit begann, ist ein Weltunternehmen geworden. Die unübertroffene Qualität der Endoskope, Instrumente und Geräte von KARL STORZ hat eine weltweite Nachfrage ausgelöst. Die Gründung neuer Produktionsstätten und Vertriebsgesellschaften wurde notwendig.

Die Sorge, daß die hochentwickelten technischen Systeme aus Kostengründen nur Menschen in den Industrieländern vorbehalten bleiben, erweist sich im Falle der von KARL STORZ hergestellten Endoskope als unbegründet: In 140 Ländern der Erde werden diese Instrumente inzwischen eingesetzt.

Das Fundament des Unternehmens ist das Vertrauen der Kunden.

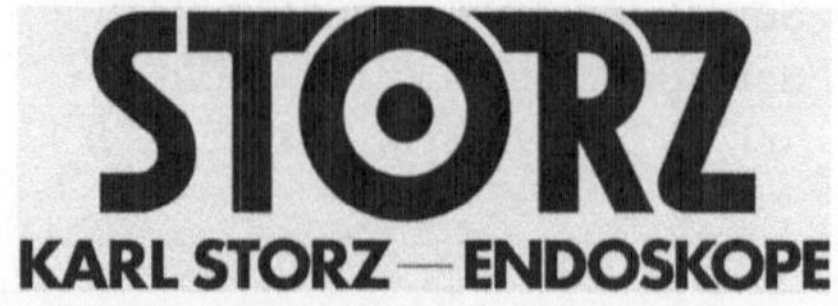

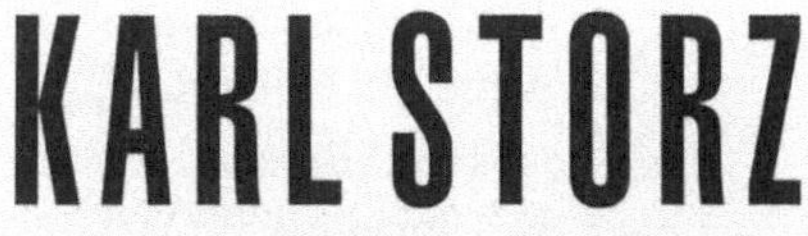

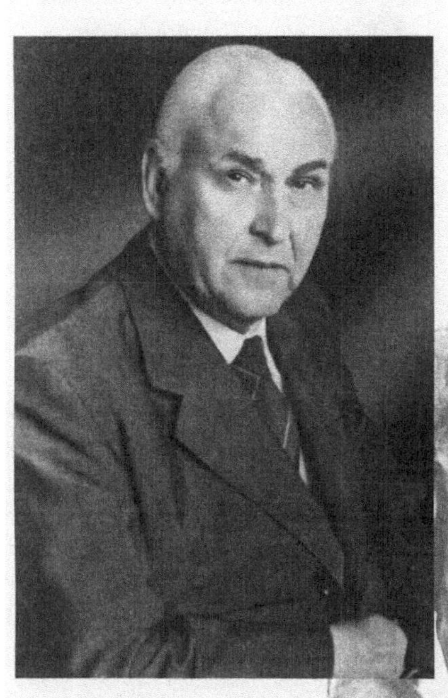

Dr. med. h.c. Karl Storz

Rund 400 Patente und Gebrauchsmuster im In- und Ausland legen Zeugnis ab von einer Gründerpersönlichkeit, die für die folgenden Generationen zum Leitbild wurde.

Der Instrumentenmacher

Bronzeplastik, zwei Abgüsse (Marktplatz Tuttlingen und Verwaltungsgebäude der Firma KARL STORZ): Traditionsreiche handwerkliche Präzision ist die Basis, auf der sich schwäbischer Erfindergeist und moderne Technologie entfalten.

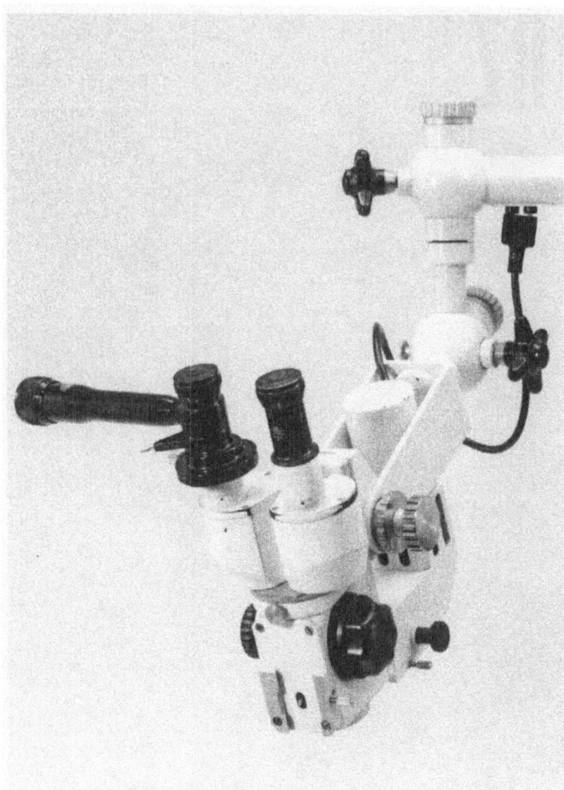

OPMI® 1 – Wie alles begann

1953 begann die moderne Mikrochirurgie im HNO-Bereich. H. Uttmann, CZ Oberkochen, entwickelte zunächst mit Prof. Wullstein, Siegen, (später Würzburg) das bis heute im Lieferprogramm befindliche Operationsmikroskop OPMI® 1. Allseits gute Beweglichkeit, Koaxial-Beleuchtung, variable Arbeitsabstände, Mitbeobachtung und ein großer Vergrößerungsbereich gehörten damals schon zum Standard. Namen wie Plester, Tübingen, Miehlke, Göttingen und Kleinsasser, Marburg, um nur einige zu nennen, sind untrennbar mit der überaus erfolgreichen Geschichte des OPMI® 1 verbunden. Weitere Meilensteine waren die Möglichkeiten des Filmens und Fotografierens durch die Optik des Mikroskopes sowie die Adaption von verschiedenartigen Mitbeobachtungseinrichtungen und Laser-Manipulatoren.

1994 erschien, als zunächst letztes Glied in der Kette der erfolgreichen HNO-OP Mikroskope, das OPMI® ORL, das alle bisherigen Merkmale mit moderner elektormotorisch betriebener Fokussierung und Vario-Optik verbindet.

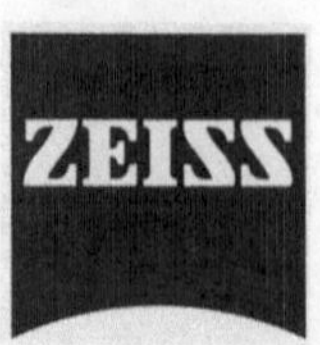

Carl Zeiss
Geschäftsbereich
Chirurgische Geräte
73446 Oberkochen